罗玲治疗慢性阻塞性肺疾病经验辑要

主　审　罗　玲

主　编　任　毅

副主编　邬海桥　付　玲　刘　勇

编　委　（按姓氏笔画排序）

丁　燕　王　玮　王　洁

王思月　付　玲　冯　霞

任　毅　邬海桥　刘　勇

杜　磊　陈　勇　钟骏慧

祝海毅　陶　劲　曹　晋

寇明星　谢晓梅

U0253919

人民卫生出版社

·北京·

图书在版编目（CIP）数据

罗玲治疗慢性阻塞性肺疾病经验辑要 / 任毅主编
. —北京：人民卫生出版社，2021.10
ISBN 978-7-117-31290-5

Ⅰ. ①罗… Ⅱ. ①任… Ⅲ. ①慢性病 – 阻塞性肺疾病
– 中医治疗法 – 经验 Ⅳ. ①R256.1

中国版本图书馆 CIP 数据核字（2021）第 032454 号

| 人卫智网 | www.ipmph.com | 医学教育、学术、考试、健康，购书智慧智能综合服务平台 |
| 人卫官网 | www.pmph.com | 人卫官方资讯发布平台 |

罗玲治疗慢性阻塞性肺疾病经验辑要
Luoling Zhiliao Manxing Zusexing Feijibing Jingyan Jiyao

主　　编：任　毅
出版发行：人民卫生出版社（中继线 010-59780011）
地　　址：北京市朝阳区潘家园南里 19 号
邮　　编：100021
E - mail：pmph @ pmph.com
购书热线：010-59787592　010-59787584　010-65264830
印　　刷：三河市尚艺印装有限公司
经　　销：新华书店
开　　本：710×1000　1/16　印张：18　插页：4
字　　数：333 千字
版　　次：2021 年 10 月第 1 版
印　　次：2021 年 11 月第 1 次印刷
标准书号：ISBN 978-7-117-31290-5
定　　价：59.00 元

打击盗版举报电话：010-59787491　E-mail: WQ @ pmph.com
质量问题联系电话：010-59787234　E-mail: zhiliang @ pmph.com

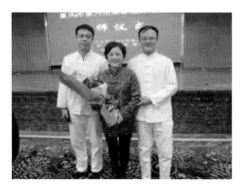

第六批国家级师带徒项目拜师仪式

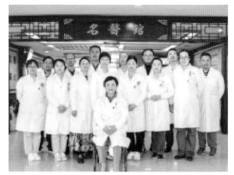

罗玲主任医师和工作室成员合影

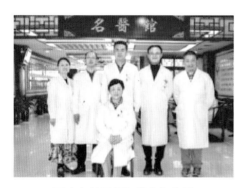

罗玲主任医师和学生们合影

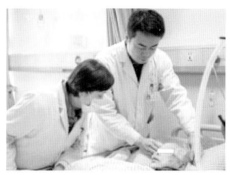

罗玲主任医师临床诊治慢性阻塞性肺疾病患者

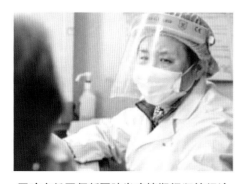

罗玲主任医师新冠肺炎疫情期间坚持门诊

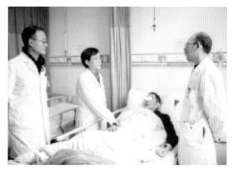

罗玲主任医师指导查房

罗玲简介

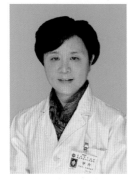

罗玲，主任中医师，重庆市名中医。第五批、第六批全国老中医药专家学术经验继承工作指导老师，成都中医药大学硕士研究生导师，重庆市第二届学术技术带头人（中医内科），2014年全国名老中医药专家罗玲传承工作室建设项目专家。曾任世界中医药联合会呼吸病专业委员会理事、中华中医药学会肺系病专业委员会委员、重庆市中医药学会常务理事、重庆市中医药行业协会名医分会常务委员。

从事中医内科临床约40年，专长于肺系疾病、心系疾病、肿瘤及内科杂症的中医、中西医结合诊治，尤擅长慢性阻塞性肺疾病、支气管哮喘、支气管炎、支气管扩张、间质性肺炎、肺结节、慢性鼻炎及咽炎、慢性咳嗽、肿瘤放化疗不良反应、高血压、冠心病、心律失常及失眠、胃痞、嗳气等疾病的诊治，主研国家级课题1项，重庆市卫生局课题2项，参研重庆市科委、市卫生局课题8项，获中国中医药研究促进会科技进步奖1项，获重庆市科技成果奖2项，发表专业学术论文25篇，参编医学专著5部，曾任《实用中医药杂志》编委。

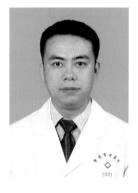

　　任毅,重庆市中医院中医经典科主任,中西医结合主任医师,医学博士,硕士研究生导师。青年岐黄学者,重庆英才·青年拔尖人才,重庆市第三批学术技术带头人后备人选,重庆市第五批中青年医学高端人才,重庆市名老中医药专家传承工作室负责人,第六批全国老中医药专家学术经验继承人,先后师承国医大师陈可冀院士、全国名中医张西俭主任医师、重庆市名中医罗玲主任医师。兼任重庆市中医药学会急诊专业委员会主任委员,中国中医药研究促进会温病分会常务理事,中华中医药学会李时珍研究分会常务委员,中华中医药学会心血管病分会青年委员,中国中医药研究促进会动脉硬化专家委员会委员。

　　长期从事中医内科临床、科研和教学工作,专长于心系疾病、肺系疾病,擅长应用中医、中西医结合诊治内科急危重症和疑难杂症。曾在广东省中医院重症医学科工作多年,曾在新加坡国立医院、中国医学科学院阜外医院、重庆医科大学第一附属医院进修学习。发表中英文论文 40 余篇,其中 SCI 论文 4篇;主持各级别课题 10 余项,其中省部级课题 6 项;出版专著 5 部,其中副主编 1 部获中华中医药学会学术著作二等奖;获得国家实用新型专利 3 项;参与获得中国中西医结合学会科学技术奖 1 项;《中国中医急症》杂志特约编委。

序

　　中医经典著作《黄帝内经》中可见多处对于咳、痰、喘等症状的描述，对于其病因病机有较为深入的研究。我们的祖先在数千年前即开始与肺系疾病进行斗争，翻阅浩瀚的中医古籍，肺系疾病占很大的比重，古人对于肺系疾病的重视程度可见一斑，对于肺系疾病的认知也在不断地进步与发展。从近年来的流行病学研究发现，随着社会工业发展，加之多方面因素，慢性阻塞性肺疾病严重影响人类健康及生活质量，疾病发病率逐渐增高。在中医药干预慢性阻塞性肺疾病的临床实践中，涌现出了一批又一批中医大家，有力地推动了中医药干预慢性阻塞性肺疾病的发展。罗玲主任医师就是上述大家中的一位。罗玲主任医师曾任重庆市中医院副院长一职，但在繁重的行政工作之余，仍扎根于临床一线，数十年来对于慢性阻塞性肺疾病患者诊疗经验的积累，使其对于诊治慢性阻塞性肺疾病方面具有极深的造诣，同时亦提出了许多独特新颖的学术观点，提出了卓有成效的中医治疗体系。

　　中医博大精深，学无止境，重庆市中医院任毅医师诸君，多年来致力于慢性阻塞性肺疾病中医临床研究，发扬传统医学调理治本之优势，师古不泥古，诚属可贵。慢性阻塞性肺疾病属于中医肺胀，古人论述已久，但古今不同，应因时制宜，是以治法治则亦当与时俱进，本书总结了罗玲主任医师诊疗慢性阻塞性肺疾病独特的学术观点和丰富的临床经验。作为一名中医学子应该多读书、多临床，本书对于临床一线的中医师和年轻的中医学生均大有裨益。拜读书稿之余，余亦深感受益匪浅，故欣然为序！

国医大师

段玉琴

2020 年 4 月 16 日

罗玲主任医师是重庆市名中医，第五批、第六批全国老中医药专家学术经验继承工作指导老师。从事中医临床工作约 40 年，擅长运用中医方法治疗呼吸系统相关疾病，尤其对于治疗慢性阻塞性肺疾病有着丰富的临床经验。对于支气管哮喘、肺源性心脏病、支气管扩张、间质性肺炎、过敏性鼻炎等呼吸系统疾病及肿瘤放化疗后、白细胞减少症、血小板减少性紫癜等血液系统疾病的诊治亦有较高的造诣。罗玲主任医师坚持运用中医理论指导临床实践，并结合西医学知识不断总结与提高，为肺系疾病的诊治和科研提出新的思路和新的方法。罗玲主任医师亦重视教学，数十年来培养了多名硕士研究生及中医药传承人，发表学术论文数十篇。罗玲主任医师桃李满天下，在重庆市中医院即有数名临床医生有幸接受她的教导，我亦作为罗玲主任医师的学术继承人，有幸师从罗玲主任医师，进一步继承、拓展罗玲主任医师的学术思想和临床经验。

慢性阻塞性肺疾病是以气流阻塞为主要特征的一种慢性呼吸系统疾病，其气流受限为不完全可逆，病情有持续恶化的倾向。若患者对病情没有足够的重视或者未及时采取有效的诊疗措施，其将很大可能进一步发展至肺源性心脏病或呼吸衰竭等不良结局，可见本病具有较高的致残率及致死率，严重威胁人们的身体健康，是亟需解决的重要的公共卫生问题。目前西医学对该病的发病机制有了较深的认识，主要治疗方案以解痉平喘、止咳化痰、抗感染等对症治疗为主，虽然部分药物具有一些循证医学证据，但总体治疗效果及预后并不让人十分满意。2016 年，国务院印发《中医药发展战略规划纲要（2016—2030 年）》，把发展中医药上升为国家战略。2017 年 10 月，党的十九大报告提出："实施健康中国战略"，要坚持中西医并重，传承发展中医药事业。2019 年 10 月，习近平总书记在全国中医药大会上强调："要遵循中医药发展规律，传承精华，守正创新，加快推进中医药现代化、产业化，坚持中西医并重，推动中医药和西医药相互补充、协调发展，推动中医药事业和产业高质量发展，推动中医药走向世界，充分发挥中医药防病治病的独特优势和作用。"

在国家重视中医药发展的环境下，罗玲主任医师在治疗慢性阻塞性肺疾病上做了大量的理论和实践工作，在其病因病机、药物治疗和非药物治疗等多个方面均取得了一定认识,对于慢性阻塞性肺疾病的研究和临床方面均做出了令人敬佩的成绩。本书重点总结了罗玲主任医师辨治慢性阻塞性肺疾病的学术思想和临床经验。全书分为上、下两篇。上篇为理论篇,分为五章,分别从慢性阻塞性肺疾病的传统中医认识、西医学认识、核心学术思想、常用中药及方剂、预防和康复经验等方面,对罗玲主任医师辨治慢性阻塞性肺疾病的学术理论进行了深入浅出的系统阐述。下篇为实践篇,以病名为纲,分别列举了罗玲主任医师治疗慢性阻塞性肺疾病各期及其合并症或并发症的临床医案,通过对医案的分析更好地呈现了罗玲主任医师的诊疗经验和方药运用体会。

　　每一位老中医的临证经验都是一座宝库,值得我们总结与学习,时至今日,年近古稀的重庆市名中医罗玲主任医师仍坚持临床,为患者解疾治病,暖人心怀。总结罗老师治疗慢性阻塞性肺疾病的学术思想和临床经验以汇集成书,并出版发行,使其发扬光大、惠及大众,是我辈应勇于挑起的重任,本书之编写目的亦在于此。

任毅

2020 年 5 月 1 日

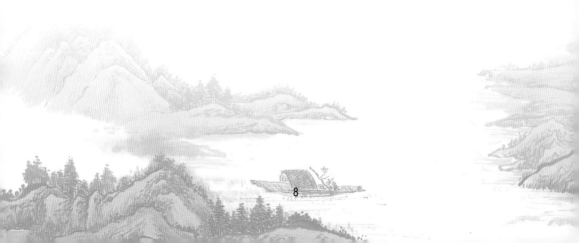

下篇　实践篇

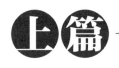

上篇

理论篇

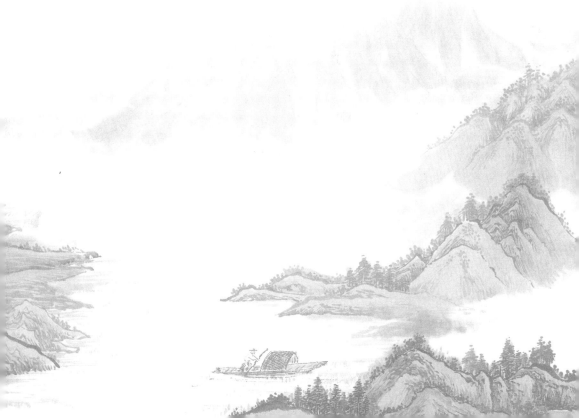

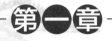

第一章
中医学对慢性阻塞性肺疾病的认识

第一节 病名源流

慢性阻塞性肺疾病(chronic obstructive pulmonary disease，COPD)，简称慢阻肺，是一组常见的以持续气流受限为特征的可以预防和治疗的疾病。我国古代医学中无"慢性阻塞性肺疾病"这一病名，根据发病机制、症状、体征等特点，常可归为"肺胀""喘证""咳嗽"等范畴。近来应用名称逐渐统一，比较通用的病名为"肺胀"。中医内科学中将肺胀定义为多种慢性肺系疾病反复发作，迁延不愈，肺、脾、肾三脏虚损，从而导致肺管不利，气道不畅，肺气壅滞，胸膺胀满，不能敛降的一种病证。肺胀既是一个独立的疾病，也可能是其他疾病过程中所表现的证候。

一、肺胀的病名源流

肺胀是由多种慢性肺系疾病反复发作，迁延不愈而成。中医学文献中，与肺胀相关疾病的论述首见于先秦时期，提出肺胀病名者，当推《黄帝内经》一书，《黄帝内经》是我国现存最早的医学经典著作之一，它确立的中医学理论体系，指导着中医临床实践，直到今天仍有重要的学习、研究和实用价值。《黄帝内经》首先创立了肺胀的病名，并列专篇对胀病进行论述。"肺胀"之名首见于《灵枢·胀论》："肺胀者，虚满而喘咳"，明确指出肺胀的主要症状有三种，即咳、喘和胸闷。该篇对胀病的病因、病机、诊断、治法和分类都进行了详细的论述，其中也比较详细地论述了五脏胀病与六腑胀病的证治内容。"黄帝曰：脉之应于寸口，如何而胀？岐伯曰：其脉大坚以涩者，胀也。黄帝曰：何以知脏腑之胀也？岐伯曰：阴为脏，阳为腑。"从中得知脉象表现出了脉大坚，又带滞涩的，就是胀；而鉴别五脏胀病与六腑胀病的关键在于出现阴脉为五脏胀病，出现阳脉是六腑胀病。《素问·脉解》云："太阴所谓病胀者，太阴子也，十一月万物气皆藏于中，故曰病胀。"此解为肺、脾二经之病，有胸满腹胀症状。《灵枢·五乱》："清气在阴，浊气在阳，营气顺脉，卫气逆行，清浊相干，乱于胸中,是谓大㤊……乱于肺,则俯仰喘喝,接手以呼。"说明肺胀还有心烦的症状。由此可见,胀的主要含义是肿胀或胀满,即"排脏腑而郭胸胁,胀皮肤"的一种病理状态。肺主气,司呼吸,呼出浊气,吸入清气,各种致病因素导致肺脏肿胀或胀满,肺气不降,即为肺胀。

两汉时期张仲景对肺胀的描述主要体现在病因病机、证候分类、治法和方药方面,为后世辨治肺胀奠定了基础。其对肺胀的辨证思想主要体现在《金匮要略》一书中,在《金匮要略·肺痿肺痈咳嗽上气病脉证治》中明确将"肺胀"作为病名来探讨其方证治法。《金匮要略·肺痿肺痈咳嗽上气病脉证治》共涉及肺胀条文3个,"上气喘而躁者,属肺胀,欲作风水,发汗则愈。""咳而上气,此为肺胀,其人喘,目如脱状,脉浮大者,越婢加半夏汤主之。""肺胀,咳而上气,烦躁而喘,脉浮者,心下有水,小青龙加石膏汤主之。"建立了汗法在肺胀治疗中的重要地位。而后世医家皆效仿仲景之义,对《金匮要略》进行注释的著作,将"肺胀"作为病名来分析其病因病机、症状与治法。如《金匮要略浅注·肺痿肺痈咳嗽上气病脉证治第七》曰:"此详肺胀证,而出其正治之方也。"《金匮玉函经二注·水气病脉证第十四》言:"太阳病……骨节痛,咳而喘,不渴者,此为肺胀,其状如肿,发汗则愈。"《重订广温热论·温热兼症医案》言:"寒遏伏热,肺为邪侵,气不通利,肺痹喘咳上逆,一身气化不行,防变肺胀。"此处亦明显将"肺胀"作为病名应用。

西晋时期皇甫谧总结了魏晋以前的针灸学成就,吸收了《素问》《针经》《明堂孔穴针灸治要》的精华,删其浮辞,除其重复,做了十分繁重的选材整理工作,并加入了自己的实践经验而著成《针灸甲乙经》,"肺胀者,肺俞主之,亦取太渊。""肺系急,胸中痛……中府主之。""肺胀,上气……少商主之。"对于针灸治疗肺胀具有重大意义。

隋代巢元方在所著《诸病源候论·上气鸣息候》云:"肺主于气,邪乘于肺则肺胀,胀则肺管不利,不利则气道涩,故气上喘逆,鸣息不通。""肺虚为微寒所伤,则咳嗽。嗽则气还于肺间,则肺胀;肺胀则气逆。而肺本虚,气为不足,复为邪所乘,壅痞不能宣畅,故咳逆短乏气也。""肺主气,肺气有余,即喘咳上气。若又为风冷所加,即气聚于肺,令肺胀,即胸满气急也。"认为肺虚感寒,或感受风冷之邪致肺胀,其有实证与虚证的不同。

唐代孙思邈总结了唐代以前医学成就而著成《备急千金要方》,被誉为中国最早的临床百科全书。书中"肺胀者,虚而满,喘咳,目如脱状,其脉浮大。""右手寸口气口以前脉阴实者,手太阴经也,病苦肺胀,汗出若露,上气喘逆,咽中塞如欲呕状,名曰肺实热也。""治肺胀,咳而上气,咽燥而喘,脉浮者,心下有水,麻黄汤方。"提出治疗肺胀应以肺为纲,以寒热虚实为目。

《圣济总录》为宋徽宗年间由太医院组织编写而成,"其证气胀满膨膨而咳喘";"论曰:肺胀者,手太阴经是动病也……其脉浮是也。"对肺胀的描述十分全面,认为肺胀为邪气客于肺经脉络而致。《太平圣惠方》为宋代官修方书,广集宋以前方书和民间验方,内容丰富。书中对肺胀多有描述,如《太平圣惠方·治咳嗽不得睡卧诸方》:"夫肺气不足,为风冷所伤,则咳嗽;而气还聚于肺,则肺胀。"我们可以了解到肺胀总的病因病机为肺气不足,为风冷所伤,气壅气逆,气还聚于肺而致肺胀。

元代《丹溪心法》为医家朱丹溪的弟子根据其理论、临床经验及平素所述整理而成的著作,是后世研究内科杂证及丹溪学说的重要参考著作。《丹溪心法·咳嗽十六》曰:"肺胀而嗽,或左或右,不得眠,此痰挟瘀血碍气而病",提示痰瘀是阻碍肺气的主要因素,强调痰瘀互结,闭阻于肺,为难治重症。又言"咳嗽有风寒、痰饮、火郁、劳嗽、肺胀",皆作病机而论。该书强调对于无外邪而内虚之肺胀,治法为敛肺化痰,发明了用蜂蜜和药末含服治肺胀的服药方法。明代李时珍所著《本草纲目》一书中提及"咳嗽肺胀。用五灵脂二两、胡桃仁八个、柏子仁半两,研匀,滴水和丸小豆大。每服二十丸,甘草汤送下。此方名皱肺丸"。指出补肾温肺、润肠活血为主要治则。龚廷贤《寿世保元》曰:"肺胀喘满,胸高气急……痰涎潮塞。"秦景明《症因脉治》曰:"肺胀之因:内有郁结,先伤肺气,外复感邪,肺气不得发泄,则肺胀作矣。"其症状:"喘不得卧,短息倚肩……痛引缺盆。"脉象则为:"寸口独大,或见浮数,或见浮紧,浮数伤热,浮紧伤寒;寸实肺壅,浮芤气脱,和缓易治,代散则绝。"李梴《医学入门》其文曰:"若虚胀喘者……若因火伤极,无水以升而胀者","有水停蓄胀者",提出肺胀有虚实之分。

清代李用粹在《证治汇补》对肺胀多有描述:"肺胀者,动则喘满,气急息重,或左或右,不得眠者是也。如痰挟瘀血碍气,宜养血以流动乎气,降火以清利其痰,用四物汤加桃仁、枳壳、栝蒌、竹沥。又风寒郁于肺中,不得发越,喘嗽胀闷者,宜发汗以祛邪,利肺以顺气,用麻黄越婢加半夏汤。有停水不化,肺气不得下降者,其症水入即吐,宜四苓散加葶苈、桔梗、桑皮、石膏。有肾虚水枯,肺金不敛下降而胀者,其症干咳烦冤,宜六味丸加麦冬、五味。""又有气散而胀者,宜补肺;气逆而胀者,宜降气,当参虚实而施治。"《张氏医通》说:"盖肺胀实证居多",提示肺胀多为实证。清代太医吴谦负责编修的丛书《医宗金鉴》言:"此又详申风水、皮水、黄汗、肺胀四证之治法也。"本句"肺胀"与风水、皮水、黄汗同为疾病病名而论。《伤寒悬解·阳明经上篇》:"太阳与阳明合病,经迫腑郁,胃逆肺胀,故喘而胸满。"此句"肺胀"既为病名之义,又有致喘而胸满之病机义。《重订广温热论·温热兼症医案》言:"寒遏伏热,肺为邪侵,气不通利,肺痹喘咳上逆,一身气化不行,防变肺胀。"此处亦明显将"肺胀"作为病名应用。《类证治裁·咳嗽论治》篇中在言咳嗽时,亦分别列出嗽、喘嗽、劳嗽、哑嗽、肺胀、嗽吐等病证的论治方法,可见此处亦将"肺胀"作为病名理解,且与咳嗽病归属一类。

总之,以上可以看出肺胀作为一病名,在《黄帝内经》概括得比较完善,以虚、满、胀、喘、咳为主要表现,而另以《金匮要略》《诸病源候论》《圣济总录》《备急千金要方》等为代表的多数医籍在《黄帝内经》的基础上对肺胀的病因病机、治则治法有较为详细的阐述。由此可见,历史上对"肺胀"的认识经历了一个由浅入深、逐步发展的过程。

二、相关病名源流

(一)喘证

喘证是由肺失宣降,肺气上逆,或肺肾出纳失常导致的以呼吸困难,甚则张口抬肩,鼻翼扇动,喘息不能平卧为主要临床表现的一种常见病证。作为一种症状,喘症可出现于多种疾病中,当喘成为疾病某一阶段的主症时,即为喘证。

《黄帝内经》最早记载了喘证的名称,有"喘""喘鸣""喘逆""喘呼""喘喝"等称谓。喘在《黄帝内经》中有较多的阐述,多以症状出现,既有外感,也有内伤,病机亦有虚、实之分,多为外感、痰饮、瘀血所致,其病位主要在肺、肾,也与肝和胃肠相关。

汉代张仲景在《伤寒杂病论》一书中对于喘的描述主要体现在辨证论治方面,该书记载有详细的汤剂。麻黄汤、桂枝加厚朴杏子汤、小青龙汤、麻杏石甘汤、葛根芩连汤、大承气汤、葶苈大枣泻肺汤、越婢加半夏汤、瓜蒌薤白白酒汤、木防己汤、小半夏汤和竹叶汤等《伤寒杂病论》中的经方,根据所在不同的六经病位和水湿痰饮等病理产物的不同,均可被选择运用于治疗喘,且疗效显著。可见张仲景在《黄帝内经》的基础上,对喘证有了详细的辨证治疗方法。

隋代巢元方《诸病源候论》将喘病表述为"伤寒上气候""逆气候"等。如"此由寒毒气伤于太阴经也。太阴者肺也。肺主气,肺虚为邪热所客,客则胀,胀则上气也。""人有逆气,不得卧而息有音者;有起居如故,而息有音者。"唐代王焘《外台秘要》形象地将喘病描述为"奔喘",即"久患气嗽,发时奔喘,坐卧不得,并喉里呀声,气欲绝。"元代朱震亨《丹溪心法》云:"六淫七情之所感伤,饱食动作,脏气不和,呼吸之息,不得宣畅而为喘急。亦有脾肾俱虚,体弱之人,皆能发喘。"认识到六淫、七情、饮食所伤,体质虚弱皆为喘病的病因。

明代李梴在《医学入门》中论及"呼吸急促者,谓之喘;喉中有响声者,谓之哮。虚者,气乏身凉,冷痰如冰;实者,气壮胸满,身热便硬",对哮与喘做了明确的鉴别。张介宾在《景岳全书》一书中描述"实喘者,气长而有余;虚喘者,气短而不续。""实喘者有邪,邪气实也;虚喘者无邪,元气虚也。"对虚喘与实喘有详细的论述。明代王肯堂在《医辨》中更详细描述了二者的不同。"喘者,促促气急,喝喝息数,张口抬肩,摇身撷肚。”“哮与喘相类,但不似喘开口出气之多,如《圣济总录》有名呷嗽是也,以胸中痰多,结于喉间,与气相系,随其呼吸呀呷于喉中作声。”清代叶天士的《临证指南医案》言:“在肺为实,在肾为虚。”指出喘病位在肺多为实证,病位在肾多为虚证。林珮琴的《类证治裁》言:“喘由外感者治肺,由内伤者治肾。”指出外感致喘病位多在肺,内伤致喘病位多在肾。

总之,在先秦及两汉时期,喘多作为一症状出现,随着后世医家对前人的传承与创新,喘证渐渐作为单独一病名出现。

(二) 咳嗽

咳嗽是肺失宣降,肺气上逆,发出咳声、或咳吐痰液的一种肺系病证。它是以中医临床症状命名的疾病,是由外邪侵袭肺系或脏腑功能失调内伤及肺,造成肺气不清、失于宣肃而成,临床以咳嗽、咯痰为主要表现。古代认为咳嗽为一证,和嗽当为别证,咳与嗽同义,咳即是嗽也,嗽即是咳也。咳嗽病名始见于《黄帝内经》。《素问·生气通天论》曰“秋伤于湿,上逆而咳。”而《素问》中有讨论咳嗽的专篇,如《素问·咳论》篇:“肺之令人咳”“五脏六腑皆令人咳,非独肺也”,“外内合邪因而客之,则为肺咳。”《素问·宣明五气》说:“五气所病……肺为咳。”《素问·阴阳应象大论》:“冬伤于寒,春必温病;春伤于风,夏生飧泄;夏伤于暑,秋必痎疟;秋伤于湿,冬生咳嗽。”《素问·五脏生成》:“咳嗽上气,厥在胸中,过在手阳明、太阴。”《素问·诊要经终论》:“春刺秋分,筋挛,逆气环为咳嗽,病不愈,令人时惊,又且哭。”《素问·示从容论》:“咳嗽烦冤者,是肾气之逆也。”指出五脏六腑均可导致咳嗽,内外合邪是咳嗽发病的重要诱因。

两汉时期,张仲景所作《伤寒论》中提咳而不提嗽,但在《金匮要略》中有《肺痿肺痈咳嗽上气病脉证治》和《痰饮咳嗽病脉证治》两个专章并提咳嗽,而且记载了详细的理、法、方、药,《金匮要略·痰饮咳嗽病脉证治》:“咳逆倚息,短气不得卧,其形如肿,谓之支饮。”“膈上病痰,满喘咳吐……必有伏饮。”“咳满即止,而更复渴,冲气复发者,以细辛、干姜为热药也。”指出痰饮致咳,并提出“病痰饮者,当以温药和之”的治疗原则。《金匮要略·肺痿肺痈咳嗽上气病脉证治》:“寸口脉数,其人咳,口中反有浊唾涎沫者何?师曰:为肺痿之病……射干麻黄汤主之。”“咳而胸满……为肺痈,桔梗汤主之。”“咳而上气,此为肺胀……越婢加半夏汤主之。”指出咳嗽乃肺痿、肺痈、肺胀的症状之一。《伤寒论》:“伤寒表不解,心下有水气……小青龙汤主之。”“阳明病,但头眩不恶寒,故能食而咳,其人咽必痛。若不咳者,咽不痛”;“伤寒五六日中风,往来寒热,胸胁苦满,嘿嘿不欲饮食,心烦喜呕……小柴胡汤主之。”“少阴病,下利六七日,咳而呕渴,心烦不得眠者,猪苓汤主之。”“少阴病,二三日不已,至四五日,腹痛,小便不利,四肢沉重疼痛,自下利者,此为有水气……真武汤主之。"《伤寒论》从理论到实践，对于咳嗽的治疗论述比较清楚，涉及咳嗽的条文主要集中在太阳病篇、阳明病篇、少阳病篇及少阴病篇。

唐代孙思邈在《千金要方·大肠腑方·咳嗽》中对咳嗽的病位有着详细的论述，"五脏六腑皆令咳。肺居外而近上，合于皮毛，皮毛喜受邪，故肺独易为咳也……天有非时寒者，急看四时方也。"对《黄帝内经》中的"五脏六腑皆令人咳，非独肺也"做了详细的阐述。

明代李时珍在《濒湖脉学》一书中对咳嗽的脉象做了分析。"寸数咽喉口舌疮……尺属滋阴降火汤。""寸滑膈痰生呕吐……渴痢淋看尺部。""紧为诸痛主于寒，喘咳风痫吐冷痰……中恶浮紧，咳嗽沉紧，皆主死。""咳嗽多浮，聚肺关胃；沉紧小危，浮濡易治。"明代李梴著《医学入门》："新咳，有痰者，外感随时解散；无痰者，便是火热，只宜清之。久咳，有痰者，燥脾化痰；无痰者，清金降火。盖外感久则郁热，内伤久则火炎，俱宜开郁润燥……苟不治本，而滥用兜铃、粟壳涩剂，反致缠绵。"张介宾《景岳全书》："外感之邪多有余，若实中有虚，则宜兼补以散之；内伤之病多不足，若虚中挟实，亦当兼清以润之。"《明医杂著》指出咳嗽"治法须分新久虚实"。

清代吴鞠通著《温病条辨》，该书在清代众多温病学家成就的基础上，进一步建立了完全独立于伤寒的温病学说体系，书中论及咳嗽有"五二、舌白渴饮，咳嗽频仍……肺疟，杏仁汤主之。""瑭前于风温咳嗽条下，驳杏苏散，补桑菊饮，方论内极言咳久留邪致损之故，与此证同一理也。""六七、风暑寒湿，杂感混淆……杏仁薏苡汤主之。""其变证也，则有湿痹、水气、咳嗽、痰饮、黄汗、黄瘅、肿胀、疟疾、痢疾、淋症、带症、便血、疝气、痔疮、痈脓等证。""余见世人每遇浮肿，便与淡渗利小便方法，岂不畏津液消亡而成三消证，快利津液为肺痈、肺痿证，与阴虚咳嗽、身热之劳损证哉！余治是证，悉用复脉汤，重加甘草，只补其未足之阴，以配其已复之阳，而肿自消。"创立了三焦辨证纲领，对咳嗽的辨证有了重大意义。陈念祖著《医学三字经·咳嗽》："《内经》云：五脏六腑皆令人咳，不独肺也。然肺为气之主，诸气上逆于肺，则呛而咳，是咳嗽不止于肺，而亦不离乎肺也。"清·沈金鳌《杂病源流犀烛·咳嗽哮喘源流》中谓咳嗽"有声无痰曰咳，非无痰，痰不易出也，病在肺，肺主声，故声先而痰后。而咳与嗽异，先不可不辨。有痰无声曰嗽，非无声，痰随嗽出，声不甚响也，病在脾，脾藏痰，故痰出而嗽止。"将咳与嗽分开，但不同的是认为咳嗽都是有声有痰，咳是痰不易出，嗽则声不甚响。

三、肺胀病名源流的临床意义

中医发展到近代，根据肺胀的临床表现，一些医家开始将肺胀与西医学中慢性阻塞性肺疾病和慢性肺源性心脏病等联系起来，当这些疾病出现肺胀的临床表现时,肺胀是一种临床综合征,包括喘、咳嗽等呼吸系统常见症状。

肺胀的病名首见于《黄帝内经》。《灵枢·胀论》说:"肺胀者,虚满而喘咳"。《灵枢·经脉》说:"肺手太阴之脉……是动则病肺胀满,膨膨而喘咳。"指出了本病虚满的基本性质和典型症状。汉代《金匮要略》还观察到肺胀可出现浮肿、烦躁、目如脱等症状,认为本病与痰饮有关,开始应用越婢加半夏汤、小青龙加石膏汤等方药进行辨证论治。隋代《诸病源候论·咳逆短气候》记载肺胀的发病机制是由于"肺虚为微寒所伤,则咳嗽。嗽则气还于肺间,则肺胀;肺胀则气逆。而肺本虚,气为不足,复为邪所乘,壅痞不能宣畅,故咳逆短乏气也。"可见隋代对本病病机的认识已经较为深刻。后世医籍多将本病附载于肺痿、肺痈之后,有时亦散见于痰饮、喘促、咳嗽等,对本病的认识不断有所充实和发展。如金元时期,《丹溪心法》说:"肺胀而嗽,或左或右,不得眠,此痰挟瘀血碍气而病。"在病理上充实了痰瘀阻碍肺气的理论。清代《张氏医通》说:"盖肺胀实证居多。"《证治汇补》认为:"又有气散而胀者,宜补肺;气逆而胀者,宜降气,当参虚实而施治。"提示肺胀应当分虚实辨证论治。

《黄帝内经》对喘病有较多论述。如《灵枢·五阅五使》说:"故肺病者,喘息鼻张。"《灵枢·五邪》指出:"邪在肺,则病皮肤痛,寒热,上气喘,汗出,咳动肩背。"《素问·举痛论》又说:"劳则喘息汗出。"指出喘病病因既有外感,也有内伤,病机亦有虚实之别。此外,《素问·痹论》云:"心痹者,脉不通,烦则心下鼓,暴上气而喘。"《素问·经脉别论》云:"有所堕恐,喘出于肝。"提示喘虽以肺为主,亦涉及他脏。汉代《伤寒论》《金匮要略》已经认识到许多疾病,如伤寒、肺痿、肺痈、水气、黄疸、虚劳都可导致喘病,并开始了具体的方药治疗。金元以后,诸多医家充实了内伤诸因致喘的证治。如《丹溪心法·喘》言:"六淫七情之所感伤,饱食动作,脏气不和,呼吸之息,不得宣畅而为喘急。亦有脾肾俱虚,体弱之人,皆能发喘。"认识到六淫、七情、饮食所伤,体质虚弱皆为喘病的病因。明代张景岳把喘病归纳为虚、实两证。《景岳全书·喘促》说:"实喘者有邪,邪气实也;虚喘者无邪,元气虚也。"指出了喘病的辨证纲领。清代《临证指南医案·喘》说:"在肺为实,在肾为虚。"《类证治裁·喘症》则明确指出"喘由外感者治肺,由内伤者治肾"的治疗原则。

咳嗽既是独立的病证,又是肺系多种病证的一个症状。《黄帝内经》对咳嗽的成因、症状及证候分类、证候转归及治疗等问题已作了较系统的论述,阐述了气候变化、六气影响及肺可以致咳嗽,如《素问·宣明五气》说:"五气所病……肺为咳。"《素问·咳论》更是一篇论述咳嗽的专篇,指出"五脏六腑皆令人咳,非独肺也。"强调了肺脏受邪以及脏腑功能失调均能导致咳嗽的发生。对咳嗽的症状按脏腑进行分类,分为肺咳、心咳、胃咳、膀胱咳等,并指出了证候转归和治疗原则。汉代张仲景所著《伤寒论》《金匮要略》不仅拟出了不少治疗咳嗽行之有效的方剂,还体现了对咳嗽进行辨证论治的思想。隋代《诸病源候论·咳嗽候》在《黄帝内经》脏腑咳的基础上,又论述了风咳、寒咳等不同咳嗽的临床证候。唐代《备急千金要方》收集了许多治疗咳嗽的方剂。明代《景岳全书》将咳嗽分为外感、内伤两类,《明医杂著》指出咳嗽"治法须分新久虚实",至此咳嗽的理论渐趋完善,切合临床实际。

在对于肺胀病名源流的探讨上,国内医家阐述仍较少,对于肺胀的论述主要集中在病因病机及治疗方面。故而,我们既要对明确"肺胀"病名的内容进一步整理研究,同时对于没有出现"肺胀"病名而描述有日久咳喘上气者,亦应进一步深入研究。随着时代的发展,进入21世纪以来,西医学的迅速发展对中医学产生了巨大的、深刻的影响,随着中医学术的不断进步,以及学科队伍的不断壮大,对肺胀的认识也必将进一步深化。

（曹 晋）

第二节 病因病机各论

随着历史的发展,我国古代医家对肺胀病逐步有了较为完善的认识。实际上,对肺胀病因病机方面的认识也呈现一个由单一到多样化、由浅入深的渐进性过程。以唐代以前(包括唐代)、宋金元时期、明清时期为分界点,我们将记载了肺胀病因病机的医学专著进行分类,并且逐一阐述对肺胀病因病机的认识。

一、唐代以前

唐代以前,主要是春秋战国至唐代这段时期,它涵盖了我国上下1 300多年的历史,在此阶段,祖国传统医学理论由萌芽逐渐趋向于完善,这一时期记录了肺胀病因病机的著作,主要有《黄帝内经》《金匮要略》《诸病源候论》及《外台秘要》等。

《黄帝内经》托名黄帝著述,据考证,该书实为"非一时一人"之作,可以说它是战国后期至秦汉间众多医家编纂而成,该书分《素问》《灵枢》两部分,是当时中医理论高水平研究的总结,也是后世医家钻研学习中医学汲取不尽的理论源泉。实际上,对于肺胀的病因,《黄帝内经》认为有寒热两端的不同。如《灵枢·胀论》所述:"黄帝曰:胀者焉生? 何因而有? 岐伯曰:卫气之在身也,常然并脉循分肉……乃合为胀也。"这里即认为胀病的发生是由于寒邪侵袭人体而致。而在《素问·至真要大论》言:"少阴司天,热淫所胜……膨膨而喘咳,病本于肺。"由此可以看出,实际上该书言热邪及寒邪侵袭人体后均可导致肺胀病发生。对于肺胀的病机,《灵枢·胀论》认为大凡气的运行不畅就会使人发生胀病,而且与血脉、脏、腑都有关系,尤与营卫气密切相关。卫气在身体内运行,总是依附着经脉而循行在分肉之间,营行脉中,卫行脉外,如果人体阴阳二气失调致气逆于下,营卫滞留不能运行,寒邪侵入机体而上逆,正邪交争,就发为胀病。

《金匮要略》是我国汉代著名医家张仲景创造辨证论治理论的代表性著作,也是我国现存历史上最早的一部诊治杂病的专著。历代医家对其推崇备至,称其为方书之祖,尊其为治疗杂病的典范。该书通过对肺胀病的临床表现、辨证论治等相关表述而体现出了对肺胀病因病机的认识,如原文言"上气喘而躁者,属肺胀,欲作风水,发汗则愈"。认为肺胀病总的病机为外邪闭肺,风遏水停,肺失宣肃,通调失常所致,故以发汗解表之法治之。同时仲景将对肺胀病机的认识具体而详细地总结为内外合邪、热重饮轻及饮重热轻之别,从经方越婢加半夏汤及小青龙加石膏汤治疗主证及方药组成方面可以体现出来。如"咳而上气,此为肺胀,其人喘,目如脱状,脉浮大者,越婢加半夏汤主之",此条可以从脉象上进行分析,浮脉主表主上,脉大主有热,亦示实邪,脉浮与大相兼,为风热夹饮热之邪上逆之象。且从方药的组成来看,仲景重用石膏,说明外感风热饮停于胸,饮热互结,热甚于饮,肺气胀满是此证的主要病因病机。而"肺胀,咳而上气,烦躁而喘,脉浮者,心下有水,小青龙加石膏汤主之"此条脉象为浮,是表有邪之意,心下有水说明内有水饮,烦躁为里有热,邪热扰心神之症。且从方药组成看,仲景重用麻黄、桂枝、细辛、半夏等辛温散寒之品温化寒饮,佐以石膏兼清里热,因此可以表明表有风寒,里有水饮,中夹热邪,且饮甚于热是本证的主要发病机制。

我国隋代著名医家巢元方所著《诸病源候论》一书,是我国第一部专门论述疾病病因及证候的著作。该书对肺胀病因病机的认识更为全面,认为肺胀的病因是肺虚感寒,或感受风冷之邪气致病,有虚证与实证的不同。虚证的发病机制,是"肺虚为微寒所伤,则咳嗽。嗽则气还于肺间,则肺胀;肺胀则气逆。而肺本虚,气为不足,复为邪所乘,壅痞不能宣畅,故咳逆短乏气也"(《诸病源候论·咳逆短气候》)。实证的发病机制是"肺主气,肺气有余,即喘咳上气。若又为风冷所加,即气聚于肺,令肺胀,即胸满气急也"(《诸病源候论·病气候》)。"肺主于气,邪乘于肺则肺胀,胀则肺管不利,不利则气道涩,故气上喘逆,鸣息不通。"(《诸病源候论·上气鸣息候》)。从上述这些条文也可以看出肺胀的病机主要是肺脏气道不利,气还肺间,气聚于肺上逆所致。《诸病源候论》所提出的肺脏自虚感寒及肺气有余复感外邪的理论,反映出了肺胀病的发生发展有虚实两个方面。

《外台秘要》一书为我国唐代著名医家王焘所著,是一部集我国历代方书而成的经典著作,也是后世医家研究中医学不可缺少的重要临床参考书。该书在《诸病源候论》对肺胀病因病机阐发的基础上,进一步明确了肺胀的发病原因是肺虚感受寒邪,发病机制为肺虚感邪,正邪相搏,气逆上壅,聚于肺中。《外台秘要·咳逆上气方五首》:"《病源》:肺虚感微寒而成咳,咳而气还聚于肺,肺则胀,是为咳逆也。……故谓之咳逆上气。"肺气有余,外感寒邪,肺失宣肃,气机郁滞不通,也会产生肺胀的病证,出现咳嗽、气喘、多涕唾症状,甚至面目浮肿的重症。如其言:"《病源》:咳嗽上气者,肺气有余也,肺感于寒,微则成咳嗽。……则气逆也。"从以上内容可以看出,本时期对肺胀病因病机的认识有以下几点:①肺虚感寒,气留肺间,气壅气逆而致,此为虚证;②感受风寒之邪,正邪相搏,气聚于肺,气逆上壅,此为实证;③风寒外束,风遏水停,肺失宣肃,肺通调失常而致肺胀,此为实证;④外感风热,饮停于胸,饮热互结,热甚于饮,致肺气胀满宣降失调;⑤表有风寒,里有水饮,中夹热邪,饮甚于热。可以看出,虽然在发病过程中肺虚为发病的重要条件,但肺气有余,复感外邪也是常见的情况之一。

二、宋金元时期

在宋代,我国当时社会较为稳定,同时政府也非常重视医药的发展,所以在该时期医学得到了全面的发展。在我国金元时期出现了各学术百家争鸣的繁荣景象,医学上不少新的学术观点也不断涌现。在这一阶段记录了有关肺胀病因病机的著作,主要有《太平圣惠方》《圣济总录》《鸡峰普济方》《素问病机气宜保命集》《儒门事亲》《丹溪心法》等书。

《太平圣惠方》由王怀隐等奉敕编修,为我国宋代官修方书,广集宋代以前所有方书之方剂及民间验方(收录方 16 834 首,内容涉及五脏病证、内、外、骨伤、金创、胎产、妇、儿、丹药、食治、补益、针灸等),由此得知该书内容相当丰富。书中也无一例外地论述了肺胀总的病因病机为肺气不足,为风冷所伤,气壅气逆,气还聚于肺而致肺胀。其中特别提出了"痰饮留滞"是肺胀疾病中的一个主要致病因素。如《太平圣惠方·治咳嗽不得睡卧诸方》:"夫肺气不足,为风冷所伤,则咳嗽;而气还聚于肺,则肺胀。邪气与正气相搏……不得睡卧也。"

另外,在该书中还详细地论述了肺胀病不同主症的病因病机特点,如提到久咳可以导致上气喘急等肺胀的症状出现。如《太平圣惠方·治久咳嗽诸方》言:"治久肺气咳嗽,涕唾稠黏,上气喘急。蛤蚧丸方"。同时该书提到了气逆是导致肺胀不得睡卧的主要机制。如在《太平圣惠方·治上气不得睡卧诸方》中言:"夫脏腑之气,皆上注于肺……肺胀气逆,胸中痞塞,呼吸不利,气奔喘急,不得暂息,故令不得睡卧也。"认为肺管不利,气道壅塞是喉中作水鸡声的主要发病机制,如《太平圣惠方·治上气喉中作水鸡声诸方》:"夫肺主于气。

若脏腑不和,肺气虚弱,风冷之气所乘,则胸满肺胀……故令喉中作水鸡声也。"认为邪气与正气相搏,正气不得宣通是导致上气咳逆的主要病机,如《太平圣惠方·治上气咳逆诸方》:"夫上气咳逆者,由肺脏虚弱,感于风寒,而成咳逆也……故谓之上气咳逆也。"认为寒邪搏于气,气壅滞不通,肺气有余而发肺胀,如《太平圣惠方·治咳嗽上气诸方》:"夫咳嗽上气者,为肺气有余也。肺感于寒,甚者则成咳嗽……面目浮肿,而气逆也。"

《圣济总录》为宋徽宗年间由太医院组织编写而成,内容丰富,论述包括内、外、妇、儿、五官等科常见病数百种,是临床上较有实用价值的一部经典医学巨著。该书也认为肺胀为邪气客于肺经脉络而致。如《圣济总录·肺胀》:"肺胀者,手太阴经是动病也。邪客于肺,脉气先受之,其证气胀满膨膨而喘咳。"该书还认为肺实热也可导致肺胀,出现胸满仰息、汗出气喘逆,咽中寒如欲呕等症状。如《圣济总录·肺实》曰:"右手关前寸口阴实者,肺实也。苦上气,胸中满膨膨,与肩相引",又曰"肺实热则喘逆,胸凭仰息。手太阴经为热气所加",又曰"治肺热实,凡右手寸口气口以前,脉阴实者,苦肺胀汗出,气喘逆,咽中寒,如欲呕状",且采用枸杞汤方施治,以石膏为君而祛邪气除热,并进一步认为将息调养过温、饮食多辛味又是导致肺气壅热的外在因素之一。如《圣济总录·肺脏壅热》:"论曰:肺居膈上,为四脏之盖。若将养过温,或多嗜五辛,热气内搏,肺经壅热,则令人咽干舌燥,胸膈烦热,咳嗽壅闷,鼻内生疮,是为肺壅热之候。"此外,该书还进一步从人体气机升降失常的角度来强调肺气失调是肺胀上气证候的发病机制,认为其发病根本是肺脏本虚又复感风邪,导致肺叶胀举所致。如在《圣济总录·上气》曰:"所谓上气者,盖气上而不下,升而不降,痞满膈中。……诸脏之气又上冲而壅遏。此所以有上气之候也",论述颇为详尽。

《鸡峰普济方》为我国宋代医家综合宋代以前医疗经验,并间参以己见而著成,该书作者佚名,一般认为该书作者为张锐或孙兆,但缺乏足够的证据。该书对临床中处方、用药都有所阐述,对理论的剖析也较为深刻透彻。实际上,该书对后世方书的发展有很大的影响,是一本很好的方药参考书籍。该书对肺胀的病因认识有极大的提高。如该书提出了情志受惊扰,致肺气郁伏;过饱劳动,气上郁于肺;复感寒邪致肺胀反复发作,经久不愈等观点。这充分说明了肺胀可以由情志损伤或过度劳伤而诱发,同时该书认为水气上扰也是加重肺胀病症的重要因素之一,并认为肺胀是一种经久难愈之病。正如《鸡峰普济方·妇人》所述:"若咳逆倚息,喘急鼻张,其人不得仰卧,咽喉如水鸡声……谓之肺胀"。又曰"若肺胀膨膨而喘者……但坐而不得卧,卧而气上冲者,是水气之客肺经也"等。

《仁斋直指方》为我国宋代著名医家杨士瀛所撰,是一部以介绍内科杂病证治为重点的临床综合性医书。书中明确提到肺胀病可由惊扰气郁导致的重要观点。如《仁斋直指方·喘嗽方论》言："肺主气也,一呼一吸,上升下降,营卫息数,往来流通,安有所谓喘?惟夫邪气伏藏,痰涎浮涌,呼不得呼,吸不得吸……有惊忧气郁肺胀而喘者。"其论述较为全面明确。

《素问病机气宜保命集》为我国金代著名医家刘完素所著。刘完素为金元四大家之首,他一生提倡"火热论",临证处方用药善用寒凉药物,被后世称为"寒凉派"。此书系作者晚年总结其临床心得而作,是一本很有临床参考价值的医著。《素问病机气宜保命集·病机论》中在释"诸胀腹大,皆属于热"时认为郁热是肺胀的病机之一。其言:"肺主于气,贵乎通畅。若热甚则郁于内,故肺胀而腹大"。身处同一时代,同为金元四大家的另一位医家张从正也在其著作《儒门事亲·病机》中论及此观点,认为"热郁于内,肺胀于上"。

《丹溪心法》为我国元代著名医家朱丹溪的弟子根据其医学理论、临床经验及其平素所述整理而成的著作,较为全面地反映了朱丹溪"阳常有余,阴常不足"的学术思想,是后世进行研究及整理内科杂证及丹溪学说的重要参考著作之一。该书首次论述了肺胀的病机为痰夹瘀血,阻碍气机而致,临床意义重大。如在《丹溪心法·咳嗽十六》曰:"肺胀而嗽,或左或右,不得眠,此痰挟瘀血碍气而病。"

从以上的论述我们可以看出,在本时期各医家对肺胀的病因病机论述除前代医家所提出的诸多理论外,又更为详细地提出了将养过温、饮食多辛、情志受扰、过饱劳动、痰饮留滞、水气上扰、风温郁热、久咳、痰瘀阻滞等可导致肺胀病发生的观点。这些观点也反映出医家对肺胀病因病机的认识在逐步深入,使有关肺胀的医学理论逐步得以完善。

三、明清时期

在明清时期,无论是我国的中医药理论,还是在中医药的实践方面,都取得了令人瞩目的医学成就,特别是这一时期针对医学文献整理、校勘、注释的著作和编著的医学全书、类书、丛书等大量涌现,此时期记录有关肺胀病因病机的著作也随之明显增多,主要著作有《黄帝内经素问吴注》《本草纲目》《伤寒论条辨》《症因脉治》《脉症治方》《寿世保元》《金匮玉函要略述义》《医宗金鉴》《苍生司命》《金匮方歌括》《金匮要略广注》《高注金匮要略》《证治汇补》《本草述钩元》等。

《黄帝内经素问吴注》为我国明代著名医家吴昆结合自己的临床经验对《黄帝内经》经文进行注释而成,是很有价值的《黄帝内经》注本。该书从阴阳之道与四季气象变化的角度出发,说明肺胀的病因病机是因人违逆秋收的养生规律,从而造成肺气被秋燥所伤而获病。如原文中言:"逆秋气则太阴不收,肺气焦满。太阴失其养收之令,则肺气不清而病焦满,肺胀是也。"

《本草纲目》为我国明代著名医家李时珍所著,此书非常系统地总结了明代以前数千年的中医学用药经验和知识,并考证了过去本草学中的若干错误,综合大量科学资料及丰富的临床实践,提出了较科学的药物分类方法,是一部具有世界性影响的博物学著作。其通过对药物主治的论述反映出对肺胀病因病机的认识。如在《本草纲目·谷部·罂子粟》中阐明罂子粟的主治功效时,认为肺胀与咳嗽日久,气散不收有关。其言:"咳嗽诸痛既久,则气散不收,而肺胀痛剧。"

《伤寒论条辨》为我国明代著名医家方有执对《伤寒论》一书逐条加以考订而成(《伤寒论条辨》是为此后伤寒错简派之始)。书中亦出现方氏很多个人见解,其学术观点对后世影响较大,推动了伤寒学派的百家争鸣。该书认为太阳阳明合病致喘,喘甚可致肺胀。如《伤寒论条辨·辨太阳病脉证并治第二》:"肺主气,气逆则喘,喘甚则肺胀。胸满者,肺胀也,胸乃阳明之部分,喘乃太阳伤寒之本病,以喘不除,甚而至于胸满,故曰合病。"

《症因脉治》为我国明代著名医家秦景明所著。该书中所论述的病证多以内伤杂病为主,对于每一种疾病的辨证、选方大多切于实用,是临床较有价值的参考书之一。该书认为肺胀是由肺内郁结、复感外邪所致,且外邪又有热邪与寒邪之分。如《症因脉治·喘证论·附肺胀》:"(肺胀之因)内有郁结,先伤肺气,外复感邪,肺气不得发泄,则肺胀作矣。"又言:"(肺胀之治)肺受热邪,加味泻白散;肺受寒邪,小青龙汤加石膏。"该书还详细论述了感受热邪及寒邪的不同选方用药。

《脉症治方》为我国明代著名医家吴正伦所著。书中对一些疾病的发病原因、按脉审症、因症酌治等方面皆有所论述,对诊断疾病的发病机制及治法方药皆有一定的临床参考意义。该书认为导致肺胀的原因是肺气因火伤极,遂成郁遏胀满。如《脉症治方·湿门·喘嗽》:"肺胀者,肺气因火伤极,遂成郁遏,胀满,或左右不得眠者。"

《金匮玉函要略述义》为日本著名汉医学家丹波元坚所著,以综合其他医家观点及阐述丹波元坚自己个人见解为特点著述而成,是学习《金匮要略》的较为重要的研究性著作之一。作者认为肺胀病因病机是体内宿饮为时令邪气触动所致。如其在《金匮玉函要略述义·肺痿肺痈咳嗽上气病脉证治第七》中说:"今验肺胀证,多是宿饮为时令触动者。"此论在临床上有一定的参考价值。

《医宗金鉴》为我国清代著名医家吴谦奉清政府之命所编著的医学教科书。其采集内容上自春秋战国,下至明清时期历代医书中的精华部分,图、说、方、论俱备,并附有歌诀,便于记诵,尤其切合临床实用。该书流传极为广泛,是重要的综合性中医医书。该书认为肺胀由外感风寒,内停水饮,风水相搏,肺气壅逆所致。如原文曰："风寒之邪，入于营卫，挟饮上逆，则咳而上气也。烦躁而喘，肺气壅逆，谓之肺胀。"

《苍生司命》为我国明代著名医家虞抟所著。此书在对内科杂证的辨证施治基础上，融汇了作者虞抟自己个人的临床经验，其中尤以疾病的辨证分型体现得较为明确，是切合临床实用的一本综合性医书。该书认为外感寒邪、嗜食冷饮、火热之邪皆可导致肺胀病的发生，肺胀属于痨证的范围，是临床上经久难愈的重病之一。如《苍生司命·虚损成劳证·论真火动者病不可治》则言："肺如华盖，其位高，其气清，其体浮，形寒饮冷先伤之……此真火之动于肺也，不治。"

《金匮方歌括》为我国清代著名医家陈念祖所辑撰，其《金匮方歌括》是对《金匮要略》中方剂（即经方）的组成、功效、药物剂量等以歌诀形式编写出来为特点的著作。该书认为风水相搏，化热上蒸可导致肺胀病的发生。如《金匮方歌括·肺痿肺痈咳嗽上气方·越婢加半夏汤》："治咳而上气，此为肺胀。……元犀按：此肺胀，原风水相抟，热气奔腾……故咳而上气，喘，目如脱状证。"

《金匮要略广注》为我国清代著名医家李彣根据《黄帝内经》的经典理论，参考历代名医论著论述，并结合自己的观点对医圣张仲景《金匮要略》进行逐篇逐条注释原文而成。该书认为肾病水气上逆是肺胀发病原因之一。如《金匮要略广注·肺痿肺痈咳嗽上气病脉证治第七》："合《内经》观之，肾病水气上逆，因致肺胀，以肺为母，肾为子，因子病而害及于母，所以喘出于肺，躁出于肾也。……水气泛溢上壅，又心肺居上焦，其脉原属浮也。"

《高注金匮要略》为我国清代著名医家高学山所编撰。高氏系统总结及融合了前人的学说观点，发挥个人见解注释《金匮要略》，对临床杂病的病机、诊断和方义的解释较为详尽。他针对《金匮要略·肺痿肺痈咳嗽上气病脉证治》篇"上气，喘而躁者，属肺胀。欲作风水，发汗则愈"，对肺胀病进行病因病机阐述，认为肺受风邪，不能为肾输布水液，肺风肾水相合，发为肺胀。故曰："肺不能纳气以归元，故喘……肺之胀也宜矣。"他又针对"咳而上气，此为肺胀。其人喘，目如脱状，脉浮大者，越婢加半夏汤主之"，提出："此承上文风水之肺胀，而言肺胀一症。又有不因肺风肾水，但以阳明胃气太过，近从中焦上冲肺管，肺受热闭，又不得从皮毛发越，而肺实胀满者。此但看其咳而上气，无上条之躁症者即是。此为肺胀，犹云此亦名为肺胀也。肺既无外发之路，胃又以太过之气乘之，两相鼓吹，胃土以母气乘肺子，与肾水以子气乘金母同义，故亦喘也。"言肺胀的病因病机不单是肺风肾水所致，还有阳明胃气太过，使肺热盛，肺实胀满的情况。

《证治汇补》为我国清代著名医家李用粹撷采古代医家的论述及经验，对内科各种疾病进行分门别类，并补入自己的个人见解而成。《证治汇补·胸膈门·附肺胀》言：“肺胀者，动则喘满，气急息重，或左或右，不得眠者是也。如痰挟瘀血碍气，宜养血以流动乎气，降火以清利其痰，用四物汤加桃仁、枳壳、陈皮、栝蒌、竹沥。又风寒郁于肺中，不得发越，喘嗽胀闷者，宜发汗以祛邪，利肺以顺气，用麻黄越婢加半夏汤。有停水不化，肺气不得下降者，其症水入即吐，宜四苓散加葶苈、桔梗、桑皮、石膏。有肾虚水枯，肺金不敢下降而胀者，其症干咳烦冤，宜六味丸加麦冬、五味。”进一步阐明，肺胀的病因病机包括“痰挟瘀血碍气”“风寒郁于肺中，不得发越”“停水不化，肺气不得下降”“肾虚水枯，肺金不敢下降而胀”“气散而胀”“气逆而胀”等，他对肺胀病因病机的认识归纳达到了较完备的程度。在《证治汇补·腹胁门·胀满》中，李用粹还认为“诸湿肿满，皆属于脾”，“专主土败木贼，湿留气滞为病”等，认为脾湿是胀病发展过程中的重要环节。

《本草述钩元》为我国清代著名医家杨时泰所著述。该书主要从药物药性与脏腑经络的关系上做了较详细的剖析论述，对临床辨证有着一定的参考意义。书中认为肺胀是由于寒水之阳夹邪气上逆所致。如《本草述钩元·麻黄》曰：“又于喘证为要药者，以喘由寒水之阳……呼吸不能行而为喘，是即所谓肺胀也。”

综合以上各医家论述可以看出，本时期诸家著作对肺胀的病因病机的认识有了更进一步的提高，归纳起来有如下观点：①肺胀的病因病机是因人违逆秋收的养生规律，从而肺气被秋燥所伤而致；②太阳阳明合病致喘，喘甚可致肺胀；③肺胀的发生由宿饮为时令触动而致；④嗜食冷饮可致肺胀的发生；⑤肾病水气上逆，肺风肾水相合，发为肺胀；⑥阳明胃气太过，使肺热盛也可导致肺胀。

综上所述，在我国漫漫历史长河中，经过历代医家的不断探索与研究，对肺胀病的病因病机的认识已经较为完善，给我们后人留下了十分宝贵的知识财富。事实上时至今日，我们中医诊疗肺胀病仍多遵从上述经典理论观点及用方法度，临床效验非凡。

（钟骏慧）

第三节 证治各论

肺胀的病理性质多属本虚标实，其治疗在《黄帝内经》中就有所体现。《灵枢·胀论》曰：“其于胀也，必审其诊，当泻则泻，当补则补，如鼓应桴。”指出胀病的治疗特点是速用泻法，才可使邪气外泄而解。除此之外还应判断分清虚实,当泻则泻,当补则补。

《金匮要略·肺痿肺痈咳嗽上气病脉证治》篇曰:"咳而上气,此为肺胀,其人喘,目如脱状,脉浮大者……"叙述了肺胀的临床本虚标实的临床表现。标实为痰浊、水饮、寒凝、瘀血和气滞;痰有寒化与热化之分;本虚为肺、脾、肾气虚,晚期则气虚及阳,或阴阳两虚。其基本病机是肺之体用俱损,呼吸功能错乱,气壅于胸,滞留于肺,痰瘀阻结肺管气道,导致肺体胀满,张缩无力,而成肺胀。针对肺胀"欲作风水"之证,提出"发汗则愈"即汗法的治疗原则。

隋代巢元方在《诸病源候论》提出"肺气有余宜泻之,肺气不足宜补之"的治疗方法。《丹溪心法》中首创活血化瘀法治肺,提出:"养血以流动乎气,降火疏肝以清痰"治疗痰夹瘀血碍气而病的法则。后世医家对此两法遵循继承者颇多,如明代医家孙一奎在《赤水玄珠》中即总结仲景及丹溪之法,提倡治疗肺胀以"散邪为重"及用"收敛消瘀之剂"为主;王纶在《明医杂著》提出"实脾行水""清金降火""培元气、补肾水""补脾肺、生肾水"等治疗原则;虞抟在《医学正传》中提出:"肺胀者,主收敛。"即采用敛肺法的治疗原则,沈金鳌在《杂病源流犀烛》中也认为肺胀"本为肺经气分病",治疗宜以调气收敛为主,"即挟痰挟血者,亦不离乎气,不得专议血,专议痰也"。《杂病广要》提出"急以温暖镇坠固气药投之"及"温中下气等药治之"的治疗方法;《证治汇补》提出"养血以流动乎气,降火以清利其痰""发汗以祛邪,利肺以顺气""气散而胀,宜补肺;气逆而胀者,宜降气,当参虚实而施治"的治疗法则。

历代医家总结了多种肺胀的中医辨证系统,包括六经辨证、八纲辨证、气血津液辨证、脏腑辨证等,因此各个医家根据自己的认识又提出不同的辨证分型,概而言之,总体以虚实为纲,同时又对各种兼夹证有各自的发挥。

一、辨证要点

(一)辨虚实

肺胀的本质是本虚标实,要分清标本主次,虚实轻重。一般感邪发作时偏于标实,平时偏于本虚。晋代陶弘景在《辅行诀脏腑用药法要》中描述虚证为"肺虚则鼻息不利;实则喘咳,凭胸仰息"。实证则表现为"必咳喘逆气,肩息,背痛,汗出憎风"。标实为气滞、痰阻、血瘀、寒凝,早期气滞痰浊为主,渐而痰瘀并重,并可兼见寒凝、气滞、水饮错杂为患。后期痰瘀壅盛,正气虚衰,本虚与标实并重。肺胀患者咳声响亮,为实证咳嗽;咳声低怯,为虚证咳嗽;咳声重浊,为风寒或痰浊咳嗽。肺胀喘而气盛息粗,呼吸深长,脉浮大滑数有力者为实喘;喘而气弱息微,呼吸浅表,慌张气怯,脉微弱或浮大中空者为虚喘。

(二)辨病位

肺胀病变首先在肺,继则影响脾、肾,临床表现为食欲下降、夜尿频频、少气不足以吸、水肿乏力，后期病于心、肝，可见心悸怔忡、失眠、不能平卧、颈脉怒张、胁下痞硬等表现。从六经病位看，若病在表则表现为头痛恶寒、肢体酸楚、胸闷气急、脉浮，病在里则可见口渴欲饮、腹胀便秘或大便溏泄，脉沉。

（三）辨兼夹证

实证需辨兼气滞、痰阻、血瘀、寒凝：气滞表现为呼气困难，憋闷，胁肋胀痛，苔薄白，脉弦或长；血瘀表现为喘气伴胸部刺痛，面色晦黯，口唇指甲青紫，舌隐青、紫黯或见瘀斑、瘀点，脉细、弦或涩、结代；寒凝表现为畏寒，四肢逆冷，面色青灰色，舌质淡，苔薄白，脉伏、沉细、或沉迟；痰阻表现为喘而多痰，不易咯出，肢体沉重，恶心头晕，面色黄白虚浮，舌体大有齿痕，苔白腻或黄腻，脉濡或滑，或弦，或促。虚证辨具体的气、血、阴、阳虚：气虚表现为咳嗽无力，气短、懒言、心慌，舌质淡、胖嫩或有齿痕，脉濡，或沉细，或结代；阳虚在气虚的基础上出现畏寒肢冷，精神倦怠，自汗，面白，舌质淡或胖，脉沉细，或沉迟；血虚表现为面色淡而无华，心悸怔忡，失眠多梦，脉细或涩；阴虚表现为咳喘心烦、口干、盗汗，舌质红，少苔，脉细数或促；如阳虚甚则阳脱，表现为四肢厥冷，大汗淋漓，精神萎靡，表情淡漠，面色苍白，或黯淡，或淡红，舌质黯淡，脉微欲绝。

（四）辨复合证

如内有停饮，又复感风寒，则可成为外寒内饮。感受风热或痰郁化热，可表现为痰热证。痰浊壅盛，或痰热内扰，蒙蔽心窍，心神失主，则神志不清、嗜睡甚至昏迷；痰热内闭，热邪耗灼营阴，肝肾失养，阴虚火旺，肝火夹痰上扰，气逆痰升，肝风内动则发生肢颤，抽搐；痰热迫血妄行，则动血而致出血。亦可因气虚日甚，气不摄血而致出血。病情进一步发展可阴损及阳，阳虚不能化气行水，成为阳虚水泛证；阳虚至极，出现肢冷、汗出、脉微弱等元阳欲脱现象。

二、辨证分型

1. 标实证

（1）气滞痰瘀：喘累胸闷，以呼气困难为甚，伴咳嗽痰多，色白或呈泡沫，喉间痰鸣，喘息不能平卧，胸部膨满，憋闷如塞，面色灰白而黯，唇甲发绀，舌质黯或紫，舌下瘀筋增粗，苔腻或浊腻，脉沉细或弦滑。

（2）风寒内饮：恶寒，周身酸楚，鼻塞身重，咳逆喘满，甚者不得卧，气短气急，咯痰白稀，或呈泡沫状，胸部膨满，或有口干不欲饮，面色青黯，舌体胖大，舌质黯淡，舌苔白滑，脉浮紧。

（3）痰热郁肺：咳逆喘息气粗，口渴欲饮，胸中烦热，面红身热，汗出口渴，痰黄或白，黏稠难咯，胸满烦躁，目胀睛突，或发热，或微恶寒，溲黄便干，舌质黯红，苔黄或黄腻，脉滑数。

（4）痰饮凌心：喘咳气逆，倚息难以平卧，咯痰稀白，心悸，表情淡漠，嗜睡,甚或神志不清,谵妄,烦躁不安,面目肢体浮肿,小便量少,怯寒肢冷,面唇青紫,舌胖黯,苔白滑,脉沉细。

2. 本虚证

（1）肺气虚:喘促短气,气怯声低,喉有鼾声,咳声低弱,痰吐稀薄或不易咯出,自汗畏风,极易感冒,舌质淡红,脉软弱。

（2）肺肾两虚:呼吸浅短难续,咳声低怯,胸满短气,甚则张口抬肩,倚息不能平卧,肢软乏力,咳嗽,痰如白沫,咯吐不利,心慌,形寒汗出,面色晦黯,舌淡或黯紫,苔白润,脉沉细无力。

（3）阳虚水泛:喘咳不能平卧,咯痰清稀,恶寒,面浮,面色㿠白,下肢肿,甚或一身悉肿,脘痞腹胀,或腹满有水,纳差,尿少甚至尿闭,心悸胸闷,面唇青紫,舌胖质黯,苔白滑,脉沉虚数或结代。

三、治法各论

根据标本虚实,分别选用祛邪扶正是本病的治疗原则。肺胀为慢性疾病,急性发作多由感受外邪诱发,一般感邪时偏于邪实,侧重祛邪为主,根据病邪的性质,分别采取宣肺祛邪(辛温、辛凉),理气化痰(温化、清化),温阳利水(通阳、淡渗),活血化瘀,甚或开窍、息风、止血等法。慢性迁延不愈或平时缓解期偏于正虚,侧重以扶正为主,根据脏腑定位和阴阳不同,分别以补养心肺,益肾健脾,或气阴兼调,或阴阳兼顾。正气欲脱时则应扶正固脱,救阴回阳。历代医家处理虚实、寒热、阴阳两端,往往兼顾着手,祛邪与扶正只有主次之分,常常相辅为用。

1. 温肺化饮法　《素问·至真要大论》曰:"寒者热之……清者温之。"在同篇之中还有"治寒以热""治清以温"的论述,指出了针对寒性疾病要用温热性质的药物进行治疗,即《神农本草经》所言"疗寒以热药"。汉代始见具体治疗慢阻肺(肺胀)的条文,张仲景在其《伤寒杂病论》中曰:"病痰饮者,当以温药和之",不仅确立了外感寒邪或内有寒饮证肺胀的治疗大法,还列出小青龙汤(麻黄、五味子、干姜、芍药、细辛、桂枝、甘草、半夏)治疗。该方证因水寒相搏,内外相引,饮动不居,水寒射肺,肺失宣降,故咳喘痰多而稀;水停心下,阻滞气机,故胸痞;饮动则胃气上逆,故干呕;水饮溢于肌肤,故可见浮肿身重;舌苔白滑,脉浮为外寒里饮之佐证,治疗宜解表与化饮配合。全方外散风寒,内化寒饮,实为内外兼治,一举两得之典范。

在《金匮要略·痰饮咳嗽病脉证并治》中又曰:咳而上气,喉中水鸡声,射干麻黄汤(麻黄、射干、生姜、大枣、细辛、款冬花、紫菀、半夏、五味子)主之。主治寒饮郁肺,痰结咽喉所致之肺胀。该方证肺胀患者乃寒饮郁肺,浊气上逆,则咳嗽,气喘;痰气搏于咽,则喉间痰鸣,似水鸡声;浊气与寒饮相结于胸,则胸中似水鸣音;浊气不降而逆乱胸中,则胸膈满闷;痰饮随寒气而上冲,则吐痰涎;苔白腻,脉弦紧或沉紧,皆为寒饮郁肺结喉之征,治疗当温肺化饮,下气祛痰。该方温肺化饮,下气祛痰,主治表证较轻而寒饮内蕴之肺胀。

宋代朱肱《类证活人书》中记述了温肺化饮治疗肺胀者咳嗽、喘累的方案。运用六经辨证,对少阴证咳嗽气促使用加味真武汤、加味四逆散、猪苓汤。如少阴证咳嗽,四肢沉重疼痛,小便不利,自下利而咳,加味真武汤主之(真武汤加五味子、干姜。大抵伤寒水气,皆因饮水过多。古人治水气而咳者,病在阳,则小青龙汤主之;病在阴,则真武汤主之)。四肢厥逆,腹中痛,或泄利而咳,加味四逆散主之(四逆散加五味子、干姜)。下利六、七日,咳而呕渴,心烦不得眠,猪苓汤(猪苓、茯苓、泽泻、阿胶、滑石)主之。在此已体现了同病异治的思想,虽同为寒饮之证,却有在阴在阳之别,有在表在里之异,治疗也有发汗、利小便之不同。

明代张景岳的《景岳全书》中认为肺胀咳嗽者因于寒邪,寒气随时气入客肺中,所以致咳嗽。治疗当以辛温,得温其邪自散,治疗予六安煎(陈皮、半夏、茯苓、甘草、杏仁、白芥子)加生姜。对温肺之法,也有力度之不同,太阳少阳之异。若伤风见寒,或伤寒见风而往来寒热,咳嗽不止者,宜柴陈煎(柴胡、陈皮、半夏、茯苓、甘草、生姜)为主方。若寒邪不甚,痰气不多者,宜二陈汤加减。

2. 行气化痰法　《金匮要略》痰饮咳嗽病篇中已认识到肺胀患者有"咳逆倚息,短气不得卧,其形如肿"的表现,将痰饮与咳嗽病归为一篇,指出了痰饮是肺胀患者咳嗽、喘累的重要因素。陶弘景在《辅行诀脏腑用药法要》载大泻肺汤(葶苈子、大黄、芍药、炙甘草、黄芩、干姜)寒热同调、化痰逐饮。朱丹溪在《丹溪心法》中云"肺胀而嗽,或左或右,不得眠,此痰挟瘀血碍气而病",提示本病病理机制主要在于痰瘀互结,气机运行不畅。

除了前述小青龙汤、射干麻黄汤等用麻黄、桂枝、生姜、干姜、杏仁、半夏、细辛等疏风散寒之药有化痰行气之功外,槟榔、白前、陈皮等具有行气化痰作用的药物也出现在古代文献中。如《备急千金要方》中的泄气除热汤(石膏、白前、杏仁、白术、橘皮、地骨皮、赤蜜),治疗"病苦肺胀,汗出若露,上气喘逆,咽中塞如欲呕状",方中白前、杏仁、橘皮、白术均有化痰行气之力,合赤蜜制其辛燥,药力持久,充分体现了行气化痰之法。《外台秘要》所载紫菀汤(紫菀、甘草、槟榔、茯苓、葶苈子),治疗"患肺胀气急,咳嗽喘粗,眠卧不得,极重恐气欲绝"。该方仿葶苈大枣泻肺汤之法,以葶苈子合紫菀、槟榔、茯苓化痰,甘草扶正,使痰浊除而气滞气促自止。

宋《太平圣惠方》中诃黎勒散(诃子、槟榔、桑白皮、茯苓、陈皮、麻黄、甘草、枳壳、紫菀、半夏、杏仁),治"上气,咽喉窒塞,短气,不得睡卧,腰背强痛,四肢烦疼,腹满不能食"。该方不仅有半夏、紫菀、麻黄之化痰,更有茯苓、陈皮、枳壳之健脾行气除满,乃肺脾同调之法。

化痰之法,除了《金匮要略》中的"温药和之"以外,历代医家亦注意到痰热为患。晋代《辅行诀脏腑用药法要》中载小泻肺汤:葶苈子、大黄、芍药清热化痰逐饮。

唐代《备急千金要方》以橘皮汤治疗肺中痰热证之喘累(橘皮、麻黄、柴胡、干紫苏、杏仁、宿姜、石膏)。方中石膏八两重用,合麻黄、杏仁辛凉宣泄,清肺平喘,更加橘皮、柴胡、紫苏、老姜化痰祛湿,全方清肺中痰热而无碍中阳,治咳嗽喘累之肺热证。

宋代《太平惠民和剂局方》描述痰热表现为气壅上盛,脸赤口舌干,治疗予金沸草散(旋覆花、麻黄、前胡、荆芥穗、甘草、半夏、赤芍)、清心饮子(黄芩、麦门冬、地骨皮、车前子、炙甘草、石莲肉、白茯苓、炙黄芪、人参),两方前者偏降气清热化痰,后者偏清虚热化痰,兼益气扶正。古人治疗痰热,在使用清热的同时,亦不乏麻黄、半夏、姜等辛温之品,实际并未背离"温药和之"的原则。

3. 化痰逐瘀法 《诸病源候论·诸痰候》曰:"诸痰者,此由血脉壅塞,饮水结聚而不消散,故成痰也",痰、瘀之间又相互影响,痰浊郁久,肺气不宣,气机不畅,气不行血,血行不畅而成瘀,血瘀亦可生痰。

朱丹溪在《丹溪心法》中说:"肺胀而嗽,或左或右,不得眠,此痰夹瘀血碍气而病。"肺主气、朝百脉,全身血液都要会聚于肺,通过肺的呼吸运动,进行气体交换,然后输布全身,另外"气能行血",血液能够正常运行,还需依赖肺气的推动和调节,因此肺之功能失调,必有碍于气血的运行,而气血运行失常,也会导致肺的失用。对痰夹瘀血者,朱丹溪认为,痰瘀互结,多合并火热邪气,治疗当化痰与清热并用。故《丹溪心法》曰:"痰挟瘀血,遂成窠囊。眩晕嘈杂,乃火动其痰,用二陈汤加山栀子、黄连、黄芩之类。"如食郁化热,火气上动,以黄芩为君,南星、半夏为臣,橘红为使,治疗方向即强调清热为先,以除生痰成瘀之诱因,兼以化痰。

明代李梴在《医学入门·咳嗽》中述:"肺胀满,即痰与瘀血碍气"。治疗以四物汤(地黄、芍药、当归、川芎)加桃仁、诃子、青皮、竹沥、姜汁之类,养血活血与化痰并施。痰瘀内阻者,可闻及腥臭气味,治疗此"瘀血碍气,胀且腥"者,轻者,予泻白散(桑白皮、地骨皮、粳米、甘草)加生地、山栀、牡丹皮、麦门冬、桔梗;重者,加桃仁、大黄。如因跌打损伤,或兼外邪不解,遇风寒则咳,血紫黑色者,四物汤去川芎,加大黄、苏木为末,酒调服,以去心肺间瘀血,其通瘀之力尤强,后服人参养荣汤(人参、当归、黄芪、白术、茯苓、肉桂、熟地、五味子、远志、陈皮、杭芍、甘草)调理。

清代李用粹《证治汇补·肺胀》中对痰瘀互结者亦以养血活血化痰为法,化痰药寒热并用。其曰:"肺胀者,动则喘满,气急息重,或左或右,不得眠者是也。如痰挟瘀血碍气,宜养血以流动乎气,降火以清利其痰。用四物汤加桃仁、枳壳、陈皮、栝蒌、竹沥。"

4. 豁痰开窍法　该法适用于痰浊壅盛,神志不清患者。《素问·六元正纪大论》曰:"太阴所至为积饮否隔"。痰浊积饮内盛,则阻隔气机,蒙蔽神窍。临床表现咳嗽喘促,咳痰不爽,喉中痰响如锯,表情淡漠,嗜睡,或神志不清,谵妄,烦躁不安,甚或昏迷,撮空理线,或肢体浮肿抽搐,舌质黯红或淡紫,或紫绛,苔白腻或黄腻,脉细滑。

治疗首推《奇效良方》之涤痰汤(南星、半夏、枳实、茯苓、橘红、石菖蒲、人参、竹茹、甘草),该方本主中风,痰迷心窍,舌强不能言。涤痰汤中人参、甘草、枳实均有益气行气之功,合橘红、半夏等化痰之品,兼石菖蒲通窍,正合益气化痰开窍之旨。临床治疗痰浊盛伴神志不清者,屡屡见效。

清代医家黄元御在《四圣心源·杂病解》中记载了化痰开窍醒神的运用:"痰涎胶塞,迷惑不清者,用葶苈散(葶苈三钱、白芥子三钱、甘遂一钱,研细,每服五分)下之,痰去则神清"。该方化痰与泻水饮同用,治疗的效果当表现在大便泻下稀溏,所谓"宿痰即从便下"。

对热象偏重,痰火内伏,喘累咳嗽,神昏肢颤者,《丹溪心法》载宁神丹[天麻、人参、陈皮、白术、当归、茯神、荆芥、僵蚕、独活、远志、犀角(水牛角代)、麦门冬、酸枣仁、半夏、南星、石膏、炙甘草、白附子、川芎、郁金、牛黄、珍珠、生地黄、黄连],功在泻火化痰、开窍醒神,兼养血活血。

痰热蒙蔽神窍者,《温病全书》载菖蒲郁金汤(石菖蒲、炒栀子、竹叶、牡丹皮、郁金、连翘、灯心、木通、淡竹沥、紫金片),该方清营透热,化痰开窍,治肺胀咳喘伴灼热汗出,烦躁不寐,神识时昏时清,夜多谵语,脉数舌绛,或四肢厥而脉细无力者。若风痰内盛,蒙蔽清窍,脘腹痞满,呕吐风涎痰饮酸水,头眩目瞑,头疼恶心者,治予《普济本事方》三生丸(半夏、南星、白附子)。另外,痰热者服安宫牛黄丸、紫雪或至宝丹亦可选择。

现代方剂如《上海市中药成药制剂规范》之猴枣散(猴枣、羚羊角、月石、沉香、青礞石、川贝母、天竺黄、麝香)《北京市中药成方选集》之琥珀抱龙丸(甘草、天竺黄、防风、天麻、茯苓、羌活、川贝母、白附子、蝉蜕、胆星、桔梗、全蝎、僵蚕、钩藤、人参、牛黄、珍珠、琥珀、雄黄、朱砂、麝香),均符合清热化痰开窍之旨,对痰蒙神窍、热盛动风者均可选用。

5. 补肺健脾法　《素问·阴阳应象大论》篇中提到:"中央生湿……脾生肉,肉生肺。"指出了肺脾之间生理上密切相关。《灵枢·经脉》曰:"肺手太阴之脉,起于中焦,下络大肠,还循胃口,上膈属肺";"脾足太阴之脉……上膈,挟咽,连舌本,散舌下",指出了肺、脾、胃之间通过经络相连。肺胀日久,肺脾之气耗伤,临证见喘促短气,气怯声低,喉有鼾声,咳声低弱,痰吐稀薄,自汗畏风,极易感冒,舌质淡红,脉软弱。

《金匮要略·血痹虚劳病脉证并治》篇曰:"虚劳里急,诸不足,黄芪建中汤主之。"该方功能温中补气,和里缓急,由小建中汤加黄芪而来,《神农本草经》曰黄芪"味甘,微温,主治痈疽、败疮、排脓止痛",黄芪入肺经,固表,健脾益气,黄芪建中汤有温中健脾,补肺益气之效,为补肺健脾之开端。

《备急千金要方·脾劳第三》曰:"凡脾劳病者,补肺气以益之,肺旺则感于脾。"指出肺脾不仅相关,治疗也可从肺入手而治脾。对肺脾两虚之肺胀咳嗽,喉中痰涎,书中予八味生姜煎(生姜、干姜、桂心、甘草、款冬花、紫菀、杏仁、蜂蜜)治疗。干姜在《神农本草经》中谓其"味辛,温,主治胸满,咳逆上气,逐风湿痹,肠澼下利,生者尤良",说明无论干姜、生姜,既治咳嗽气逆,又疗腹胀泄泻,该方健脾化湿,降逆除满,实为拓展经方的又一范例。

《外台秘要·肺胀上气方》载紫菀汤(紫菀、五味子、生姜、白石英、款冬花、桂心、人参、钟乳、麦门冬、桑白皮、大枣、粳米),该方润肺开郁、泻肺平喘、利水消肿、健脾渗湿,能治疗肺气不足,咳嗽,咽喉闭塞,短气喘乏,连唾不已,寒从背起,口中如含霜雪,语无音声之肺胀属肺脾气虚者。

《太平圣惠方·治上气不得睡卧诸方》载五味子散(五味子、陈皮、紫菀、贝母、杏仁、麻黄、麦冬、甘草、茯苓、柴胡)治"上气喘促,不得睡卧"。《神农本草经》谓五味子"酸温,主益气,咳逆上气,劳伤羸瘦,补不足",五味子归肺、肾经,该方以五味子为君,合茯苓、陈皮之健脾理气,脾肾双补而不壅滞,兼有化痰之功。该书另载人参散(人参、陈皮、紫菀、茯苓、款冬花、射干、细辛、杏仁、石菖蒲)补肺脾之气,兼有行气化痰之功,治"上气咳逆,喉中不利",以人参为君,健脾益气之力尤强。

《太平惠民和剂局方》之参苓白术散(莲子肉、薏苡仁、缩砂仁、桔梗、白扁豆、白茯苓、人参、甘草、白术、山药),治"脾胃虚弱,饮食不进,多困少力,中满痞噎,心忪气喘,呕吐泄泻及伤寒咳嗽",此方为甘平培土生金之代表方,功能益气健脾,渗湿止泻,主治肺虚脾弱夹有痰湿之证,从脾入手而治肺,使食欲开,精神振则气喘自可缓解。

6. 补肾纳气法 《素问·逆调论》曰:"肾为水脏,主津液。"肾阴肾阳为全身脏腑阴阳之根本,对津液代谢的所有环节都起着主持和调节作用。久病肾虚,或劳欲伤肾,肾阳虚弱,不能温化水湿,聚成痰浊。《素问·水热穴论》曰:"肺为气之主,肾为气之根",肺主出气,肾主纳气,上下相交,呼吸乃和,人体的正常呼吸是肺肾升降运动的结果。肺胀患者若肺失宣肃,肾失摄纳,升降失调,则出现咳嗽、喘息或至不能平卧、呼多吸少、动则尤甚、咯痰等症状。如清代医家喻昌在《寓意草》中谓:"喘病无不本之于肺,然随所伤而互关……惟兼三阴之证者为最剧。三阴者,少阴肾、太阴脾、厥阴肝也。而三阴又以少阴肾为最剧。"《素问·痹论》篇曰:"肾痹者,善胀,尻以代踵,脊以代头。"历代医家通过补肾益肺的方法治疗虚证肺胀亦积累了丰富的经验。

仲景之书,微言大义。《金匮要略·血痹虚劳病脉证并治》篇曰:"脉沉小迟,名脱气,其人疾行则喘喝,手足逆寒,腹满,甚则溏泄,食不消化也。"详细地描述了肾虚肺胀患者的脉象和短气乏力、不足以吸、腹满、肢冷的临床表现。该篇列肾气丸(炮附子、桂枝、干地黄、山药、山茱萸、丹皮、茯苓、泽泻)和薯蓣丸(薯蓣、当归、桂枝、神曲、干地黄、大豆黄卷、甘草、人参、阿胶、川芎、白芍、白术、麦门冬、防风、杏仁、柴胡、桔梗、茯苓、干姜、白蔹、大枣),可广泛用于治疗肺肾两虚之肺胀者。其中肾气丸以干地黄、山茱萸、山药滋阴益精,取"阴中求阳"之旨;泽泻、茯苓利水渗湿泻浊,疏利三焦,通畅阳气,加附子、桂枝辛热,助肾温阳化气,乃"少火生气"之旨,诸药合用,温而不燥,滋而不腻,助阳之弱以化水,滋阴之虚以生气,使肾阳振奋,气化复常而补肾益肺。

《神农本草经》谓薯蓣"治伤中,补虚羸,除寒热邪气,补中益气力,长肌肉。久服耳目聪明",《本草纲目》谓薯蓣"益肾气,健脾胃,止泄痢,化痰涎,润皮毛",薯蓣有脾肾双补之功。薯蓣丸重用薯蓣、大枣、甘草补中之虚,又用人参、白术、干姜、茯苓建中之气,治虚劳诸不足,另以当归、地黄、川芎、芍药、麦冬、阿胶补血滋阴,以桂枝、神曲、杏仁、柴胡、桔梗、白蔹、防风解风气诸邪,该方补中有泻,扶正祛邪并施行,甚合肺、脾、肾虚兼外邪不解之肺胀患者。

晋代《辅行诀脏腑用药法要》中载大补肺汤(麦门冬、五味子、旋覆花、牡丹皮、细辛、地黄、竹叶、甘草)。该方以地黄、麦冬、五味子益肺肾之阴而敛气,旋覆花降气定喘,细辛宣肺止咳,竹叶滋阴除烦、清热生津,加甘草健运中气,全方补中有清,肺肾同治,适于肺肾两虚之肺胀兼虚热津亏者。

唐代《备急千金要方》载治疗肺肾两虚属寒证之方:防风、独活、川芎、秦艽、干姜、天雄、麻黄、山萸肉、五味子、甘草、桂心、山药、杜仲、人参、细辛、防己、菊花。治疗"治肺虚冷,声嘶伤,语言用力,颤掉,缓弱虚瘠,风入肺方",即临床表现为形寒肢冷,气促伴语言缓慢无力,畏风易感冒等。该方无具体方名,用药以天雄、山药、山茱萸、杜仲、五味子补肾纳气,人参、甘草、干姜健脾益气,麻黄、细辛宣肺定喘,秦艽、川芎、菊花、防风疏风散邪,外散邪气,内补肺肾,治疗肺肾两虚外邪不去者。《备急千金要方》还载麻子汤(麻子仁、桑白皮、桂心、人参、阿胶、紫菀、生姜、干地黄、饧),治疗"肺气不足,咳唾脓血,气短不得卧"。该方虽云治肺气虚,但用药以地黄、阿胶补肾强筋骨,合人参、生姜、紫菀、麻子仁健脾益肺,实为补肾脾而益肺、纳气定喘之方。

宋代《太平圣惠方》载桂心丸(肉桂、川椒、甘草、当归、半夏、附子)。"治上气咳逆,腹中坚癖,往来寒热,令人羸瘦,不能饮食,或时下痢,腹中疼痛。"该方以附子、肉桂、川椒补肾通经脉,温动阳气,合当归养血,半夏除痰,甘草益气和中,适合肺肾虚寒之肺胀者。该书还载天门冬膏方(天冬、麦冬、款冬花、贝母、紫菀、白前、生地黄、杏仁、白蜜),"治咳嗽,肺脏壅热,咽喉闭塞,不得睡卧",方中以地黄、紫菀、二冬滋肾益气,白前、杏仁宣肺平喘,能补肺肾气阴之不足,兼清虚热。

清代《证治汇补》中载有多个治疗肾虚肺胀之方。以咳为主者予六味丸加味(熟地黄、山萸肉、山药、泽泻、丹皮、茯苓、麦冬、五味子),治疗"肾虚水枯,肺金不敢下降而胀者,其症干咳烦冤";肾虚夹肺热,咳而多痰者予加味二冬汤(天冬、麦门冬、生地、熟地、款冬、桔梗、贝母、紫菀、茯苓、甘草、沙参、栝楼霜),该方在二冬、二地滋肾纳气基础上加贝母、栝楼霜等清痰热之品,治肺胀"咳嗽属火盛水亏,痰涎腥秽,将成痈痿者"。肺胀以喘为主者,治疗当"气虚而火入于肺者,补气为先","肾虚水邪泛溢者,逐水下流"。书中载安肾丸(肉桂、破故纸、山药、石斛、白术、茯苓、肉苁蓉、萆薢、巴戟、蒺藜、桃仁、川乌),方以山药、破故纸、肉苁蓉、巴戟天等滋肾强精,又以白术、茯苓、萆薢利湿化痰,更以肉桂、川乌、桃仁温阳行气活血,化痰饮之凝滞,全方补中有行,滋中有利,治"肾虚水涸,气孤阳浮致喘者"。

7. 治法小结　肺胀是正气虚衰,反复感受外邪,导致肺气不能宣降,清气难入,浊气难出,气壅于胸,痰浊水饮瘀血滞留于肺的病变,正虚与邪实构成了肺胀的基本病机。以祛邪为主者,当区别其寒热属性,正如《诸病源候论·咳逆短气候》篇指出:肺胀有"肺虚为微寒所伤""肺虚为微热所客"等不同。另一方面,也要重视其内外合邪,同气相召,互为关联影响。如寒痰(饮)蕴肺者易为风寒所乘,表现外寒内饮证,治当解表散寒、温肺化饮,方如小青龙汤、射干麻黄汤;痰热郁肺者,易为风热所伤,治当解表清里、清肺化痰,方如越婢加半夏汤、麻杏石甘汤、葶苈大枣泻肺汤。祛除寒性邪气,治疗上多用麻黄、桂枝、生姜、干姜、细辛等疏风散寒之药;若肺实热盛,治以清热宣肺,常用石膏、黄芩、葶苈子。

痰饮是肺胀的致病因素,又常和瘀血相伴为患,两者又均可阻碍气机,在具体治疗时尚需分清二者先后及主次关系,确定化痰与祛瘀的主从,或是痰瘀并治。化痰常以二陈汤为主方,随其邪正虚实配伍相应药物。如寒痰常伍干姜、细辛,热痰加知母、黄芩、竹沥,肺热腑实加大黄、栝楼等。病延日久,顽痰、老痰胶固不去者,以祛痰涤痰为主,方选六安煎、三子养亲汤、葶苈泻肺汤,药用芥子、半夏、桔梗、莱菔子、葶苈子、海浮石、泽漆、皂荚等。痰瘀阻肺,肺失吸清呼浊之职,涤痰汤合通窍活血汤,药用半夏、南星、天竺黄、炙远志、陈皮、茯苓、石菖蒲、郁金、丹参、赤芍、川芎、桃仁、红花、麝香等。

肺胀表现为虚证为主者,当从本论治,以补肺健脾益肾为主,分别予益气、养阴或气阴兼调,或阴阳两顾。由于肺、脾、肾三脏在生理、病理上互有联系与影响,故临床每多错杂并见,表现为肺脾、肺肾气虚,或肺肾阴虚、脾肾阳虚等不同证候,治疗上应区别主次,适当兼顾。肺脾气虚者,当补肺益气、健脾化痰,方用黄芪建中汤、参苓白术散、补肺汤、六君子汤加减,药用黄芪、党参、白术、茯苓、防风、半夏、陈皮、甘草、五味子、紫菀、桑白皮等;若肺肾气虚者,宜补肺益肾、纳气平喘,治疗予金匮肾气丸、薯蓣丸、麻子仁汤、加味六味丸等,药用党参、冬虫夏草、五味子、胡桃肉、坎脐、沉香、灵磁石、苏子、款冬、法半夏、橘红;肺肾阴虚者,当滋补肺肾,方可选沙参麦冬汤、七味都气丸加减,药用南北沙参、天麦冬、玉竹、花粉、百合、知母、山萸肉、五味子、冬虫夏草等;脾肾阳虚者,当温补脾肾、止咳平喘。脾虚甚者,可用苓桂术甘汤和二陈汤为主方,肾虚为主者,可予肾气丸合苏子降气汤。同时本病又以痰瘀内伏为病根,咳喘一时平息,但病根未尽去,一遇外邪则再次发病,故应"补虚不忘攻邪",在补虚治本的基础上继续酌情使用祛邪化痰活血之品,故薯蓣丸中用柴胡、桂枝、防风,天门冬膏伍贝母、白前、杏仁,桂心丸中加当归、川椒,安肾丸中配萆薢、桃仁,皆是范例。

肺胀在临床上多表现为虚实夹杂、寒热错杂之证,常难用一法起效,故多采用攻补兼施、寒热并用等复法治疗,才能取得较好疗效。各法运用时应辨别虚实多寡,分清寒热主次,而采用"虚者补之、实者泻之、寒者温之、热者寒之"疗法,法随证立,方从法出,复法治之。临床运用时还应掌握"邪、虚、痰、瘀"四大病理要素的主次,结合辨病理性质、病理因素、病位等,灵活施治。

四、非药物疗法

《灵枢·经脉》篇曰:"肺手太阴之脉……是动则病肺胀满膨胀而喘咳……是主肺所生病者,咳,上气喘渴,烦心胸满……盛则泻之,虚则补之,热则疾之,寒则留之,陷下则灸之,不盛不虚,以经取之。"既指出了肺胀的病机,又描述了其主要证候表现和治疗原则。

晋代皇甫谧提出了针刺穴位治疗肺胀的取穴特点和具体治疗方法。《针灸甲乙经·五脏六腑胀》曰:"肺胀者,肺俞主之,亦取太渊。"《针灸甲乙经·邪在肺五脏六腑受病发咳逆上气》篇曰:"邪在肺则病皮肤痛,发寒热,上气喘,汗出,咳动肩背。取之膺中外俞,背三椎之傍,以手疾按之快然,乃刺之,取缺盆中以越之。"

唐代孙思邈在《备急千金要方》中记录了肺胀的外治法。患者若表现为"肺热闷不止,胸中喘急惊悸,客热来去,欲死不堪"者,予泄胸中喘气方:桃皮、芫花(各一升)。将上述药物煎汤后,以布手巾纳汤汁中,敷胸温四肢。该书还载有灸法:"肺胀气抢,胁下热痛,灸阴都,随年壮。穴在挟胃管两边相去一寸,胃管在心下三寸。肺胀胁满,呕吐上气等病,灸大椎,并两乳上第三肋间,各七壮。"阴都又名经中,为经外奇穴,有清热利湿,调经止带之功。大椎为督脉腧穴,为阳气所聚,能解表泻热、舒缓热病。乳上三肋间为中府穴,为手太阴肺经的募穴,有止咳平喘、清肺化痰的作用,用于治疗咳嗽、气喘。对虚证,如肺气虚冷用外治法:灸肺俞各二壮。该法还可治"肺风气痿绝,四肢满胀,喘逆胸满",即可治疗肺胀缠绵难愈,长期咳喘消瘦者。肺俞穴,"主喉痹,气逆咳嗽,口中涎唾,灸肺俞七壮,亦可随年壮,至百壮"。孙真人治疗肺胀虚证擅取肺俞,且随患者年龄可逐渐增加艾灸次数以增强疗效。

宋代王执中《针灸资生经》记载了灸法治肺胀,谓"久嗽最宜灸膏肓穴,其次则宜灸肺俞等穴"。另外,穴取太渊治肺胀满膨膨,疗胸中气满不得卧,肺俞疗肺寒热亦是常用。书中还提出肺胀咳喘可根据脏腑辨证取穴,如肝咳刺足太冲,心咳刺神门,脾咳刺太白,肺咳刺太泉,肾咳刺太溪,胆咳刺阳陵泉。

元代针灸名著《针经摘英集》记录了辨证治疗咳喘的方法可供参考。如"饮水过多,腹胀气喘,心下痛不可忍"为水饮所致喘累,刺任脉中脘、气海二穴。少腹上有气冲者,兼刺足阳明经天枢、气冲、三里等穴,次针足太阴经三阴交穴。如"膈气喘息不止"者,为气滞中焦,治以刺任脉中脘。中脘乃胃之募穴,《难经》曰:"腑会太仓",太仓即中脘,针刺中脘能通六腑之气也。具体针法是用毫针针入八分,次针足厥阴经期门二穴。如"热劳上气喘满,腰背强痛"者,为虚热内扰,刺足太阳经肺俞二穴,具体针法是针入五分,留七呼,可灸百壮。次针手太阴经尺泽二穴。

明代杨继洲《针灸大成》记录了治疗咳喘的外治法。肺胀咳嗽频频者,取列缺、经渠、尺泽、鱼际、少泽、前谷、解溪、昆仑、肺俞,可灸百壮,取膻中灸七壮。喘累者穴取曲泽、大陵、神门、鱼际、三间、商阳、解溪、昆仑、膻中、肺俞。

明代胡文焕的《养生导引法》为非药物治疗疾病的专著。肺胀患者当肺金过节(太过)反而自伤,出现肺气下陷,气短而喘等病症时,就可以采用心火(喜、呵)所胜(克制)肺金的相克关系,助心火的阳热,温肺而治气短或气喘,这就是"喜胜忧",结合到六字诀就是肺有病时,可采用默念"呵"字的吐纳功来治疗。对咳嗽多痰者,用侧卧呼吸法来治疗。即"左右侧卧,不息十通,治痰饮不消。""右有饮病,右侧卧,左有饮病,左侧卧,又有不消气排之,左右各十有二息,治痰饮也。"

另外,现代学者报道"培土生金"针刺法、穴位埋线、穴位注射、中药雾化吸入、耳穴贴压、拔罐、穴位贴敷、天灸疗法、中药灌肠、推拿、气功疗法等,对部分慢性阻塞性肺疾病患者有一定疗效,具体文献较多,本书不再赘述。

(杜 磊)

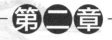

第二章

西医学对慢性阻塞性肺疾病的认识

第一节　慢性阻塞性肺疾病的危险因素

慢性阻塞性肺疾病的发病因素很多,目前有很多发病因素尚不明了,有待进一步研究。目前较明确的发病因素主要包括两方面:个体因素及环境因素,且两者互相影响。

一、个体因素

(一) 遗传因素

遗传流行病学研究结果显示 COPD 的发病具有典型多基因遗传特点:发病有家族聚集倾向,患者各级亲属的发病率高于群体发病率,但不符合任何一种单基因遗传方式;随着亲属级别的降低,患者亲属的发病风险迅速减少,同卵双生子的同病一致率高于异卵双生子。

常见的遗传因素是 α1- 抗胰蛋白酶(α1-AT)的缺乏,目前研究显示,α1-AT 的缺乏与非吸烟者肺气肿的形成有关。正常状态下蛋白酶和抗蛋白酶活力保持相对平衡状态,如果两者失衡,抗蛋白酶缺乏或相对减少,或是蛋白酶相对增多,都可导致肺组织损伤,促使肺气肿的发生。α1-AT 的主要功能就是抑制中性粒细胞弹性蛋白酶活性,防止肺部纤维结缔组织被破坏。有研究者采用病例对照设计,检测具有可比性的吸烟 COPD 患者和吸烟未患 COPD 患者中性粒细胞弹性蛋白酶(NE)和 α1-AT 水平,结果表明同吸烟未患 COPD 者比较,吸烟的 COPD 患者 α1-AT 降低,NE 增高,NE/α1-AT 明显高于吸烟未患 COPD 者,提示 α1-AT 和 NE 对于判断吸烟人群的 COPD 易患者可能具有一定意义。有研究发现纯合子 ZZ 基因型是第一个被确定可导致 COPD 遗传缺陷的基因型,该基因型患者可严重缺乏 α1-AT,早期就发展为 COPD,但 ZZ 型介素(IL)-10 基因启动子多态性也与严重 α1-AT 缺失者的气道阻塞有关。

近年来对较大样本量的吸烟 COPD 患者与吸烟未患 COPD 患者进行对照研究,探讨 DNA 加合物与吸烟人群 COPD 易患性差异的关系,结果表明吸烟COPD患者的外周血淋巴细胞和肺组织DNA加合物8-羟基脱氧鸟苷（8-OHdG）含量明显高于吸烟未患COPD者，吸烟COPD患者的8-OHdG含量与肺功能呈显著负相关，与吸烟未患COPD者比较，吸烟COPD患者外周血淋巴细胞中与8-OHdG相关的致病因子活性氧较高，保护性因子人8-羟基鸟嘌呤DNA糖苷酶（hOGG1）和热休克蛋白70较低，8-OHdG水平与活性氧水平呈显著正相关，与hOGG1mRNA和蛋白表达水平呈显著负相关。hOGG1基因多态性与吸烟者易患COPD的风险相关。4种组织金属蛋白酶抑制物都可以抑制基质金属蛋白酶（MMPs）活性，其中组织金属蛋白酶抑制物-2与MMPs-2和MMPs-9的亲和力较高，MMPs-2和组织金属蛋白酶抑制物-2系统在肺气肿的形成中起重要作用，位于组织金属蛋白酶抑制物-2启动子区域的-418G/C和位于外显子3的+853G/A多态性可能与COPD的发展有关。

抗氧化酶基因多态性可能与COPD易感性有关。荟萃分析结果表明，谷胱甘肽S转移酶（GST）家族中GSTM1基因是非亚裔人群COPD患者的易感基因，而GSTT1基因多态性与白种人的肺功能快速下降相关。亚洲人群中GSTP1对COPD的发生有保护作用。微粒体环氧化物水解酶（mEPHX）是重要的抗氧化解毒酶，参与对外来异生物质、氧化物和反应性氧化物中间产物在肺脏中的首轮代谢。荟萃分析结果表明EPHX1基因113突变纯合子是亚洲人COPD的危险因素，却不是白种人的易感因素。EPHX1基因139杂合子是亚洲人的保护因素，对白种人却不是。细胞外超氧化物歧化酶（EC-SOD）主要位于细胞外基质，尤其在含有大量Ⅰ型胶原纤维区域及大气道和肺泡周围，是肺内重要的细胞外抗氧化酶，可以减少吸烟产生的自由基对肺组织的损害。健康吸烟者EC-SOD基因213位G等位基因和CG/GG基因频率明显高于COPD患者，提示EC-SOD基因213位甘氨酸变异导致EC-SOD水平升高产生抗氧化和抗炎症作用，在一定程度上可阻止一些吸烟者发展成为COPD。

另外除上述所研究的相关内容外，还有细胞色素P450、肿瘤坏死因子-α、血管紧张素转换酶、IL-13、IL-4、IL-9等基因多态性也可能与COPD易感性有关，但尚需进一步采用大样本量的病例对照研究确定与COPD的关系。并用基因敲除动物模型论证基因变异与COPD的相关性，并且COPD是遗传因素与环境因素相互作用的结果，在不同的环境因素条件下，尤其是生物燃料烟雾暴露在COPD的遗传易感性方面是否存在差异，也有待进一步探讨和研究。

遗传流行病学的证据进一步证明，COPD作为一种多基因疾病是可以预防的，只要尽量避免暴露于典型的环境危险因素中，如吸烟、职业性粉尘接触等，就可以保持健康的肺功能水平。

（二）气道高反应性

支气管哮喘和气道高反应性被认为是发展为COPD的重要危险因素，可能与吸烟或暴露于其他的环境因素相关。

二、环境因素

(一)吸烟

目前很多研究表明吸烟是 COPD 的重要发病因素,是急性加重的主要诱因。烟草烟雾中含有多种有毒有害物质,如焦油、尼古丁和氢氰酸等,可激活肺泡巨噬细胞、CD8+T 淋巴细胞和中性粒细胞等炎性细胞,激活的炎性细胞释放多种炎性介质,包括白三烯 B4、IL-8、肿瘤坏死因子 -α(TNF-α)等。这些炎性介质破坏肺弹力纤维,引起气道充血、水肿、纤维化等炎性反应,气道内黏液分泌增加,排出障碍,使得气流阻塞不可逆转。此外,吸烟产生的有害物质通过气道到达肺泡深部,可损伤气道上皮细胞,使纤毛运动减退和巨噬细胞吞噬功能下降。吸烟还会使支气管黏液腺肥大、杯状细胞增生,黏液分泌增加,使气道净化能力下降,副交感神经功能亢进,引起支气管平滑肌收缩,进而导致气流受限。

已有研究表明辅助性 T 细胞 17/ 调节性 T 细胞(Th17/Treg 细胞)比例失衡在 COPD 疾病进展中发挥重要作用。Th17 细胞可能在炎症性疾病中发挥了重要作用,其分泌的炎症因子会进一步加重炎症反应,而 Treg 细胞是一类具有免疫抑制功能的细胞亚群,能对机体过度活化的免疫反应起到一定的抑制作用。COPD 组吸烟者的外周血中 Th17/Treg 细胞比例高于从不吸烟者,COPD 组吸烟者的肺泡灌洗液中 Th17/Treg 细胞比例高于戒烟者和从不抽烟者,提示吸烟会导致 COPD 患者外周血和肺泡灌洗液中的 Th17/Treg 细胞比例升高,影响肺部免疫功能,加重肺部的炎症反应,促进 COPD 患者病情进展,不利于疾病的控制。

很多研究证实吸烟会增加 COPD 患者气流受限程度,加重不可逆气流阻塞,加快肺功能下降速度,造成患者肺功能低下。

有研究发现,慢阻肺患者肺部结构以胸膜增厚、肺气肿、间质性改变等改变为主,吸烟与慢阻肺患者肺部结构改变密切相关,高吸烟指数可能导致肺大疱的发生率增加。

但不是所有吸烟者都可发展为 COPD,表明遗传因素可能有一定作用。同时被动吸烟也可导致呼吸系统症状,以及发生 COPD。

(二)职业粉尘和化学物质

当职业粉尘和化学物质(烟雾、过敏原、工业废气及室内空气污染等)的浓度过高或接触职业粉尘和化学物质的时间过久,均可导致与吸烟无关的 COPD 的发生,某些特殊物质能使气道反应性增加,尤其在气道已接触其他有害物质后更易并发 COPD。

(三)大气污染

随着大气污染问题在世界范围内的日益凸显,其对人类生命健康所造成的潜在威胁也愈发受到人们的关注。近年来,国外相继对大气污染与呼吸系统疾病发病和死亡的关系开展了相关研究,发现大气污染物浓度的上升能够对 COPD、肺炎等呼吸系统疾病的发病与死亡产生显著影响。如 Atkinson 等在巴黎、伦敦、巴塞罗那等城市的研究结果表明,PM10、SO_2、NO_2 等污染物浓度的上升可以显著增加哮喘、COPD 等呼吸系统疾病的发病风险。Sunyer 等则发现,当大气污染物浓度上升时,COPD 患者面临的超额死亡风险显著增加。PM10、SO_2、NO_2 三种大气污染物与 COPD 死亡均存在相关性。当 PM10 浓度每增加 $10\mu g/m^3$ 时,在滞后 0~3d 及 Lag03 的 5 个时间点上均可导致 COPD 死亡发生率显著提高,对应的 OR 值及 90%CI 均大于 1。与 PM10 类似,SO_2 与 NO_2 浓度的增加亦在以上全部 5 个时间点上显著增加了 COPD 死亡的发生。钱轶峰等研究采用时间分层、病例交叉设计对上海市 2003—2012 年的 COPD 死亡与大气污染之间关系进行了研究。结果表明,COPD 总死亡与 PM10、SO_2、NO_2 等三种大气污染物,在不同滞后时间点上均存在不同关联强度的相关关系。尤其需要进一步指出的是,本研究发现当暴露于大气中 SO_2 时,与受教育程度较高人群相比,受教育程度较低人群死于 COPD 的危险度显著提高。在国内,如北京市的空气质量指数(AQI)对居民每日死亡有显著影响,而以对 COPD 患者影响最大,在夏、冬季节 AQI 每增加 10,COPD 每日死亡人数分别增加 2.23% 和 3.68%。徐肇翊等先后在沈阳等重工业城市对大气污染物与呼吸系统死亡的相关关系进行了研究,结果表明大气污染物浓度的升高可以显著增加上述疾病的超额死亡风险。刘迎春等对武汉市呼吸系统疾病总死亡与 PM10、SO_2 及 NO_2 等污染物浓度变化相关关系所开展的研究显示,以上三种污染物浓度的升高均可显著增加当地居民呼吸系统疾病的死亡风险。阚海东等曾对上海市大气污染与 COPD 死亡的关系开展了相关研究,结果表明,SO_2 及 NO_2 浓度的升高显著增加了 COPD 的死亡风险,类似结果并未在 PM10 的浓度变化中发现。居建平等学者在苏州亦曾开展类似研究,研究结果显示,PM10 浓度的升高可显著增加 COPD 死亡的相对危险度。

(四)感染

据研究,25%~50% 的 COPD 是由细菌感染导致的。目前认为肺炎链球菌和流感嗜血杆菌,可能为 COPD 急性发作最主要病原菌。病毒也对 COPD 的发生发展起重要作用。80% 的慢性阻塞性肺疾病急性加重(AECOPD)由下呼吸道感染引起。而在引起下呼吸道感染的病原体中细菌占 40%~50%,国内外许多学者对 AECOPD 的发病机制作了研究,从 AECOPD 患者痰样本中分离出细菌菌种并进行分析,前三位分别为流感嗜血杆菌、卡他莫拉菌和肺炎链球菌,在部分感染特别严重的患者痰液中甚至可见铜绿假单胞菌等革兰阴性菌。这是因为细菌与机体免疫功能的平衡状态被打破,细菌数量骤增,迫使体内炎性反应加重而产生的结果。这些病症间接说明 AECOPD 时细菌感染变得更为严重。研究发现，AECOPD 患者均存在气道感染，且气道细菌负荷明显多于稳定期。气道细菌量的增加使患者肺功能严重下降，健康状况每况愈下。有学者推断 AECOPD 是一个气道炎性反应，但不同的病因引起的炎症加重程度并不均一，研究结果显示细菌引起的加重要显著于非细菌引起的炎症加重。

肺炎衣原体（Cpn）感染会导致呼吸系统感染及非典型肺炎等多种疾病，这种病菌会抑制半胱氨酸蛋白酶的活性，阻断线粒体细胞体色素的释放，从而导致慢性感染，还会分泌蛋白酶活性物质破坏机体的防御机制，致使病情进展。国内外多项临床研究都证实获得性肺炎患者多由 Cpn 感染所致，危害较大。Cpn 感染可能参与了肺炎发病机制，是重要的致病因素。COPD 是炎性和免疫病因学的结合，Cpn 感染的发生可加重患者下呼吸道感染，引发早期炎症信号放大系统，促使支气管表皮细胞分泌集落刺激因子，导致支气管哮喘或 COPD。

病毒感染可能会加重 COPD 患者病情，还会使其反复发作，在病毒感染免疫 T 细胞亚群中，有两种细胞参与，即 CD8+T 细胞与 CD4+T 细胞，两种细胞在终止病毒复制过程中，均有所参与，其中起到关键作用的是 CD8+ 淋巴细胞，CD8+T 细胞包含有两类，其一为杀伤性 T 细胞（Tc），其二为抑制性 T 细胞（Ts），其中，针对 Tc 细胞 TCR 而言，其能够对病毒感染细胞表面相应抗原多肽进行准确识别，可直接作用于病毒感染的细胞，此外，还在抗病毒免疫反应中有所参与。对于 CD8+T 与 CD4+T 淋巴细胞来讲，还能通过形成细胞因子，参与到细胞免疫过程中，在病毒感染的致病、抗病中，这些细胞因子发挥着突出作用。

近年来，有研究发现幽门螺杆菌（Hp）感染可能在 COPD 的发生、发展过程中发挥致病作用。Hp 虽然寄生于消化道，但其释放的炎症因子可能直接或间接诱导气管黏膜的炎症。COPD 是一种慢性炎症性疾病，目前国内外有部分研究发现 Hp 感染可能是 COPD 的危险因素。相关研究结果表明 Hp 感染与 COPD 存在显著相关性，可能是导致 COPD 的独立危险因素之一。Hp 感染机体后，其产生大量毒素的可溶性蛋白或致敏的血管活性物质，通过血液循环刺激机体出现非特异性炎症反应，产生大量的炎性因子，从而导致气道的血管扩张、细胞通透性增加、气道黏膜水肿，引起气道的非特异性炎症，从而引起 COPD。Hp 感染是导致 COPD 的独立危险因素之一，其可启动体内炎症反应，促进 COPD 进展，导致患者肺功能下降，发病机制可能与激活炎症因子 IL-17 有关。

（五）社会经济地位

COPD 的发病与患者社会经济地位相关，这也许与室内外空气污染的不同程度、营养状况或其他和社会经济地位有关的因素存在一定内在联系。

（六）其他

如低出生体重、气候变化、迷走神经功能失调等均参与 COPD 的发生发展过程。

（冯 霞）

第二节 慢性阻塞性肺疾病的发病机制

COPD 的发病机制复杂，目前尚未十分明确，目前公认的主要包括以下几种：气道和肺部炎症、氧化 - 抗氧化失衡以及蛋白酶 - 抗蛋白酶失衡，随着近年对发病机制的深入研究，又提出了新的发病机制。

一、炎性机制

COPD 全球倡议（GOLD）将 COPD 列为炎症疾病状态，指出 COPD 是气管、肺实质和肺血管的慢性炎症过程，激活的炎症细胞（以肺泡巨噬细胞、中性粒细胞以及 CD8+T 细胞为主）通过释放炎症介质（包括来源于激活的炎症细胞和肺实质细胞的脂类介质、趋化因子、细胞因子和生长因子等）破坏肺的结构，致使免疫失衡，其炎症机制涉及固有免疫与适应性免疫，大量的炎性介质参与 COPD 的病理机制并相互作用。

当有害成分进入肺组织后，大量气道上皮细胞、肺泡上皮细胞、内皮细胞、成纤维细胞等气道内结构细胞相继活化，使炎症相关的损伤相关分子模式被直接或间接激活。进入肺组织的有害成分通过触发模式识别受体（pattern recognition receptor，PRR）活化各种固有免疫细胞（巨噬细胞、中性粒细胞、嗜酸性粒细胞、自然杀伤细胞和树突状细胞等），导致各种细胞因子、趋化因子、生长因子、急性期反应蛋白和抗菌肽的释放。

（一）巨噬细胞

巨噬细胞可能协调着整个气道慢性炎症反应，在 COPD 的形成和发展中起着关键作用。已有研究数据表明，COPD 患者中的巨噬细胞数量明显升高，比正常人高出 5~10 倍，并且与肺气肿的严重程度呈明显正相关。巨噬细胞对病原菌和凋亡细胞的吞噬和清除能力较低，而促炎作用较强。巨噬细胞可释放多种炎症介质（TNF-α、CXCL1、CXCL8、CCL2、LTB4 等）并分泌组织水解酶（MMP-2、MMP-9、MMP-12）和组织蛋白酶 K、L 和 S 等，驱使中性粒细胞和单核细胞等炎症细胞募集到肺部并促进巨噬细胞的成熟，促进疾病的发展。在 COPD 恶化期，巨噬细胞的行为活动主要由 NF-κB 信号通路所介导。发现转录激活蛋白 -1（AP-1）和酪氨酸激酶 c-Src 信号途径的调控作用在疾病的发展过程中也发挥作用。

（二）中性粒细胞

在 COPD 患者的痰液和支气管肺泡灌洗液中能检测到大量增多的中性粒

细胞,其数量与疾病的严重程度紧密相关,也是吸烟诱导组织损伤的主要参与者。活化的中性粒细胞通过释放丝氨酸蛋白酶如中性粒细胞弹性蛋白酶、组织蛋白酶 G、蛋白酶 3、MMP-8、MMP-9、半胱氨酸蛋白酶以及各种氧化物质,导致肺部组织的损伤。中性粒细胞能在外界因素的刺激下,受到炎性介质的招募快速地迁移并聚集到炎症部位并通过释放多种酶和多肽将胶原蛋白切割成片段,趋化激活炎症细胞,从而进一步驱动慢性炎症反应。体外实验也证实,在肺气肿动物模型中,一旦诱发病变,中性粒细胞就会迅速聚集至气道并呈现大量分布。另外,中性粒细胞弹性蛋白酶、组织蛋白酶 G 和蛋白酶 3 可刺激气道黏膜下腺体和杯状细胞分泌黏液,因此,在气道黏液高分泌中,中性粒细胞同样具有重要作用。

(三)T 淋巴细胞

慢阻肺患者 T 淋巴细胞数量明显增加,广泛存在于肺间质、中央气道、外周气道中,且与肺泡受损及气流阻塞程度密切相关。与未有病症的吸烟者相比,COPD 患者中浸润的炎症细胞主要区别就在于 T 淋巴细胞的数量:包括显著增多的 CD8+ 细胞和轻微增多的 CD4+ 细胞。CD8+ 细胞杀死已感染或受损细胞的 T 细胞亚群,同时通过释放穿孔素、颗粒酶 B 和肿瘤坏死因子 α(tumor necrosis factor,TNF-α)等引起肺泡上皮细胞吞噬、凋亡,进一步促进肺气肿的形成。而 CD4+ 细胞活化后可释放白细胞介素(interleukin,IL)-17A 和 IL-22 促进其他炎症细胞的活性。最近一项体外动物实验表明,将从香烟烟雾暴露的小鼠中提取的 T 细胞(同时包括 CD4+ 和 CD8+)转移入正常野生型小鼠体内,可导致肺组织的破坏。这一结果也提示,香烟烟雾暴露可引起自身免疫反应。

(四)细胞因子

细胞因子种类繁多,被证实参与 COPD 的形成与发展,是慢性炎症反应最主要的介质。在 COPD 患者的痰液中检测到高浓度的 TNF-α,且随着病情加重而增加。TNF-α 可激活 NF-κB 信号通路而增强免疫反应。在小鼠肺部过表达 TNF-α 基因 4 个月后,小鼠将出现明显的炎症反应并伴随肺泡扩张的现象,同时 MMP-2 和 MMP-12 表达量也显著增加。但依据目前研究,未证明抗 TNF 疗法对 COPD 患者有效,还可能会出现明显的副作用。在 COPD 患者的痰液和支气管肺泡灌洗液中可检测到多种数量增加的趋化因子,如 CXCL8、CXCL1、CCL2、CCL5 等。CXCL8 可由巨噬细胞、中性粒细胞、T 细胞及上皮细胞分泌,并通过 CXCR2 趋化中性粒细胞。CXCL1 以相同受体趋化中性粒细胞和单核细胞,且趋化作用比 CXCL8 更强。CCL2 可激活 CCR2 行使趋化单核细胞的功能,它与 CXCL1 相互协作,一同招募单核细胞进入肺部组织。CCL5 在 COPD 患者气道中表达,通过 CCR5 趋化 T 细胞。而由巨噬细胞分泌的 CXCL9、CXCL10、CXCL11 通过 CXCR3 可提高 COPD 患者中 Tc1 和 Th1 细胞的数量水平。

IL-1、IL-6、IL-8 以及 IL-17 等许多特异性的白细胞介素家族成员参与到 COPD 的发生发展过程中，并且作用于 COPD 的不同的时段、不同的发病部位，引起患者气道的炎症损伤及重塑。动物实验中发现，在成体小鼠肺部过表达 IL-1β 将造成大量中性粒细胞和巨噬细胞浸润，最终形成与肺气肿相一致的肺泡扩张等异常现象。IL-6 以及 IL-8 可以趋化并激活中性粒细胞，诱导炎症介质的释放而加重气道炎症，从而诱发 COPD 的发病。目前研究表明，血清中 IL-6、IL-8 水平与疾病严重程度密切相关。IL-17 为很多炎症因子的起始因子，主要通过诱导 IL-6 和 IL-8 等炎症因子的释放，从而诱导呼吸道的中性粒细胞的激活，在呼吸道炎症中发挥作用，对于 IL-17 诱导 COPD 的发病机制，常常与 IL-6 或是 IL-8 联合起来。据最近研究发现，在小鼠肺部过表 IL-18 可发现 γ- 干扰素（interferon-γ，IFN-γ）、IL-5、IL-13 等细胞因子明显增多；巨噬细胞、中性粒细胞、嗜酸性粒细胞以及 CD8+T 淋巴细胞也明显增多，出现类似肺气肿的形态变化。IL-33 可以促进 T 辅助（Th2）免疫和全身性炎症，其水平与肺组织学变化有关，阻断 IL-33 通路可减轻气道炎症，缓解症状。

与 COPD 发病相关的炎性因子还有很多，例如肿瘤坏死因子、血小板激活因子、生长因子以及内皮缩血管肽类等。小气道上皮细胞还可表达转化生长因子 -β（transforming growth factor-β，TGF-β），后者可促进局部纤维化。血管内皮生长因子（vascular endothelial growth factor，VEGF）和肝细胞生长因子（hepatocyte growth factor，HGF）在保持肺泡结构的完整性方面发挥了重要的作用。而在慢阻肺患者的气道上皮中，VEGF 和 HGF 均表达下降。慢阻肺患者气道上皮细胞的表皮生长因子受体表达增加，促进鳞状上皮增生，也可能促进黏液高分泌。

此外，慢阻肺患者的树突状细胞数量增加、活性增加，并与疾病严重程度相关。树突状细胞是天然免疫和适应性免疫的重要连接点，可激活一系列炎症细胞和免疫细胞，活化的树突状细胞可诱导适应性免疫应答，包括辅助性（Th1 和 Th17）CD4+T 细胞、CD8+T 细胞和 B 细胞的免疫应答，导致淋巴滤泡增生，诱发持续性的肺组织慢性炎症。在肺部对烟草、有毒颗粒或气体的免疫应答中具有重要的作用。

二、氧化应激

正常生理状态下，机体内的氧化物和抗氧化物保持相对平衡。任何导致活性氧（reactive oxygen species，ROS）和活性氮（reactive nitrogen species，RNS）等活性分子过度产生或清除不足的情况，都将破坏体内活性氧化与抗氧化系统之间的平衡，从而引起氧化应激。产生氧化应激损伤的因素分为外源性因素和内源性因素。外源性因素包括吸烟、生物燃料、有毒气体、颗粒物；内源性因素包括炎症细胞(尤其是中性粒细胞、巨噬细胞)、结构细胞(气道上皮细胞和平滑肌细胞)等各种因素通过线粒体呼吸、NADPH 氧化酶(NADPH oxidase 2,NOX2)、黄嘌呤 / 黄嘌呤氧化酶和血红素过氧化物酶等机制引起氧化应激。损伤 ROS 和 RNS 等活性分子极易和体内的蛋白、脂质和 DNA 等发生过氧化反应,诱导组织损伤,或诱导生成更多的损伤性氧化产物,如过氧化氢、丙二醛、8 羟基鸟苷、4- 羟基壬烯醛等。香烟燃烧产生的各类物质成分复杂,其中含有较高浓度的自由基和氧化产物。据估计,每口香烟烟雾中自由基数量超过 10^{15};氧化产物则包括焦油相中的酚类与半醌类,气相中的超氧化物(O^{2-})、环氧化物、过氧化物、一氧化氮(NO)、二氧化氮(NO_2)、过氧亚硝基阴离子($ONOO^-$)等。而污染的大气中存在臭氧(O_3)、二氧化氮(NO_2)、二氧化硫(SO_2)和多种碳氢化合物,这些物质都能显著增加自由基的数量。吸烟或吸入污染空气可通过不同途径刺激肺内产生炎症反应。活化的炎症细胞,包括中性粒细胞、肺泡巨噬细胞等将释放多种内源性氧化剂。研究发现,吸烟者肺部乃至全身的中性粒细胞、肺泡巨噬细胞数量明显升高,且以更快速率产生 ROS。另外,吸烟还会不断消耗体内的抗氧化剂。有数据表明,吸烟者血清中的抗坏血酸浓度要比正常人低 15%~20%,而在戒烟后,其数值又可恢复正常。内外源性氧化剂增多导致的氧化应激可造成脂质过氧化、蛋白质修饰、DNA 损伤以及信号传导通路的改变等。尽管氧化剂无法直接降解细胞外基质,但已有证据表明,它们可对弹性蛋白进行修饰,使之更易于被水解,导致肺泡弹性成分分解增加;介导 DNA 损伤,影响其修复功能,且增加并发肺癌的风险;介导蛋白羰基化,导致体内自身抗体增加,诱导肺组织炎症和损伤持续存在并加重;激活转化生长因子 -β(transforming growth factor-β,TGF-β),介导纤维化。同时,氧化应激会降低组蛋白脱乙酰化酶(HDAC-2)的活性,激活由 NF-κB 介导的信号通路途径,从而增加多形核中性白细胞(PMN)趋化因子如 TNF-α 和 IL-8 基因,以及中性粒细胞弹性蛋白酶(neutrophil elastase,NE)和基质金属蛋白酶(matrix metalloproteinase,MMPs)的转录与表达。过多的 NE 和 MMPs 会不断水解细胞外基质(extra cellular matrix,ECM),促使 COPD 的产生。另外,HDAC2 活性的降低使得核因子 E2 相关因子 2(nuclear erythroid-2-related factor 2,Nrf2)乙酰化水平增高,导致 Nrf2 稳定性降低甚至失活。

三、基因多态性

目前研究表明基因多态性与慢阻肺易感性明显相关,并参与到慢阻肺发病的各个机制中。其基因多态性表现在:在蛋白酶 - 抗蛋白酶体系,包括丝氨酸蛋白酶抑制剂(SerpinA1、SerpinE2 和 SerpinA3)、MMP 基因多态性等;在氧化应激体系,包括谷胱甘肽 S- 转移酶、微粒体环氧化物酶、血红素加氧酶 -1 和超氧化物歧化酶等基因多态性;以及炎症相关基因多态性,如维生素 D 结合蛋白、TGF-β1 和 TNF-α 等。肺气肿的一个主要病理特征在于肺泡壁的破坏,有观点认为,这种破坏是由蛋白酶与抗蛋白酶之间的失衡导致的。由 SerpinA1 基因编码的 α1-抗胰蛋白酶(α1-AT)是一种能够抑制中性粒细胞弹性蛋白酶活性的急性期分泌糖蛋白,能够保护肺泡免受中性粒细胞弹性蛋白酶酶解破坏。由于蛋白酶-抗蛋白酶失衡,AAT 缺陷人群肺泡腔内聚集大量中性粒细胞和巨噬细胞,其释放的中性粒细胞弹性蛋白酶促进肺气肿的发生,从而自发性进展为肺气肿和慢阻肺。临床上,在肺气肿患者的支气管肺泡灌洗液中检测到中性粒细胞弹性蛋白酶数量的明显升高。中性粒细胞弹性蛋白酶主要通过降解细胞外基质成分,如弹性蛋白、胶原蛋白、纤维连接蛋白等对肺泡组织造成破坏。中性粒细胞弹性蛋白酶还可诱导上皮细胞和内皮细胞释放多种促炎因子,如 IL-6、IL-8、TGF-β 等对中性粒细胞起到趋化和激活作用。研究报道,中性粒细胞弹性蛋白酶基因缺陷型小鼠可抵抗香烟暴露导致的肺气肿,证明中性粒细胞弹性蛋白酶对肺气肿的形成可能具有直接作用。

基质金属蛋白酶(MMPs)在 COPD 致病过程中也发挥重要作用。在正常情况下,基质金属蛋白酶因表达量较低而难以被检测到,而在许多肺部疾病(包括 COPD)可检测到其表达量明显增多。基质金属蛋白酶几乎可降解细胞外基质的所有成分。目前已发现多个基质金属蛋白酶成员参与 COPD 的形成与发展。MMP-1 通常由成纤维细胞产生,MMP-8 主要由中性粒细胞表达。这二者具有胶原酶活性,可破坏肺泡间隔的正常结构。而被称为明胶酶的 MMP-2 和 MMP-9 可降解Ⅳ型胶原蛋白和弹性蛋白等多种 ECM 成分。MMP-9 可由巨噬细胞、中性粒细胞和上皮细胞产生,不仅能降解 ECM,还可通过产生 N-乙酰脯氨酸-甘氨酸-脯氨酸(N-alpha PGP)趋化因子激活免疫反应。此外,活化的 MMP-9 也与 COPD 的并发症,如皮肤起皱、动脉硬化等有关。在 COPD 患者的肺泡巨噬细胞中不仅能检测到 MMP-9,还可检测到 MMP-12 的表达。MMP-12(也称为巨噬细胞弹性蛋白酶)可将弹性蛋白降解成片段,而这些片段又将对单核细胞和成纤维细胞起趋化作用,从而促进炎症反应,加速肺组织的损伤。MMP-12 基因缺陷型小鼠经香烟暴露后,未形成巨噬细胞在肺部的大量聚集,表明 MMP-12 在此免疫反应过程中起关键作用。目前也已发现 MMP-12 中的单核苷酸多态性可作为 COPD 的保护因素。

晚期糖基化终末产物特异性受体(advanced glycosylation end product-specific receptor,AGER)作为一种编码变异体,在慢阻肺患者肺组织中表达升高,与肺功能降低及肺气肿变化明显相关。同时,AGER 缺陷可明显抑制香烟暴露所引起的肺气肿。因此,AGER 可作为评估慢阻肺患者肺气肿严重性的一种基因学标志物。

弹性蛋白作为肺弹性纤维的关键成分，其基因（ELN）的缺陷明显增高了人类和小鼠肺气肿的易感性，而与弹性纤维合成相关的其他基因（如 LTBP4）的缺陷同样使机体更易出现肺气肿表型。相似的与慢阻肺相关的编码变异体还有肺表面活性蛋白 -D、端粒酶反转录酶及核组装因子 1 等，其基因的缺陷或突变同样可诱导慢阻肺的发展。

四、细胞凋亡与衰老机制

国外研究发现，慢阻肺患者肺组织切片中内皮细胞凋亡显著增加，肺泡上皮细胞、间质细胞和炎症细胞亦可出现凋亡。Hodge 等从 COPD 患者支气管肺泡灌洗液中检测到上皮细胞和 T 细胞大量凋亡，在患者戒烟后，细胞凋亡依然在增加。在利用肺气肿动物模型的研究中发现，在没有发生炎症的情况下，因肺泡壁细胞或内皮细胞的异常凋亡就足以引起肺气肿。而在诱导肺组织细胞凋亡的过程中，血管内皮生长因子（vascular endothelial growth factor，VEGF）发挥关键作用。其在维持肺泡正常结构的过程中具有重要功能。此外，其他参与细胞凋亡的介质，如 Caspase-3 和神经酰胺等也有见报道，但多见于动物实验，并不是在所有肺气肿患者组织中都能检测到明显的细胞凋亡。

正常肺的老化表现为肺功能下降、气体陷闭增加、肺弹性回缩力消失、远端气道腔隙扩大，这些同样出现在慢阻肺的病理生理过程之中。长期吸烟会加快衰老的进程，导致肺泡破坏加重、气流受限严重、肺功能下降明显。肺气肿的肺组织由于炎症和氧化应激损伤的持续存在，细胞的端粒缩短加快，活化与衰老相关的 β- 半乳糖苷酶和 p21 蛋白，加快细胞衰老和促炎基因的表达。同时衰老相关的 DNA 甲基化、组蛋白修饰和非编码 RNAs 调控可诱导染色体重塑和相关抗衰老蛋白（如 HDAC2 和 Sirt1）的表达下降，加快衰老进程。伴随着年龄的增加，基线状态时的炎症和氧化应激也相应加重，即所谓的炎症性衰老或应激相关性早衰；同时出现固有免疫和适应性免疫的改变，即免疫衰老。这些改变与慢阻肺患者所具有的改变非常相似，可能会加重疾病的严重程度，增加患者出现急性加重的风险。

五、其他

慢阻肺发病机制错综复杂，除上述机制外，近年还提出：线粒体功能异常、上皮 - 间充质转化、中性粒细胞的胞外诱捕网、细胞外囊泡、铁离子代谢异常及微生物组的改变等机制，但仍缺乏有力证据。深入探讨慢阻肺发病机制，对其关键靶点进行干预，可能为慢阻肺防治提供新的办法。

（冯　霞）

第三节　慢性阻塞性肺疾病的病理生理

COPD 的病理生理学改变包括气道和肺实质慢性炎症所致黏液分泌增多、纤毛功能失调、气流受限、过度充气、气体交换异常、肺动脉高压和肺心病及全身不良反应。黏液分泌增多和纤毛功能失调导致慢性咳嗽及咳痰。小气道炎症、纤维化和管腔分泌物增加引起 FEV_1、FEV_1/FVC 降低。

小气道阻塞后出现气体陷闭,可导致肺泡过度充气。过度充气使功能残气量增加和吸气容积下降,引起呼吸困难和运动能力受限。目前认为,过度充气在疾病早期即可出现,是引起活动后气短的主要原因。随着疾病进展,气道阻塞、肺实质和肺血管床的破坏加重,使肺通气和气体交换能力进一步下降,导致低氧血症及高碳酸血症。

长期慢性缺氧可引起肺血管广泛收缩和肺动脉高压。肺血管内膜增生,发生纤维化和闭塞造成肺循环重构。COPD 后期出现肺动脉高压,进而发生慢性肺源性心脏病及右心功能不全。

一、COPD 的气道病变

COPD 的特征是不完全可逆并呈进行性进展的气道气流受限,病理变化表现为肺气肿、末梢气道疾病和慢性支气管炎。COPD 的发病机制目前尚不完全清楚,大致包括三个方面:慢性气道炎症、多种炎性细胞、细胞因子和炎症介子均参与了 COPD 的形成;氧化 - 抗氧化作用失衡;氧化应激导致气道和肺实质的损害。

二、气流受限及气体陷闭

小气道内的炎症、纤维化和渗出的程度与 FEV_1 及 FEV_1/FVC 比率降低及慢阻肺特征性的 FEV_1 加速降低相关。这种外周气道受限造成了呼气性气体陷闭,引起过度充气。静态过度充气导致呼吸容积减少,通常和运动时动态肺过度充气相关,引起呼吸困难加重及活动耐力不足。这些因素使呼吸肌的内在收缩特性受损。目前认为,过度充气在疾病的早期出现,是劳力性呼吸困难的主要机制。支气管扩张剂作用于外周气道,可减少气体陷闭,从而减少肺容积,改善症状及活动耐力。

肺气肿时由于肺泡壁的弹性蛋白减少,弹性压力降低,呼气时驱动压降低,故流速变慢,此外由于细支气管壁上,均有许多肺泡附着,肺泡壁的弹力纤维对其有牵拉扩张作用,当弹性蛋白减少时,扩张作用减弱,故细支气管壁萎缩,气流受限(图 2-1)。

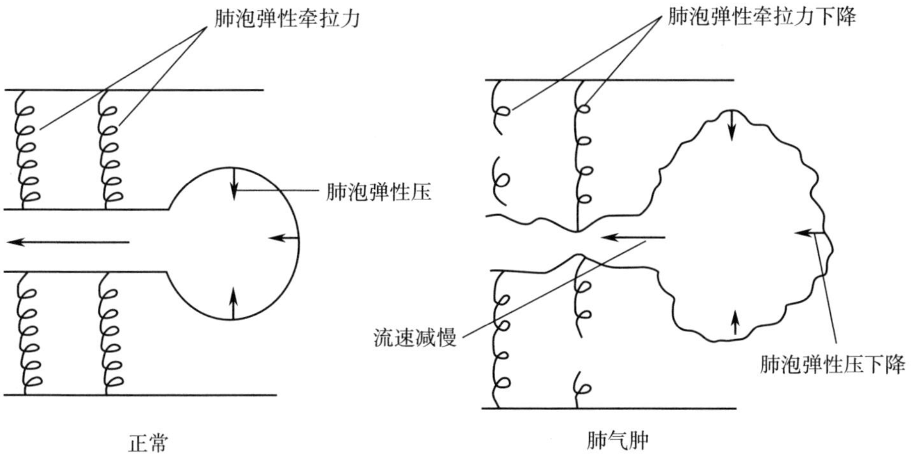

图 2-1　肺气肿时气流受限

左:正常肺泡与气道,气道壁外的弹簧表示附着在肺泡壁上的肺泡组织的弹性压力对气道壁的牵拉;右:肺气肿时,虽然肺泡容积增加,但弹性压降低,附着在气道壁外侧的肺泡由于弹性压降低,使其对气道的牵拉作用减弱,气道变窄,以上原因使气体流速受限

三、肺泡过度充气

在 COPD 患者常有残气容积(RV)和功能残气量(FRC)的增加,由于肺泡弹性压的降低和气道阻力的增加,呼气时间延长,在用力呼气末,肺泡气往往残留较多,因而 RV 增加,前述用力呼气时,小气道过早地陷闭,也是 RV 增加的原因,FRC 是潮气呼气末的肺容积,此时向外的胸壁弹性压和向内的肺泡弹性压保持平衡。肺气肿时,肺泡弹性压力降低,向外扩张的力强,因而 FRC 增加,COPD 患者在潮气呼吸(平静呼吸)时,由于气道阻力的增加和呼吸频率的增快,呼气时间不够长,往往不足以排出过多的肺泡气,就要开始下一次吸气。因此,FRC 越来越高,这种情况称为动态性过度充气,随着 FRC 的增加,肺泡弹性压也增加,在呼气末,肺泡压可大于大气压,所增加的压力称为内源性呼气末正压(PEEPi),在下一次吸气时,胸膜腔的负压必须先抵消 PEEPi 后,才能有空气吸入,因而增加了呼吸功。

由于肺容积增加,横膈低平,在吸气开始时,横膈肌的肌纤维缩短,不在原始位置,因而收缩力减弱,容易发生呼吸肌疲劳。

中重度 COPD 患者由于动态性肺泡过度充气,肺泡内源性 PEEP,吸气时对膈肌不利的几何学位置,在吸气时均会加重呼吸功,因此患者会感到呼吸困难,特别是体力活动时,需要增加通气量,更感呼吸困难,最终会导致呼吸肌疲劳和呼吸衰竭。

四、气体交换异常

气体交换异常导致低氧血症和高碳酸血症,其发生有几种机制。总体来说,随疾病进展,O_2 和 CO_2 气体交换功能均恶化。通气量减少也可以由通气驱动下降或死腔样通气增加引起。由于气流受限严重、过度充气和呼吸肌力量下降,呼吸做功增多,导致通气量减少,这将引起 CO_2 潴留。肺泡通气功能异常和肺血管床减少进一步加重 V_A/Q(通气血流比值)异常。

五、黏液高分泌

气道黏液高分泌是慢性气道炎症性肺疾患的重要临床病理特征,过度分泌的黏液潴留于气道,进一步加重了业已狭窄气道的阻塞,直接导致了病情的恶化乃至死亡。气道黏液高分泌是由香烟及其他有毒颗粒引起气道慢性刺激产生,其结构基础被认为是上皮杯状细胞的广泛化生和黏膜下支气管腺的增生,而在小气道,由于缺乏支气管腺增生的结构基础,其黏液高分泌主要由增生、化生的杯状细胞所贡献。正常肺组织杯状细胞的黏液分泌量只占总黏液分泌量的极少部分(1/40),但慢性气道炎症小气道杯状细胞广泛化生的改变使该部分的比例大大增加,大量气道黏液潴留引起黏液纤毛清除功能障碍,表现为纤毛损伤,摆动功能下降,降低了对黏液的运输能力。由于纤毛清除功能障碍,黏液排出受阻,故形成痰栓堵塞气道,易出现病原微生物感染,肺通气功能障碍,从而出现感染加重和呼吸衰竭。

六、通气／灌注比例不平衡

COPD 患者的各个肺区肺泡顺应性和气道阻力常有差异,因而时间常数也不一致,造成肺泡通气不均,有的肺泡区通气高于血流灌注(高 V/Q 区),有的肺泡区通气低于血流灌注(低 V/Q 区),高 V/Q 区有部分气体是无效通气(死腔通气),低 V/Q 区流经肺泡的血液得不到充分的氧合,即进入左心,产生低氧血症,这种低氧血症发生的机制是由于 V/Q 比例不平衡所致。慢性低氧血症会引起肺血管收缩,血管内皮、平滑肌增生和管壁重塑与继发性红细胞增多,产生肺动脉高压和肺心病。

七、肺动脉高压

肺动脉高压在慢阻肺病程晚期出现,主要与低氧刺激肺小动脉血管收缩有关,最终导致早期肺小血管内膜增生和晚期平滑肌增生／肥大等结构改变。但是,即使是轻度慢阻肺患者肺微血管血流也存在明显异常,且随着疾病进展而加重。

血管内炎症反应与气道内类似,表现为内皮细胞功能异常。肺气肿时,肺血管床减少,引起肺循环压力增高。进行性肺动脉高压可引起右心肥大,最终出现右心衰竭。CT扫描测量的肺动脉直径显示与急性加重的风险相关,与既往急性加重史无关。肺血管的改变可能是慢阻肺症状和急性加重主要的驱动者。

（邬海桥）

第四节　慢性阻塞性肺疾病诊断治疗进展

一、诊断

COPD是一种渐进性疾病,经过多年的发展才发生症状,因此发病年龄多在40岁以后,大多数患者有吸烟史或有害粉尘接触史,晚期患者根据其年龄、病史、症状、体征、胸部影像学、肺功能、血气分析检查结果做出诊断,但在诊断上应注意几个关键点:①凡有呼吸困难、慢性咳嗽或咳痰症状,和/或有危险因素接触史者,均应考虑到慢性阻塞性肺疾病可能;②肺功能检查是确诊慢阻肺的必备条件,如吸入支气管扩张剂后$FEV_1/FVC<70\%$,即可确定存在持续气流受限;③慢性阻塞性肺疾病评估的目标在于确定气流受限程度,疾病对患者健康状况的影响,远期不良风险(如急性加重、住院或死亡),从而用以指导治疗;④慢阻肺患者常合并心脑血管疾病、骨骼肌功能障碍、代谢综合征、骨质疏松、抑郁、肺癌等慢性病。鉴于这些共患疾病是影响患者住院或死亡的独立危险因素。因此,对慢阻肺患者均应积极寻找评估共患疾病,并给予正确治疗。

对任何有呼吸困难、慢性咳嗽或咳痰,和/或有危险因素接触史的患者都应该考虑到慢阻肺的临床诊断(图2-2和表2-1)。如果有相应的症状和明显的危险因素接触,则可诊断慢阻肺。

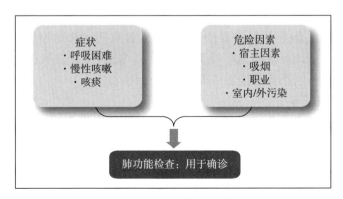

图2-2　慢阻肺的诊断路径

表 2-1 考虑诊断慢阻肺的关键点

年龄在 40 岁以上人群,如果存在以下指标,就应该考虑慢阻肺,并行肺功能检查。以下指标本身并不具有诊断性,但如果符合越多,则慢阻肺的可能性越大。确诊慢阻肺主要在于肺功能检查

呼吸困难	随时间进行性加重
	特征性表现为活动加重
	持续存在
慢性咳嗽	可呈间歇性,可不咳嗽
	发作性喘息
咳痰	任何性质的咳痰可能提示慢阻肺
反复下呼吸道感染	
危险因素	宿主因素(如遗传因素、先天发育异常等)
	吸烟(包括当地流行的烟草制品)
	家庭烹饪和取暖燃料产生的烟雾
	职业粉尘、蒸汽、烟雾、气体,以及其他化学物质
慢阻肺家族史和/或幼年因素	出生低体重、幼年反复呼吸道感染等

二、症状、体征及辅助检查

慢性进行性加重的呼吸困难是慢阻肺最具特征的症状。约 30% 的患者可伴有咳嗽和咳痰。这些症状会日渐变异,可先于气流受限多年而存在。有上述症状,尤其是危险因素接触的患者,应该详细检查,寻找潜在的病因,并采取适当的干预措施。此外,有明确气流受限的患者可能毫无症状,反之,有症状未必存在气流受限。尽管慢阻肺的定义是以气流受限为基础,但实际上,患者通常是因为某种症状对其日常生活造成了影响,或者是有些慢性症状持续存在,或者是由于某一次急性加重才去就诊。

(一)呼吸困难

呼吸困难是慢阻肺最重要的表现,是患者致残和焦虑不安的主要病因。典型者常把呼吸困难描述为呼吸费力、肺部紧缩感、气不够用或者喘息。但不同文化背景下不同患者的描述可能会不完全相同。

(二)慢性咳嗽

慢性咳嗽通常是慢阻肺的首发症状。但这一症状常被忽视,因为患者常想当然地认为这是吸烟或者接触环境刺激物后产生的结果。起初咳嗽呈间歇性,以后每天或整日均有咳嗽。慢阻肺的慢性咳嗽可以不伴有咳痰,也有部分患者虽然有明显气流受限,但无咳嗽症状。表 2-2 列举了一些可引起慢性咳嗽的其他病因。

表 2-2　慢性咳嗽的病因

肺内疾病：
- 支气管哮喘
- 肺癌
- 结核
- 支气管扩张症
- 左心功能不全
- 间质性肺病
- 囊性纤维化
- 特发性咳嗽

肺外疾病：
- 慢性过敏性鼻炎
- 鼻后滴流综合征（PNDS）
- 上气道咳嗽综合征（UACS）
- 胃食管反流
- 药物因素（如 ACEI）

（三）咳痰

慢阻肺患者通常咳嗽时伴有少量黏液性痰。连续 2 年咳嗽咳痰，每年在 3 个月以上，如果能除外其他疾病，在流行病学上可定义为慢性支气管炎，但这一定义并不能反映慢阻肺患者咳痰的整体情况。由于文化习惯和性别因素，患者的咳痰量常很难评估，因为患者有时可能会把咳出的痰咽下，而不是咳出来。此外，咳痰可以是间歇性，可伴有加重或缓解。有些患者痰量较多，可能提示有细菌感染导致慢阻肺急性加重，但这并不绝对。

（四）喘息和胸闷

喘息和胸闷在不同时间变化很大，甚至在一天内的不同时间也会存在变异。有时喉部可闻及喘鸣音，有时可闻及弥漫性吸气相或呼气相哮鸣音。胸闷多在活动时出现，常不能明确定位，与肋间肌等长收缩有关。如果没有喘息和胸闷症状，也不能排除慢阻肺。反之，如果有喘息和胸闷症状也不能肯定有慢阻肺存在。

（五）重症患者的其他症状

重度和极重度患者常有乏力、体重下降和食欲减退等症状，这些表现对于疾病的预后有重要意义。由于其他疾病，如肺结核、支气管肺癌也可出现类似表现，因此需注意加以鉴别。长时间的剧烈咳嗽，胸腔内压力会快速升高，可能会导致咳嗽性晕厥。同时，剧烈咳嗽也可导致肋骨骨折，有时甚至是无症状性的骨折。踝部水肿可能提示患者并发肺心病。同时,慢阻肺患者常合并抑郁和 / 或焦虑,在询问病史时应加以重视,这些会导致急性加重期风险增加和健康状况下降。

(六)病史

对已经确诊慢阻肺的新患者或疑诊患者,应详细询问以下病史:

1. 危险因素　如吸烟史、职业或环境有害物质接触史。

2. 既往史　包括哮喘、过敏、鼻窦炎或鼻息肉;儿童时期呼吸道感染,其他慢性呼吸系统疾病和非呼吸系统疾病。

3. 家族史　包括慢阻肺及其他慢性呼吸系统疾病。

4. 症状发生和发展模式　典型的慢阻肺多于成年后发病,呼吸困难逐渐加重,且好发于秋冬换季时期。部分患者在就诊前可能已经出现多年的社交活动受限。

5. 呼吸疾病急性加重及以前的住院情况　慢阻肺患者的症状常反复加重,即使这些并未被认为是慢阻肺急性加重。

6. 共患疾病情况　如心脏病、骨质疏松、肌肉骨骼疾病、恶性肿瘤等,这些疾病可导致活动受限。

7. 对患者生活的影响　包括活动受限程度、误工、对经济的影响,对日常家庭生活、情绪(抑郁或焦虑)、健康和性生活的影响。

8. 患者可获得的社会和家庭支持。

9. 减少危险因素接触的可能性,尤其是戒烟。

(七)体格检查

虽然体格检查很重要,但对慢阻肺而言,并没有太多的诊断意义。通常当肺功能明显受损时,才会出现气流受限的体征,并且这些体征的敏感性和特异性都很低。慢阻肺可能会出现很多体征,但没有这些体征也并不能排除慢阻肺。

(八)肺功能检查

肺功能检查是检测气流受限最为客观、重复性良好的指标,且无创伤,随时可以进行测试。呼气峰流速(PEF)尽管敏感性很高,但特异性较差,因此不是能单独用来作为诊断慢阻肺的可靠性检查。任何医疗中心都可以进行高质量的肺功能检查,所有关注慢阻肺患者的医疗工作人员都应该充分利用肺功能检查。表 2-3 总结了获得精确的肺功能检查结果的要点。

肺功能应该测定用力肺活量(FVC)和第一秒用力呼气容积(FEV_1),并且计算二者比值(FEV_1/FVC)。有时 FEV_1/SVC,FEV_1/VC 也用来代替 FEV_1/FVC,但这在气流明显受限患者中会导致比值偏低。肺功能指标应该基于年龄、身高、性别、种族等参考值进行评估。

表 2-3 肺功能检查注意事项

准备

- 使用前,肺功能仪需要按常规校正

- 肺功能数据应该有备份,或者能数字化显示呼气曲线以检测是否存在技术错误,或者能够自动快速检测不满意的结果及其相应原因

- 操作者应该训练有素,技术熟练

- 告诉患者在做此检查时需用最大力气,以避免低估的数据导致错误诊断和治疗

支气管舒张试验

- 推荐吸入 400μg 短效 β_2 受体激动剂、160μg 短效抗胆碱药物,或者二者联合;吸入短效 β_2 受体激动剂后 10~15min,吸入短效抗胆碱药物或者二者联用药后 30~45min,重复测定 FEV_1

操作

- 肺功能操作技术应符合标准流程

- 呼气容积 / 时间曲线应该是平滑的,避免不规则,吸气和呼气之间的暂停时间应 <1 秒

- 记录时间应足够长,以达到容量平台,在疾病严重时,这可能需要 15 秒以上

- 应该从任意三条满意的曲线中选择 FEV_1 和 FVC 最高值,而且三条曲线中 FEV_1 和 FVC 值变异不应超过 5% 或 150ml

- 从满意的曲线中选择最大的 FEV_1 和 FVC,来计算 FEV_1/FVC 比值

评估

- 测量值应该根据年龄、身高、性别和种族计算的相应参考值评估占预计值的百分比

- 使用支气管扩张剂后 FEV_1/FVC<70%,可确定为存在气流受限

慢阻肺患者典型表现为 FEV_1 和 FVC 均出现下降(图 2-3)。

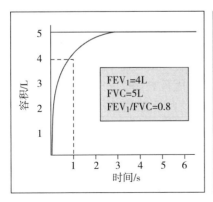 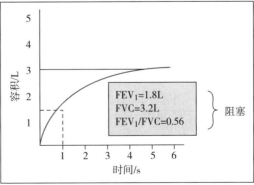

图 2-3 正常肺功能曲线(左)和阻塞性肺疾病肺功能曲线(右)

吸入支气管扩张剂后 $FEV_1/FVC<0.7$ 仍是判定是否存在持续气流受限的肺功能标准。这一标准简单,不依赖于参考值,且已被用于很多临床实践,得到了很多临床指导推荐。与 FEV_1/FVC 的正常值低限(LLN)相比,采用固定 FEV_1/FVC 比值来定义气流受限,对于老年人,会导致过度诊断,而对于年龄 <45 岁的人群,尤其是轻度慢阻肺患者,则会导致漏诊。

正常值低限(LLN)是基于不同年龄段健康人群的正态分布而得出的,将数值位于健康人群数值 5% 以下定义为异常。由于目前缺乏比较两种标准的临床研究,所以从科学的角度分析,很难决定用哪个标准诊断慢阻肺更加适合。同时,LLN 高度取决于吸入支气管扩张剂后的有效参考值的选择,而目前尚缺乏能用来证实 LLN 价值的纵向研究,也缺乏那些吸烟非慢阻肺人群的参考值研究。

正常的肺功能可以通过来自全球肺倡议(GLI)的新方法来定义。采用 GLI 方程,计算 FEV_1、FVC 和 FEV_1/FVC 的 z 分数。诊断算法最初基于单个阈值,即 z 分数为 −1.64(定义在正态分布的第五百分位数处的 LLN),随后将结果与固定比率数据进行比较。调查结果显示,用 GLI 定义的正常肺功能的成年人中,使用固定比率可能会将某些个体错误分类为呼吸功能受损,在其他队列研究中也发现有类似的问题。

由于慢阻肺诊断不仅只参考肺功能指标,还包括临床症状和危险因素接触史,因此实际上采用固定比值作为慢阻肺诊断标准导致患者误诊和过度治疗的风险毕竟是有限的。诊断的简单性和一致性对于繁忙的临床医师至关重要。

尽管目前使用支气管扩张剂后肺功能检查法仍用于慢阻肺的诊断和评估,但已不再建议根据气流受限的可逆程度(例如,测量支气管扩张剂和糖皮质激素前后的 FEV_1)来决定治疗方法。气流受限的可逆性程度并不能增加慢阻肺的诊断,也无法将慢阻肺与哮喘完全鉴别,也不能预测对支气管扩张剂或糖皮质激素的长期治疗的反应。

对于在普通人群中是否需要进行肺功能筛查尚存在争议,目前不推荐对那些无危险因素接触和无症状的个体进行肺功能筛查。对那些有症状或有危险因素接触的患者(例如有 >20 包 / 年的吸烟史或反复发生肺部感染),由于慢阻肺发生率相对较高,因此对部分人群而言,肺功能筛查可能是早期诊断的一种方法。有研究显示 FEV_1 和 FVC 是预测全因死亡率的一个独立指标,部分肺功能异常的吸烟者肺癌的患病风险增加,这些证据均支持把肺功能检查作为一种全球健康的评估工具。然而,对于那些尚未出现明显临床症状的患者而言,尚无证据显示肺功能筛查对指导治疗或改善结果有明确效果。这可能与研究设计有关,让我们未能更好的识别那些最可能从现有治疗中获益的尚未确诊的患者。因此,GOLD 推荐对有症状和 / 或存在危险因素的患者进行肺功能检查,而不是对所有人群进行肺功能筛查。

三、慢性阻塞性肺疾病的评估

慢阻肺评估的目的在于分析患者气流受限的程度及其对患者健康状况的影响,以及未来发生不良事件的风险(如急性加重、住院或者死亡),以最终指导治疗。

为了达到这些目标,慢阻肺的评估需分别考虑以下几个方面:①肺功能异常及其严重程度;②患者当前症状的性质和程度;③急性加重史和未来风险;④存在的共患疾病。

气流受限严重程度的分级,表 2-4 显示的是慢阻肺不同气流受限程度的分级。不同严重程度的肺功能之间的界定值,只是为了简便。为了尽可能减少测定误差,所有患者均应该在吸入足够剂量的短效支气管扩张剂后进行测定。

表 2-4　慢阻肺气流受限严重程度的肺功能分级(基于支气管扩张剂后 FEV_1)

患者 FEV_1/FVC<0.70		
GOLD1	轻度	$FEV_1 \geqslant 80\%$ 预计值
GOLD2	中度	$50\% \leqslant FEV_1 < 80\%$ 预计值
GOLD3	重度	$30\% \leqslant FEV_1 < 50\%$ 预计值
GOLD4	极重度	$FEV_1 < 30\%$ 预计值

需要指出的是,在 FEV_1、症状、健康状况受损三者之间仅存在较弱的相关性。基于这个原因,还需对患者进行症状评估。

慢阻肺是一种以呼吸困难为主要特征的疾病,用改良版英国医学研究委员会呼吸困难问卷(mMRC)(表 2-5)作为评价呼吸困难的简单指标就能足以评价患者的症状。同时,mMRC 与反映健康状况的其他指标相关性良好,并能预测远期死亡风险。

表 2-5　改良版英国医学研究委员会问卷(mMRC)

改良后的 MRC 呼吸困难量表	
请在方框中选择一个最符合您的疾病等级(0~4 级)并打钩,仅能选择一项	
mMRC0 级,只在剧烈活动时感到呼吸困难	☐
mMRC1 级,在快走或上缓坡时感到呼吸困难	☐
mMRC2 级,由于呼吸困难比同龄人走得慢,或者以自己的速度在平地上行走时需要停下来呼吸	☐
mMRC3 级,在平地上步行 100 米或者数分钟需要停下来呼吸	☐
mMRC4 级,因为明显呼吸困难而不能离开房屋或者换衣服时也感到气短	☐

慢性阻塞性肺疾病可有多种症状,对患者造成影响的不仅只有呼吸困难。因此,目前推荐应用综合症状评估方法而不是仅仅测定呼吸困难程度。慢性呼吸问卷(CRQ)和圣乔治呼吸问卷(SGRQ)是非常全面的疾病特异性健康相关的生活质量或健康状况问卷,但太复杂,不适合在日常实践中应用。目前已开发出 2 个较短的比较适合临床应用的综合评价量表,即慢阻肺评估测试(CATTM)和慢阻肺控制问卷(CCQ)。

1. 慢阻肺评估测试　慢阻肺评估测试(CATTM)共包含 8 条,反映了慢阻肺对患者生活质量的影响(图 2-4),在全世界得到广泛应用。评分范围为0~40 分,CATTM 评分与圣乔治呼吸问卷有很好的相关性。

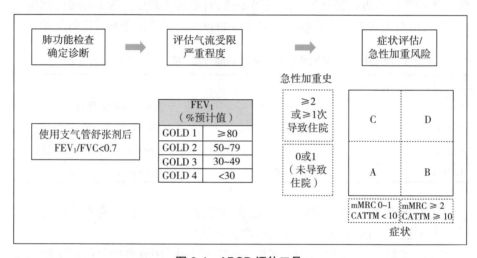

图 2-4　ABCD 评估工具

CATTM 和 CCQ 可以反映慢阻肺症状对患者的影响,但需进一步根据评分将患者分组,从而指导治疗。SGRQ 是一种广泛应用的综合指标,慢阻肺患者的 SGRQ 评分很少会 <25,而健康人的 SGRQ 评分很少会 ≥25。因此,推荐 SGRQ 症状评分 ≥25 作为慢阻肺开始规律治疗的界值。此时,CATTM 相对应的界值为 10。

单纯呼吸困难界值不能与综合症状评分界值等同,因此不能计算出mMRC 界值。而大多数 SGRQ≥25 的患者 mMRC≥1,而 mMRC<1 的患者也会存在慢阻肺的多个其他症状。目前,mMRC 已被广泛应用,mMRC≥2 作为界值,用以区分"呼吸困难轻"和"呼吸困难重。"

慢阻肺急性加重定义为呼吸症状急性恶化,导致需要额外的治疗。这些事件可分为轻度(仅需要短效支气管扩张剂治疗),中度(需要短效支气管扩张剂、抗生素和 / 或口服糖皮质激素治疗)和重度(患者需要住院或急诊就医)。

重度急性加重也可导致急性呼吸衰竭。很多大型研究显示,不同 GOLD 肺功能分级的患者急性加重频率差异很大。频繁急性加重(每年 ≥2 次)的最好的预测指标就是既往有过的急性加重事件。

此外,气流受限程度进行性恶化也与慢阻肺频繁的急性加重和死亡风险相关。慢阻肺急性加重导致的住院也会增加死亡风险等不良预后。肺功能受损的严重程度和急性加重频率、死亡风险明显相关。

2. 嗜酸性粒细胞计数　慢阻肺急性加重患者的两项临床试验结果显示,对使用长效支气管扩张剂(无吸入糖皮质激素 ICS)的患者,较高的血嗜酸性粒细胞计数可预测急性加重风险的增加。此外,对伴有血嗜酸性粒细胞计数增高的患者,联合使用 ICS 和长效 β_2 受体激动剂(LABA)预防急性加重的疗效优于 LABA。这些结果表明,血嗜酸性粒细胞计数一方面可作为预测急性加重风险的生物标志物,另一方面可以预测 ICS 对预防急性加重事件的疗效。其他回顾性临床试验也有相似的报道。

3. 慢性共患疾病的评估　由于慢阻肺常发生于长期吸烟的中年人,因此,患者在初步诊断时通常伴有不同程度的与老龄化、吸烟、酗酒、营养不良、运动不便等相关的其他慢性疾病存在。慢阻肺本身也可以有明显的肺外(全身)效应,包括体重下降、营养不良、骨骼肌功能障碍等。骨骼肌功能障碍特征表现为骨骼肌减少(肌肉细胞的丧失)和剩余肌细胞的功能异常。

常发生于慢阻肺患者的共患疾病包括心血管疾病、骨骼肌功能障碍、代谢综合征、骨质疏松、抑郁和肺癌。慢阻肺的存在确实也可以增加其他疾病的患病风险,尤其是慢阻肺和肺癌的关系。这种相关性到底是由于具有共同的危险因素(如吸烟),还是存在易感基因,或者致癌物质的清除受损,目前尚不清楚。

共患疾病在轻、中、重度气流受限患者均可发生,是影响慢阻肺患者住院和死亡风险的独立危险因素,值得特殊重视和干预治疗。因此,对于每一个患者,均应该常规关注共患疾病,并给予适当的治疗。指南中关于慢阻肺患者共患疾病的诊断、病情严重程度的评估、管理与其他患者是相同的。

4. 影像　胸片对于慢阻肺的诊断用处不大,但它可以用来除外胸部其他一些疾病,同时可以确定患者是否存在明显的共患疾病,包括呼吸疾病(如肺纤维化、支气管扩张、胸膜疾病),骨骼疾病(如脊柱后侧凸),心脏疾病(如心脏扩大)。慢阻肺相关的影像学改变包括肺过度充气(侧位片膈肌低平、胸骨后气腔容积增大等),肺透亮度增加,血管纹理纤细稀少。胸部 CT 并不常规推荐,除非用来筛查有无支气管扩张和肺癌,原因在于肺气肿会增加肺癌风险。术前 CT 检查则是很有必要的,因为判断肺气肿的分布情况是决定手术合适与否的一个重要的决定因素。拟行肺移植的患者也需要行 CT 检查。

5. 肺容积和弥散功能 慢阻肺患者从疾病早期开始,即存在气体陷闭(残气量增加),并且随着气流受限的加重,会出现静态过度充气(肺总量增加)。这些改变通过体描箱或不太精确的氦稀释法即可获得,有助于评估慢阻肺的严重程度,但对患者的治疗没有太多意义。测定弥散功能(DLCO)可以提供慢阻肺肺气肿对肺功能的影响,而且对那些有呼吸困难,但似乎与气流受限程度不匹配的患者有一定辅助作用。

6. 血氧或动脉血气分析 脉氧仪可以用来评估一个患者的氧合情况,从而判断患者是否需要辅助氧疗。脉氧监测应该用来评估所有 $FEV_1 < 35\%$,或者临床提示有呼吸衰竭或右心衰竭的慢阻肺患者。如果外周氧饱和度 <92%,则应该查动脉或毛细血管血气分析。

7. 运动试验和体力活动的评价 目前用来客观评价患者运动耐力受损的方法包括自测步行距离和在实验室进行的递增运动试验,能够很好地反映患者的生活质量和疾病预后,运动能力在死亡前一年可能会有所下降。步行测试可用于评估残疾和死亡风险,并用于评估肺康复的有效性。目前应用的两种步行试验包括往返步行试验和 6 分钟步行距离试验。因为往返直线距离对 6 分钟步行距离有很大影响,目前参考方程式确立的 30m 往返直线距离不能应用于预测短路程中所达到的距离。而需要在实验室内进行的检查,如踏车或运动平板,则可以明确患者是否伴随心脏等其他疾病。

监测患者的身体活动可能比评估运动能力能更好地反映预后,但这需要用到加速度仪或者多传感器装置。

8. 综合评分 多个变量(包括 FEV_1、通过步行距离或峰摄氧量反映的运动耐力、体重减轻、氧分压下降)能够更好地反映患者死亡风险。相比单个变量,BODE 指数(包括体重指数 B、气流阻塞 O、呼吸困难 D、运动耐力 E)是一种能较好预测生存率的综合指标。BODE 指数越高,患者死亡的可能性越大。

9. 鉴别诊断 一些慢性哮喘的患者,有时凭借影像学和肺功能检查无法明确和慢阻肺相鉴别。当然,哮喘和慢阻肺在部分患者是可以同时存在。哮喘 - 慢阻肺重叠综合征(ACOS)或哮喘 - 慢阻肺重叠(ACO)被认为是承认两种慢性气流受限的常见疾病的重叠,而不是一种独特的综合征。

10. 其他考虑 有些患者虽然肺功能没有气流受限证据,而胸部影像可见结构性肺病的表现(如肺气肿、气体陷闭、气道壁增厚),这与慢阻肺相一致。这些患者可能会有呼吸症状的恶化,或者甚至需要长期使用呼吸药物治疗。这些患者是否患有急性或慢性支气管炎、持续性哮喘,或者是慢阻肺的早期表现,以后会逐渐发展为慢阻肺,尚需要进一步研究。

四、维持和预防慢阻肺策略有效性和安全性

（一）戒烟

戒烟是影响慢阻肺自然病程最有力的干预措施。有效的措施和足够的时间可以使戒烟成功率达到 25%。

1. 尼古丁替代产品　尼古丁替代疗法（尼古丁胶、吸入剂、喷鼻剂、透皮贴剂、舌下含片或者糖浆）都能增加长期的戒烟率。尼古丁替代治疗的禁忌证有近期心肌梗死或中风病史。持续咀嚼尼古丁口香糖所产生的分泌物若被吞下，相对于由颊黏膜吸收导致的尼古丁吸收会更少，并有可能出现恶心。酸性饮料，尤其是咖啡、果汁、软饮料都可以干扰尼古丁的吸收。

2. 药物戒烟　已证实伐尼克兰、安非他酮和去甲替林都能增加长期戒烟率，但都是属于整个戒烟支持疗法中的一部分而不是单独应用。抗高血压药可乐定因其副作用而受到限制。

医护人员及健康专家提供的戒烟咨询比患者单独戒烟可显著增加成功率，建议力度和戒烟成功率有关。增加治疗效果的方法包括：延长一个疗程的时间、增加疗程数量及增加治疗周数。药物治疗和行为支持治疗的结合可以提高戒烟率。

（二）疫苗

流感疫苗的应用可以减少慢阻肺患者发生严重的疾病（如需住院的下呼吸道感染）和死亡。仅有少量的研究评估慢阻肺的急性加重，接种疫苗患者的急性加重总次数比接受安慰剂患者显著下降。推荐使用灭活的病毒疫苗，对慢阻肺老年患者更有效。人群研究的发现提示慢阻肺患者尤其是老年患者接种流感疫苗可以降低多年缺血性心脏病的风险。副反应的发生一般轻微且短暂。

所有年龄≥65 岁的患者推荐肺炎链球菌疫苗：PCV13 和 PPSV23。PPSV23 也推荐有慢性心脏或肺部疾病等重要共患疾病的年轻慢阻肺患者使用。PPSV23 能降低年龄 <65 岁、FEV_1<40% 预测值或有共患疾病（尤其是心脏并发症）慢阻肺患者社区获得性肺炎的发生率。接种疫苗达两年的慢阻肺患者，PCV13 比 PPSV23 表现为至少相同或更大的免疫原性。PCV13 对预防免疫型社区获得性肺炎（45.6%）和疫苗型侵袭性肺炎链球菌病（75%）有效，有效性至少持续 4 年。

（三）稳定期慢阻肺患者的药物治疗方案

治疗药物概述　药物治疗可以缓解慢阻肺症状，减少急性加重的频率和严重程度，改善健康状况和运动耐力。至今为止，在临床研究中，没有一种治疗慢阻肺的药物可以延缓肺功能的长期下降。每一种药物的选择取决于可及

性、医疗花费以及临床有效性和对副作用的权衡。每一种治疗方法都需要个体化,因为不同患者之间症状的严重程度、气流受限的情况以及急性加重的程度各不相同。

(1)支气管扩张剂:支气管扩张剂可以使 FEV_1 升高或改善其他肺功能参数,其改善呼气相气流的原理是通过改变气道平滑肌的张力从而引起气道扩张,而非改变肺的弹性阻力。因此,此类药物不论是在静息还是活动状态下都能减少动态过度充气,提高运动耐力。改善的程度,尤其对于重度和极重度患者很难通过静息时 FEV_1 的改善来判断。

(2)β_2 受体激动剂:β_2 受体激动剂的作用在于通过作用于 β_2 肾上腺素受体,进而增加 cAMP 并功能性拮抗支气管收缩,使气道平滑肌舒张。β_2 受体激动剂分为短效(SABA)和长效(LABA)。短效 β_2 受体激动剂的支气管扩张剂效果一般维持 4~6 个小时。规律和按需使用短效 β_2 受体激动剂可以提高 FEV_1 并改善症状。对于慢阻肺患者,左旋沙丁胺醇单剂量、按需使用相对于常规使用支气管扩张剂并没有优势。LABAs 显示作用持续 12 小时或者更长的时间,不妨碍按需使用 SABA 治疗带来的额外收益。

在 LABA 中福莫特罗和沙美特罗每天使用 2 次,可以显著地改善 FEV_1、肺容量、呼吸困难症状和健康状况,降低急性加重的频率和住院率,但对死亡率和肺功能下降速率无影响。茚达特罗每天使用 1 次,可以改善患者呼吸困难、健康状况和急性加重的频率。部分患者在吸入茚达特罗后会出现咳嗽。另外,奥达特罗和维兰特罗也是每日 1 次的 LABAs,可以提高肺功能和改善症状。副作用是对于敏感患者,刺激 β_2 肾上腺素能受体能导致静息时窦性心动过速,并有潜在的致心律失常作用。对于大剂量使用 β_2 受体激动剂的部分老年患者,不管是通过什么途径给药,其产生的严重的躯体震颤会造成很大的影响。

(3)抗胆碱能药物:抗胆碱能药物阻断了气道平滑肌上表达的乙酰胆碱毒蕈碱样受体 M_3 的支气管收缩作用。短效抗胆碱能药物(SAMAs)如异丙托溴铵和氧托溴铵也可以阻断抑制性神经元受体 M_2,它可以潜在的引起迷走神经诱导的支气管收缩。长效抗胆碱能药物(LAMAs)如噻托溴铵、阿地溴铵、格隆溴铵和芜地溴铵能够持久地结合到 M_3 毒蕈碱样受体,快速与 M_2 毒蕈碱样受体分离,从而延长了支气管扩张作用。副作用为吸入抗胆碱能药物由于其吸收较差,相对于阿托品而言全身反应少,大剂量地使用此类药物的吸入剂型较为安全。最主要的副作用是口干。抗胆碱副作用类似且发生率低。面罩给药能引起青光眼,可能是药物溶液直接作用于眼睛所致。

(4)甲基黄嘌呤类:茶碱是应用最广的甲基黄嘌呤,通过细胞色素 P450 混合功能氧化酶代谢。药物清除随年龄递减。许多其他的生理调节剂和药物能改变茶碱的代谢。沙美特罗联合茶碱对改善 FEV_1 和呼吸困难症状比单用沙美特罗效果更明显。低剂量茶碱可以减少急性加重发作的证据仍有限且存在矛盾。副作用:茶碱的毒性为剂量依赖性,黄嘌呤衍生物的一个主要问题在于其治疗窗很窄,作用剂量接近中毒剂量。甲基黄嘌呤是磷酸二酯酶非特异性抑制剂,副作用包括房性和室性心律失常(可致命)以及惊厥(不管是否有癫痫病史)。其他的副作用包括头痛、失眠、恶心和烧心,此类药物可以和其他常用的药物如洋地黄、香豆素等发生相互作用。与其他的支气管扩张剂不同,黄嘌呤衍生物极易存在过量风险。

(5)联合支气管扩张剂治疗:联合使用不同作用机制和作用时间的支气管扩张剂,与增加单一支气管扩张剂药物剂量相比,可以增加支气管扩张的程度并降低副作用的风险。SABAs 和 SAMAs 联用,比单用任何一种药物都能更好地改善 FEV_1 和症状。福莫特罗和噻托溴铵在不同的吸入器中比单独用药对 FEV_1 有更大的影响。对 LABA/LAMA 联合的症状反应是以患者个体为基础的评估。低剂量、一天两次的 LABA/LAMA 方案可以明显改善慢阻肺患者的症状和健康状况。

(6)稳定期慢阻肺的抗炎治疗

1)吸入糖皮质激素(ICS):对于有急性加重史的中度至极重度慢阻肺患者而言,ICS 联合 LABA 治疗在改善肺功能、健康状况和降低急性加重比二者单药治疗更有效,规律使用 ICS 治疗会增加肺炎的风险,尤其是重症患者。ICS/LAMA/LABA 三联治疗比 ICS/LABA 或 LAMA 单药使用,可更好改善肺功能、症状、健康状况和减少急性加重、提高生活质量。

2)口服糖皮质激素:长期口服糖皮质激素有很多副作用。

3)磷酸二酯酶 4(PDE4)抑制剂:慢性支气管炎、有急性加重史的重度至极重度慢阻肺患者,PDE4 抑制剂改善肺功能,减少中到重度急性加重的风险,降低使用固定剂量 ICS/LABA 联合治疗患者急性加重的风险。

4)抗生素:长期使用阿奇霉素或者红霉素治疗 1 年能降低 COPD 急性加重的风险。但阿奇霉素治疗与细菌耐药及听力检查受损的发生率增加有关。

5)化痰药/抗氧化剂:规律使用 N-乙酰半胱氨酸(NAC)和羧甲司坦可以降低所选择患者的人群急性加重的风险。

(四)康复、教育和自我管理

1. 肺康复 肺康复的定义为"基于整体患者评估",为患者量身打造全面干预。包括不局限于运动训练、教育、自我管理干预,目的在于通过改变行为模式,改善慢性呼吸疾病患者的身体和精神状态,并促进长期坚持以增强健康的行为。肺康复作为患者整体管理的一部分,通常包括一系列医疗专业人员,以确保康复优化覆盖各个方面。患者在登记之前应该进行仔细的评估,包括患者目标的确认、特殊的医疗要求、吸烟状态、营养状态、自我管理能力、健康素养、心理健康状态、社会环境、并发症、运动能力和局限性。方案最好持续6~8周。推荐每周两次进行指导下的运动训练,包括耐力训练、间歇训练、抗阻/力量训练;理想状态下,上下肢训练包括步行运动、灵活性、吸气肌训练,神经肌肉的电刺激也应该包括在内。所有的肺康复方案(种类和强度)应该个体化,以达到最大的功能获益。

肺康复是改善呼吸困难、健康状况和运动耐力最有效的治疗策略。肺康复适合于大多数慢阻肺患者,对不同严重程度的慢阻肺患者都能改善运动能力和健康相关的生活质量,中重度患者更明显,高碳酸血症呼吸衰竭的患者也可受益。

2. 教育、自我管理和综合治疗

(1)教育:患者教育通常是由医护工作者为患者提供信息和建议;增加患者知识储备是改变行为的重要一步。教育内容包括戒烟、正确使用吸入装置、早期识别慢阻肺急性加重、作出决定、采取行动、何时寻求帮助、外科干预、考虑遗嘱以及其他方面,这些内容通过自我管理及干预都能够更好地实现。

(2)自我管理:慢阻肺自我管理干预是结构化与个体化的统一,通常包含多种组分,目的是在于促进、吸引和支持患者积极调整自身的健康行为,并提高技巧来更好地管理。自我管理干预包括为恶化的症状记录下讨论后的行动计划,可降低呼吸相关的住院率和全因住院率。自我管理干预可以改善患者健康状态。但目前存在较多问题,包括干预的异质性、应用的一致性、干预的特异性、患者人群、随访时间和结局指标等,使得其在现实生活中很难推广。

(3)综合治疗方案:目前综合治疗和远程医疗没有显示有益。

(4)支持治疗、姑息治疗、终末期和临终关怀

1)症状控制和姑息治疗:姑息治疗的目的是阻止和减轻痛苦,使患者和家人获得尽可能好的生活质量,不论疾病处于什么阶段或需要何种治疗方法。慢阻肺是一种伴有明显症状的疾病,很多症状如疲劳、呼吸困难、抑郁、焦虑、失眠等,都需要以缓解症状为基础的姑息治疗。姑息治疗是终末期治疗和临终关怀(对疾病晚期且预测生存期少于6个月的患者提供终末期治疗的模式)的基础。

2)适用于所有慢阻肺患者的治疗:很多慢阻肺患者尽管已接受最佳治疗,但仍持续有呼吸困难、运动能力受损、疲劳、恐慌、焦虑和抑郁。这些症状可以通过广泛使用姑息治疗而改善。

3)呼吸困难的姑息治疗:镇静剂、神经-肌肉电刺激、胸壁震动和风扇往脸部吹可以缓解呼吸困难。肺康复是有效的,对重症患者使用无创辅助通气也可减少日间呼吸困难。难治性呼吸困难可通过多学科综合姑息治疗和呼吸

治疗达到更有效的管理。

4）营养支持：对于营养不良、低体重指数的慢阻肺患者，营养支持使体重增加，可显著改善呼吸肌肉强度和整体健康相关的生活质量。

5）恐慌、焦虑和抑郁：慢阻肺患者焦虑和抑郁症状的发生是多因素的，包括行为、社会和生物因素。肺康复有助于减轻焦虑症状。认知行为治疗和身心干预（如专注训练、瑜伽和放松）可以减少焦虑和抑郁，身心干预还可以改善慢阻肺患者的躯体终点事件，如肺功能、呼吸困难、运动能力和疲劳以及心理问题。

6）疲劳：慢阻肺患者的疲劳可以通过自我管理教育、肺康复、营养支持和身心干预而改善。

（五）其他治疗

1. 氧疗和通气支持

（1）氧疗：长期氧疗可以提高静息状态下严重低氧血症患者的生存率；对稳定期慢阻肺和／或运动诱发的重度动脉低氧患者，长期氧疗不能延长到达最终死亡或第一次住院的时间，也不能持续改善健康状况、肺功能和6分钟步行距离；海平面静息状态的氧合正常并不除外在飞行过程中出现重度低氧血症。

（2）通气支持：对于部分近期住过医院的患者，无创正压通气（NPPV）可能提高无住院生存率，尤其是日间有显著持续性高碳酸血症的患者（$PaCO_2 \geqslant$ 52mmHg）。慢阻肺合并阻塞性睡眠呼吸暂停的患者应用持续正压通气（CPAP）在改善生存率和降低住院率方面有明确益处。

2. 稳定期慢阻肺的介入治疗

（1）肺减容术：肺减容术能够改善上叶肺气肿患者的康复后运动能力和部分重度肺气肿患者的生存质量。

（2）肺大疱切除术：部分患者切除肺大疱可以减轻呼吸困难症状，改善肺功能和运动耐力。

（3）肺移植：对某些重度慢阻肺患者进行肺移植可以改善其生活质量和功能状态。

（4）支气管镜介入：对于某些重度肺气肿患者，支气管镜介入治疗后6~12个月可以降低呼气末肺容积，改善其运动耐力、健康状态和肺功能。

（邬海桥）

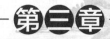

第三章
罗玲辨治慢性阻塞性肺疾病的学术思想

第一节 辨证施治要领

罗玲主任医师认为,欲治本脏病,当熟知本脏的生理功能及其本脏的生理功能的正常发挥与相关脏腑的协调关系。如欲治肺脏之病,当知肺的生理功能以及其他脏腑在肺的功能正常发挥中所起的协调作用。治病欲求其本,本者,乃其脏腑的正常生理功能也,治病求本即为治病当恢复脏腑的正常生理功能。

肺的主要生理功能是肺主气,肺司呼吸;肺主行水;肺朝百脉、肺主治节。治疗肺系疾病当以肺的生理功能为前提,恢复肺的生理功能为本。在气、津、血的代谢方面,肺与其他脏腑密切相关,相互协调,共同完成气、津、血在机体中的生成及运行;当发生气、津、血的病变时,亦当恢复肺的正常生理功能及肺与其他脏腑间的协调关系为辨证施治的前提和出发点。故以"调气、调津、调血"为慢性阻塞性肺疾病辨证施治的要领。

一、肺病调气

(一)肺在气的生成的作用

《难经·八难》说:"气者,人之根本也",气是构成和维持人体生命活动的最基本物质元素。《素问·阴阳应象大论》说:"精化为气"。先天之精可以化生先天之气(元气),水谷之精可以化生谷气,再加上肺吸入的自然界清气,综合而成一身之气。气不断地推动和调控人体的新陈代谢,维系生命活动。因此,精是生命之本源,是构成人体的最基本物质。

先天之精(气)来自父母,肾(命门)为其脏腑定位;后天之精(气),乃消化吸收水谷之物质,脾胃为其脏腑定位;清气,由气道呼吸而入,肺当为其脏腑定位所在。故与气的生成最密切的脏腑是肺、脾、肾三脏。肺主气,指气由肺所主,是指肺为气之大主也,人身之气皆由肺所管。

从五行相生来看,脾属土,肺属金,肾属水,脾、肺、肾为土、金、水的关系。

土生金：肺主呼吸，脾主运化；通过肺的呼吸，吸入自然界清气，通过脾的运化，摄入水谷精微之气；清气与水谷精微之气并积于胸中而生成宗气，宗气走息道，助肺司呼吸，助心行气血。肺病伤脾，食欲不振，中州虚弱，此种情况罗玲主任医师常常加入黄芪、白术、党参、甘草等甘温、益气健脾之品，补土以生金。

金生水：肺主呼气，肾主纳气，人体的呼吸运动，虽然由肺所主，但需要肾的纳气作用来协助，使吸气不致过于表浅，一呼一吸，是由肺肾协调完成的；只有肾气充盛，吸入之气经肺之肃降作用，才能下纳于肾。肺肾相互协调，共同完成肺司呼吸的生理活动。罗玲主任医师在肺病久虚气逆咳喘等证时常加入沉香、肉桂等纳气平喘之品，以及补益肾阴肾阳之菟丝子、淫羊藿、黄精、山茱萸等药而获良效。所以说，以"气"为纽带，肺脾肾同调为治肺系疾病常用之法，因为"肺为气之主，脾为气之源，肾为气之根"。

（二）肺在气的运行的作用

气的运行，指气的升降出入运动，诚如《素问·六微旨大论》中详载有"故非出入，则无以生长壮老已；非升降，则无以生长化收藏"。生命活动是在气的不断运动过程中产生的，因此气的运动是产生气化过程的根本。气的升、降、出、入运动以及气的阴阳双方之间相互作用，是气化过程发生和赖以进行的前提与条件。气是运行不息的，气化过程也自然是始终存在的。从另一方面说，气化过程中寓有气的升降出入运动，气的各种运动形式正是从气化过程中而得以体现出来的。《素问·天元纪大论》说："物生谓之化，物极谓之变。"突出说明气的运动及气化过程是密切相联的。气的运动及其所维持的气化过程永恒存在，分之为二，合之为一，不可间断，存在于生命过程的始终。气的升、降、出、入运动维系了体内新陈代谢的协调稳定和生命过程的有序发展，气的运动及其气化过程的停止就意味着生命活动的终结。气的运行方式体现在气的升、降、出、入运动上，一旦升、降、出、入失去协调平衡，就会出现各种病证；如果升、降、出、入停止，则生命活动也就随之终止。临证治病，注意纠正气机之升、降、出、入失常十分重要，也为肺系疾病的常用治法。

首先，肺本脏自身之气的升降出入平衡，在气的运行中具有重要作用。肺的宣发、肃降，一呼一吸，一出一入，维持着肺主气、司呼吸的正常生理功能。肺气的宣发太过、肃降不及，或者宣发不及、肃降太过，均可出现呼多吸少、吸多呼少，症见咳喘病变。

其次，在五行中，肝属木，在位为东，肺属金，在位为西，东西相对，金木相克，两者之间属于所胜所不胜的关系。在自然界，少阳春温、升发之气属木所主，太阴秋燥、肃降之气属金所主，"左右者，阴阳之道路也……""上者右行，下者左行，左右周天，余而复会也……"在人体，肝主疏泄，其气升发条达；肺主肃降，其气清肃下降之意；肝主（左）升，肺主（右）降，气机协调，共同维持人体内外环境之间的阴阳平衡,共同促进脏腑、经络、四肢百骸的功能活动及气血、营卫的正常运行。在生理上,肝气升发,则气机调畅,血行通利;肺气肃降,则能"通调水道,下输膀胱";肝从左而升,肺从右而降,升降相宜,则气机舒畅。在病理上,因为各种原因影响人体气机,出现肝肺升降出入失常,则变生诸多病证。比如外感六淫邪气,或痰浊上犯,致肺的清肃之令不行,升降之机亦窒,或治节不行,一身之气皆失其顺降之机,导致肺失清肃,气滞不畅,出现胸闷、咳嗽、喘息、气急等症。肺失肃降,气机滞而不畅,必致肝升异常,而见情志不舒,胁肋胀满不适等症。反之,若七情太过,肝失疏泄,常致肝升太过,临床除见胁痛善怒、口苦目赤之外,亦可由肝影响肺的肃降,左升太过导致右降无权,而出现胸痛咳嗽、甚至咳血等肺失肃降之症,此即所谓"肝火犯肺""木火刑金"之证。若肝气不足,升发无力,气机下陷,亦可导致肺气升降失常,正如《吴医汇讲·升降出入论》所述"内陷者,有入而无出;下陷者,有降而无升。此升降出入四字……百病之纲领"。

所以肝与肺在升降人体气机方面,生理上密切相关,升降协调为用;病理上,相互影响,互为因果。因此,在临床上,对于气机升降出入失常所致病变,应当注重从肝肺进行调理,使之重新恢复协调平衡状态。

第三,肺与脾胃升降关系,《灵枢·经脉》曰:"肺手太阴之脉,起于中焦……还循胃口,上膈属肺。"脾胃关系中,脾主升清,胃主降浊,胃以降为顺;肝肺关系中,肝主升发,肺主肃降,肺以降为顺。肺胃通过经络相连,生理上肺胃同为以降为顺;病理常见肺气上逆可致胃气上逆,如剧咳之人,可出现呕吐、呃逆,呕吐、呃逆剧烈时仍可出现咳嗽不止。降胃气之法也有降肺气的作用,如厚朴,既可降胃气,也可降肺气。可见,肺系病采用肺胃同治法是具有理论依据的。

第四,肺与肾的升降关系。肺主宣发、肃降,主呼气,肾主纳气;肺的宣发与肾的摄纳相对应,维持人体呼吸不致过于表浅,避免呼多息少。肺之升发、肾之摄纳为一对升降关系,相互协调,对维持人体正常呼吸具有重要的补充作用。补肾纳气法为肺系病常用治法。

(三)肺病及气

在气的生成和运行中,肺具有举足轻重的作用,如果肺脏有病,必然出现气的生成和运行障碍。肺气生成不足,可以出现气虚证;肺气运行不畅,可以出现气滞、气壅证;肺宣发不及或肃降太过,可以出现气闭、气郁证;肺肃降不及和宣发太过,则见气逆证。

(四)气病及肺

当其他脏腑在生气、运气方面出现障碍,出现气的病变,也必然影响肺的功能正常发挥。

《诸病源候论·气病诸候》载,气病指脏腑经络气机失调的病证,气病有虚实之分。气病虚者源于大病、久病者精气内夺,劳损可致元气虚衰,或素体精气虚弱之人,五脏六腑赖精气所养,气不养肺,必然出现肺的宣发、肃降、通调水道及助心行血功能降低而出现相应病症。虚证可见气虚、气消、气脱等证。

气病实证者乃邪气寒热偏胜,热聚则腠理开而气泄,寒盛则经络凝涩而气收,癥瘕、瘀血、痰湿可致气机壅阻。情志过极必然变生气病,"怒则气逆、喜则气缓……"。实证可见气结、气乱、气逆等,其影响肺,必然出现肺司呼吸、宣发、肃降、通调水道及助心行血功能的异常。如气结于胸,可见肺失宣降,症见胸闷、胸胀不舒;人体整个气机上逆,常见肺气上逆,喘咳不止,呼多吸少。

(五)调气治肺法

当气的生成不足,出现各种气虚表现,气生成过多(常见于补气治疗太过),则见气壅表现。故肺病及气,肺病及他脏,当调之于气。气虚者当补之,补肺气常用黄芪、党参、白术、大枣之类;气壅者,当疏之,疏肺气常用枳实、桔梗、陈皮、厚朴之类。

气机升降出入失常就会出现各种病理变化,主要有升降不及,升降太过,升降反常等几种情况。就肺而言,一方面肺本脏气机自有升降出入,另一方面,肺与他脏气机也有升降相依的关系,如肝升肺降,肝气升发太过,必将影响肺之肃降,故他脏病及气及肺,也当调治于气。

升降不及指脏腑虚弱,升降功能减弱,如肝虚升发不及,则气郁不达,可见胁胀不舒,欲嗳不爽;脾虚则清气不升,运化无力,可见头晕、眼花、泄泻等;肺虚宣肃失职,则呼吸少气,或见津液停滞不化,津停湿生,酿成痰浊;大肠以通为顺,若腑气虚弱,失于传导,则可见大便秘结难排。升降太过指超越正常的生理范围,如肝气当升,若升发太过,则肝气上逆,或化火上炎,上逆犯肺,或横逆犯胃;胃气当降,若通降太过则会导致泄泻,胃气上逆太过则恶心、呕吐、呃逆、嗳气:肺气宣发太过,则见咳喘不得卧,甚至喘脱,肺气肃降太过,则见胸闷,咳而不畅。升降反常指气机当升而不升,反而下陷;当降而不降,反而上逆。前者为气陷,可见泄泻、脱肛、阴挺等病变;后者为气逆,可见嗳气、呕恶、喘促等病变。

气滞者,当行之,木香、陈皮、青皮类;气陷者,当举之,党参、黄芪、白术配升麻、柴胡、葛根等升阳举陷;气逆者,当降之,肺气上逆,苏子、厚朴、旋覆花、沉香用之相宜,兼胃气上逆,则用丁香、柿蒂、竹茹、旋覆花、代赭石等;气郁者,当开之,宜用郁金、柴胡、蜡梅花、玫瑰花等;气闭者,当通之,荡之,枳实、厚朴之属也;气脱者,急当回阳固脱,独参汤、参附汤类。更有升清降浊并举,欲降先升,升中有降,降中有升等,圆机活法,随证应用,务使升降出入复于常态,阴阳归于平衡。

肺为气脏,气以和为贵,肺病以气顺为要。肺气上逆,降之为顺,但降之不宜太过,降中当有升,升降相依,如沉香配苏子;肺气不宣,以开宣肺气为顺,但宣肺不宜太过,宣中当有收;宣收相依,散敛相佐,以和为要,如杏仁配五味子。

二、肺病调津

(一)五脏六腑在津液代谢中的作用

一般来说,水(广义水)在体内,生理状态可称之为津、液或津液,病理状态则有痰、湿、水(病理水、狭义之水)、饮。痰、湿、水、饮、津、液,同源异流而已,故水湿津液痰同属水类。

肺病为什么治水呢? 因为通调水道是肺的重要功能之一,在水湿津液代谢中,肺具有举足轻重的作用。《黄帝内经》关于津液代谢的描述为"饮入于胃,游溢精气,上输于脾。脾气散精,上归于肺,通调水道,下输膀胱。水精四布,五经并行"。可见津液(水)的代谢涉及胃、脾、肺、膀胱等众多脏腑,是多脏腑发挥其生理功能、相互协调配合的结果。

(二)津液运行中肺的作用

肺为水之上源,肺主宣发、肃降,通调水道。肺接受由脾转输而来的津液后,一方面通过其宣发作用,将津液输布至身体上部分和体表;另一方面通过其肃降作用,将津液输布至身体下部分和内部其他脏腑,同时将其他脏腑代谢后产生的浊液向肾和膀胱输布。

(三)津液运行中其他脏腑的作用

脾主运化水液,一方面将胃、小肠、大肠吸收而来的津液通过其升清功能而上输于肺,再通过肺的宣发肃降而布散全身;另一方面,脾也可以直接将津液向四周布散至全身,即脾的"以灌四傍"功能。如果脾失运化、输布津液出现障碍,脾虚津停则会导致水湿、痰饮、水肿、眩晕、脘腹胀满痞塞等病变。肾主水,肾为水脏,肾主津液,肾脏其对津液的输布有着主宰作用。一方面肾中精气对人体整个水液输布代谢具有推动和调控作用,如脾的散精、肺的通调水道、小肠的泌别清浊等,都离不开肾阳的温煦和肾精所化元气的激发推动。另一方面,肾本身也参与津液的输布,机体代谢产生的浊液,通过肺气的肃降作用向下输送到肾与膀胱,经过肾中阳气的蒸腾气化作用,将其中的清者重新吸收参与全身水液代谢,剩余的浊者则化为尿液,下注于膀胱排泄。因此,肾之阳气亏虚,也会导致津液输布障碍,出现阳虚水泛等水肿病变。肝主疏泄,调畅气机,而津液的输布有赖于气机的升降出入运动所产生的推动作用。气行则津行,气机条畅,则津液输布流通。如果气机不畅,肝失疏泄,肝郁气滞,则往往出现津液的输布失常,气滞则津停,产生痰饮、水肿或痰气互结的梅核气、瘿瘤、肺胀等病证。"三焦者,水道也",三焦是津液在体内输布运行的道路,具有运行津液的功能;三焦气化正常,水道通利,津液才能在体内正常地流注布散。

总之,津液的代谢过程,是诸多脏腑相互协调、密切配合的结果,但其中尤以肺、脾、肾三脏最为重要。其在水(津)液代谢中的作用可以概括为"标在肺,制在脾,本在肾",若肺、脾、肾三脏以及其他相关脏腑的功能失调,或者脏腑间的协调关系被破坏,都会影响到津液的生成、输布和排泄,破坏津液代谢的协调平衡,导致津液的生成不足,或耗损过多,出现津液亏损、不足的病变;或津液输布与排泄障碍,水湿内停,而出现痰湿、水饮、水肿、尿潴留等病理变化。

(四)肺病及津

如果肺失宣发肃降,肺不通调水道,津液生成不足,可见津液亏虚,燥热内生;如果津液运行障碍,则会出现水停气道而发为痰饮、咳嗽,或水湿泛淫肌肤为风水、湿疹,甚至水肿等。

(五)津病及肺

在津液生成和运行中,肝、脾、肾、三焦功能障碍或产生病变,均可出现津液亏虚或津液停聚为患,殃及于肺,导致肺主气、主水、主治节的功能障碍而出现相应病变。如肺津亏虚,津不润肺,就可出现干咳、咳嗽痰少,甚则痰中带血,口鼻干燥,声音嘶哑等表现;如津停聚于肺,则生痰湿,痰湿阻肺则肺失宣肃,可出现咳嗽、痰多,白痰水滑;如痰湿久郁化热,熏灼肺经,可出现咳嗽、咯黄痰,稠浊涕,口鼻干等表现。

(六)调津治肺法

津者,水之类也,可以认为是水的生理状态,而痰湿水饮乃其病理状态。肺系疾病,如咳嗽、肺胀、肺积、梅核气、鼻渊、支饮、悬饮、喘证等常见咳嗽、咳痰并见,即使是干咳者,其仍可有痰邪为患,只不过其痰极其少而已,可以夸张一点说"无痰不咳"。肺系疾病,均可有水湿痰饮为患。调津法或称调治水湿痰饮法实为肺系病的常用治法。如肺津不足出现肺燥,当养津润燥,沙参、麦冬、百合类;痰湿阻肺,当健脾化痰,宣肺祛湿、淡渗利湿或利水渗湿,二陈类、三仁类;痰热蕴肺,当清热化痰,宣降肺气,芦根、鱼腥草类;寒饮停聚于胸,当温肺化饮,干姜、细辛类;气虚水留,当补气行气利水,苓桂术甘类。

津液运行输布于全身,被人体充分利用后,其剩余的水分部分同代谢废物,主要由肺、肾、大肠和膀胱等诸脏腑功能协同作用排出体外。水湿、津液代谢后的去路有三:尿液、汗液、便液。故治水湿津液之法尚有利、汗、泻三法。故治疗水肿,非独逐水利尿一法;肺主呼吸,在呼气时也会从呼吸道以水气形式带走一些水液,肺在液为汗,汗液的排泄和呼吸道水气也是津液排泄的重要途径,故宣发肺气、开泄腠理也为调津治水湿痰饮之法;此外,大肠排出粪便时,随着糟粕会带走一些残余的水分,也是津液排泄的一条途径,故"燥湿利水"也为治水之法。

三、肺病调血

(一)肺在血的生成中的作用和地位

血是人体重要的营养物质,是在心主血脉作用下循环于脉道之中以营养周身的红色液体,它内注五脏六腑,外滋四肢百骸,维持着人体的生命活动。血的生成主要依靠水谷精微和精髓为物质原料,在脾胃、心肺、肝肾等脏腑的共同作用下完成的。

《黄帝内经》云:"五谷入于胃也,其糟粕、津液、宗气分为三隧……""营气者……注之于脉,化以为血""人以水谷为本"。人体所摄入的水谷食物,经过胃肠的腐熟消化,取其精微化生而为血。喻嘉言曾说:"盖饮食多自能生血,饮食少则血不生。"这些认识都阐明了饮食的数量和质量与生血有着密切的关系,饮食是造血的原材料,饮食物的精微物质经过脏腑的生理功能化生而为血。

心主血脉,分而解之,包括心主血和心主脉;唐容川在《血证论》中谓:"食气入胃……上奉心火,心火得之,变化而赤,是之谓血",可见饮食物中的精微物质,经过脾胃的消化吸收后,再通过"心火"的化生作用变成血液。

水谷精微经脾胃运化作用化生的营气和津液,经脾上输至肺,与肺吸入的清气相结合,贯注于心脉,在心气的作用下变化而成血液;所以肺的呼吸运动吸入的清气是化生血液的重要组成部分。

脾胃为后天之本,气血生化之源;《黄帝内经》曰:"中焦受气取汁,变化而赤,是谓血。"再如皇甫中在《明医指掌》中所说的"血者,水谷之精也……生化于脾"。饮食物入胃,首先需要经过脾胃的消化吸收,其中的精微物质是造血的重要原料,中焦接受水谷之气与精微物质,变化而赤,造成血液。可见,脾胃功能正常与否与血的生成关系十分密切。

肾为先天之本;肾藏精,主骨生髓;骨者髓之府,髓者骨之充也;骨髓坚固,气血皆从;精生血,血为精所化,精血同源;可见,血乃骨髓所造,骨髓藏于骨,又为肾所主,肾之功能正常与否,可以直接影响骨髓生精造血是否正常。

肝藏血,《黄帝内经》云:"食气入胃,散精于肝……"意为饮食物经脾胃的腐熟、消化、吸收后,其精微物质进入肝脏储藏起来,伺机而化气生血。清代张璐在《张氏医通》中曰:"气不耗……精不泄,归精于肝而化清血。"可见,肝能储藏食物中的精微物质,作为造血原料,是为肝藏血,肝的功能正常与否在造血中具有重要作用。

可见造血是否正常,涉及脾胃、心肺、肝肾等脏腑功能的正常发挥,以及各脏腑相互关系是否协调。但是,肺朝百脉,为相傅之官,奉君(心)化血,在造血方面发挥着不可替代的作用。

（二）肺在血的运行中的作用和地位

血液要在脉道中正常循环往复地运行,必备三个条件:推动力、固摄力和脉道的完好密闭。血液运行的推动力源于心主血脉,肺朝百脉、助心行血,和肝的疏泄功能;对血液运行的固摄作用源于心阴的宁静作用、肝的藏血和脾的统血功能;脉道密闭、通利是血液正常运行的必要条件。

心脏和血管在结构和功能上是密不可分的。心脏连着血管,血管连着心脏,组成了循环无端密闭的系统。血液主要是靠心气的推动力,才能昼夜不停地在脉管中奔流不息;如心气虚弱,推动血液运行无力,则血流缓慢,或血滞脉中,出现气虚血瘀。其次,肺主气,肺朝百脉,肺的宗气能助心推动血行,肺之宣发、肃降功能能助心将血液运行至肢体上下、脏腑内外、营养全身,并能助血回心,促进血液循环不止;如果肺气不足,可出现气虚血瘀的表现,如果肺气壅滞,仍可出现气滞血瘀。第三,肝主疏泄,肝的疏泄功能,可以将血液输布至五脏六腑、四肢百骸,气能载血行血;如肝失疏泄,气机郁滞,气机不畅,气滞血郁或气滞血瘀。

血液能循行于脉中而不溢出脉外,这还要依靠脾的统血作用;所以当脾气虚时,不仅影响血液的化生,而且也往往影响其循行,使血失统领固摄,溢出于脉管之外,而出现各种出血证,如崩漏、便血、尿血、紫癜等。肝有储藏血液备不时之需,根据需要能够调节全身血量的作用,称为肝藏血。血液能否正常运行,除了心阳(气)的推动作用外,还与心阴对血液的宁静作用密切相关,如果心火旺盛、心烦热则易出现心血不宁,血溢脉外。

脉道是与心脏连接,循环无端的血液运行的通道,好比汽车行走的高速公路,如果脉道不利,势必造成血行不畅,气血瘀滞。故脉道通利,是血行通畅的条件之一。

可见在血液的运行方面,是心肺与肝脾正常发挥生理功能及相互协调,共同参与完成的,肺在其中发挥着举足轻重的作用。

（三）肺病及血

无论外感、内伤或情志至极导致肺病,肺主治节,助心行血功能减弱或亢进,均可出现血的生成或运行障碍。如肺气虚,无力接纳脾土上传之精微物质奉心化血,可以出现血虚证;肺气虚或肺寒,气虚无力行血,寒主收引,寒性凝滞、宁静,均见肺助心行血动力减弱,固血于脉中,血行瘀滞不畅,见气虚血瘀或寒凝血瘀证;肺热,热性主动,火热迫血急行,甚至妄行,血溢脉外,易见肺咯血等出血之证。

（四）血病及肺

在血的生成和血的运行中,如果脾失运化,肾精亏虚,脾不统血,肝不藏血,心不主血,心不主脉,其中出现任何一脏功能异常,均可导致血的生成不足,生成过多或血的运行异常,最后均可波及肺,引起肺的功能失常。

血虚,血不养肺,肺血虚,血不载气,肺气亦虚,肺的气血不足,可见气短、乏力、咳声低微、面色无华等;病理性血生成过多,可出现气血壅滞于肺的临床表现,如喘累、气短,动则加重,颜面红赤等;血瘀于肺,可引起肺宣发肃降失常,除咳嗽、咯痰外,还可出现胸部刺痛,络脉迂曲等表现;血热妄行、波及于肺,肺脉受伤,血溢脉外而出现咯血或痰中带血等表现。

(五)调血治肺法

临证时,肺有疾,调治于血。肺血虚之证,应同时考虑血的生成与心、肝、脾、肾均有密切关系,温阳化气生血,健运脾胃后天之本,肝肾同补,填精补髓生血法为治疗肺血虚证的常用方法。肺血瘀、血郁证,需从心、肺、肝入手,心主血功能正常、肺宣发肃降功能正常、肝疏泄功能正常,气机通畅,血行通畅,则气血调和,肺血瘀、血郁病易除;补心之火,火旺血不停则不留瘀,如血热妄行,或气不摄血,血溢脉外之肺出血证,养心阴,宁心神,补肺气,心静气摄血固,出血易止。

综上所述,肺系所病,治病求本,辨证治疗慢性阻塞性肺疾病当以恢复肺在"气、津、血"的生成和运行方面的生理功能为第一要务,罗玲主任医师将之概括为肺系疾病的辨证施治离不开"调气、调津、调血",并将三者融会贯通,视之为辨治肺系疾病的核心要点。气能生津、气能行津、气能摄津、津能载气、气能生血、血能载气;故"调气、调津、调血"三者之中,以"调气"为主,"调气"方能"调血","调气"方能"调津";"调血"有利于"调气","调津"有利于"调气";津血同源,"调津"有利于"调血","调血"有利于"调津"。气为肺所主,气的生成和运行当以肺为中心;津为肺所布,津液的生成和运行有赖肺发挥重要的辅佐作用;血为肺所助,血的生成和运行有赖肺助心生血、行血功能。总之,肺的生理功能的发挥,集中体现在气、津、血三方面,其中尤以气为主,肺病调气、调津、调血,实质当是以恢复肺的生理功能为目标,既要关注肺自身功能的正常发挥,也要重视其他脏腑对肺的功能正常发挥的影响。

(刘 勇)

第二节 从"气"论治

一、"气"的概念

气是中国古代哲学的概念。《难经·八难》云:"气者,人之根本也。"《灵枢·决气》云："人有精、气、津、液、血、脉,余意以为一气耳",说明气是构成万事万物的本原。气无时不有,无时不在。《素问·宝命全形论》曰:"人生于地,悬命于天,天地合气,命之曰人。""人以天地之气生,四时之法成",说明人的生命活动离不开气。《素问·五运行大论》曰:"地之为下否乎?地为人之下,太虚之中者也……大气举之也",说明地球的存在是因为气的托举。

气的运动形式包括升降出入。《素问·六微旨大论》曰:"升降出入,无器不有。"说明气的运动形式离不开升降。"气之升降,天地之更用也……岐伯曰:升已而降,降者为天;降已而升,升者谓地。天气下降,气流于地;地气上升,气腾于天。故高下相召,升降相因,而变作矣。"成败倚伏生乎动,动而不已,则变作矣……故非出入,则无以生长壮老已;非升降,则无以生长化收藏"。说明万事万物都在运动之中,都有升降出入的运动形式,通过升降出入维持动态平衡。"清阳为天,浊阴为地","地气上为云,天气下为雨,雨出地气,云出天气。"说明天地之间亦通过天气及地气的升降运动,维持着动态的平衡。清代医家周学海在《读医随笔》中指出:"升降出入者,天地之体用,万物之橐籥",强调了升降出入的重要作用,说明升降出入是全身各组织器官生理功能的体现。

气化是指通过气的运动而产生的各种变化。一是指自然界六气的变化,二是指人体内气的运行变化。自然界六气,包含天气及地气,即指风、寒、暑、湿、燥、火,在一定的条件下可转化为六淫,成为外邪,导致疾病的发生。人体在气的作用下,精、气、血、津液相互转化,物质与功能相互转化。气化功能失常,则导致气血津液的运行失常,脏腑功能异常,从而导致疾病的发生。罗玲主任医师认为,气化异常,可导致以下几个方面异常。

二、气化的性质及其致病特征

(一)自然界六气气化异常

六气转化为六淫,六气是指风、寒、暑、湿、燥、火六种气候,六气的变化称为六化。正常情况下可促进万物的生长,六气太过或不及,则转化为六淫。六淫可致病,六淫之中,又以风邪为甚。因"风为百病之长",且"风性善行而数变",导致发病急骤,变化无常,且风性轻扬开泄,易袭阳位,而肺为华盖,故肺常受袭。又风性主动,常表现为震颤等,在肺则表现为气道挛急,因而喘息不已。

(二)机体内气化异常

1. 气血津液运行变化　气血津液运行失常,导致痰浊、水饮及瘀血的产生。气的运动失常,即升降出入失常,或升不能升,或降不能降,升降不协调,导致气虚、气滞、气逆等的发生。"百病皆生于气也"。升降出入是气的运动形式,因此凡气的运动失常即升降出入失调可导致疾病的发生。《素问·六微旨大论》曰:"出入废则神机化灭,升降息则气立孤危。……是以升降出入,无器不有。故器者生化之宇,器散则分之,生化息矣",说明气机升降失调则会致病,甚至可出现生命停止。气能生津、行津、摄津,气能生血、行血及摄血,精能化气化血,血能生津,气的运行失常,则导致气不能生津,津液不足,导致气阴两虚。津液不能运行,聚而成痰成饮,血液不能运行,导致瘀血内生。血能病水,水能病血,水肿可导致血瘀,瘀血可导致水肿。

2. 脏腑的运行变化　脏腑功能异常。万事万物的运行是靠气的运动实现的,同样,脏腑进行正常的生命活动也离不开气的正常运行。气的运动异常,故导致脏腑的功能失调,而产生一系列的病理变化。脏腑之气泛指脏腑的功能,肺的主要生理功能是主气司呼吸,主行水,朝百脉,主治节,若肺的气化功能失常则见咳嗽、水肿、胸闷等。脾的主要生理功能是主运化,统摄血液,若脾气运化失常则见胃痞、胃痛、血证等。肝的主要生理功能是主疏泄和主藏血,若肝气运化失常则见胁痛、郁证、血证等。心的主要生理功能是主血脉,主藏神,若心气运化失常则见心悸、癫狂等。六腑,是胆、胃、小肠、大肠、膀胱、三焦的总称。它们的共同生理功能是"传化物",饮食物入口,通过食道入胃,经胃的腐熟,下传于小肠,经小肠的分清泌浊,其清者由脾吸收,转输于肺,而布散全身,以供脏腑经络生命活动之需要;其浊者(糟粕)下达于大肠,经大肠的传导,形成大便排出体外;而废液则经肾之气化而形成尿液,渗入膀胱,排出体外,若六腑的气化功能失常,主要以腹部症状为主。

三、气化异常在慢性阻塞性肺疾病发病机制中的作用

罗玲主任医师作为呼吸内科专家,她认为肺系疾病的发生与六气气化异常有关。气体交换通过呼吸运动实现,而呼吸运动则是通过呼吸系统实现的,呼吸系统与外界直接相通,因此易受外邪的侵袭。外邪主要是外感六淫。而六淫由六气气化异常,太过或不及转化而来。六淫侵袭,可导致肺系疾病的发生,如风寒束肺,风热犯肺,这是由于风气太过,寒气太过及热气太过,两两相合,从而引致咳喘的发生。

同样,西医认为肺系疾病发生,常导致气的交换异常,酸碱平衡紊乱,而酸碱平衡,有赖于肾的调节。且疾病发生时常导致食欲不振,而食欲与脾的运化有关。《灵枢·营卫生会》曰:"人受气于谷,谷入于胃,以传与肺,五脏六腑,皆以受气",说明全身各脏腑的精气皆来源于肺,通过肺气的升降,亦即肺的宣发肃降进行调节。因此,罗玲主任医师认为,肺系疾病发生,与肺、脾、肾气化异常密切相关。但因肝主疏泄,调节一身气机,故肝气郁结,可导致他脏气化功能异常。

《素问·五脏生成》篇曰:"诸气者,皆属于肺",说明气的运行,离不开肺的宣发肃降,说明人体是通过肺实现气体交换,而肺的功能与气机升降运动相关。《素问·宣明五气》篇指出:"五气所病……肺为咳",说明肺气化功能异常,可产生咳嗽。"太阴司天,客胜则首面胕肿,呼吸气喘",太阴有手太阴肺经及足太阴脾经,人体水谷精微之气,通过脾气散精,上归于肺,通调水道,通过气的运动实现气机正常的升降,如脾肺的气化功能失常,则出现喘息。"肺为气之主,肾为气之根,肾主纳气,阴阳相交,呼吸乃和"。反之,如肺肾气化功能异常,则导致呼吸异常,呼不能呼,吸不能吸,导致喘息的发生。由此看出,肺系疾病发生,与肺脾肾气化异常有关。

罗玲主任医师认为治疗慢性阻塞性肺疾病应通过调节气的运动,即气的升降入手,实现气血津液的正常代谢,实现脏腑的气化功能。李东垣曰:"圣人治病,必本四时升降浮沉之理。"《黄帝内经》云:"升降浮沉则顺之,寒热温凉则逆之。"因此治疗慢性阻塞性肺疾病时主要在于调节肺气的升降。历代医家对肺气或宣发,或肃降,或宣中带肃,或肃中带宣。如风寒咳嗽,常用止嗽散或麻黄汤疏散宣肺止咳;对于风热咳嗽,则给予疏风清宣,常用桑菊饮加减;对于风燥咳嗽,则常润燥宣肺,常用桑杏汤加减。阴虚咳嗽,则宜采用养阴肃肺之法,方如沙参麦冬汤。对于咳喘,如无高血压,罗玲主任医师常用麻黄宣肺,对于慢性阻塞性肺疾病肺、脾、肾虚型,除给予患者补肺、健脾、益肾外,常用苏子降气汤降逆平喘加沉香,而沉香主降。事实上,不论是疏风,还是养阴,还是补益,均是调节气的运动,实现肺气正常的升降,实现脏腑正常的气化,从而实现正常的呼吸及其他生命活动。

四、气化异常致慢性阻塞性肺疾病发病的临床表现

慢性阻塞性肺疾病的主要症状为咳、痰、喘,咳喘属肺系疾病常见症状,与肺、脾、肾气化异常有关。罗玲主任医师认为,人体通过气的运动,处于一个动态的平衡之中,气的运动异常,即气化异常,可表现为气血津液代谢异常,脏腑功能异常,从而导致疾病发生。气化异常,六气转化为六淫,使人体遭受邪气的侵袭,感受风、寒、暑、湿、燥、火之邪。气血津液代谢异常,导致痰浊水饮及瘀血,气机升降异常。脏腑功能异常,正常的生理活动受影响。

罗玲主任医师认为,肺为娇脏,易感受外邪,"风为百病之长",故又以风邪为甚,夹杂寒邪、热邪及湿邪。上述诸邪常导致肺气宣发肃降失常,或宣发太过,或肃降不足,导致气逆而咳喘,表现为阵发性咳嗽、咽痒即咳,气急喘促。肺卫不固,故兼见恶寒发热,鼻塞流涕。又因肺脾肾与气的生成、调节有关,故脏腑功能异常,主要表现为肺脾肾气化异常。肺不能主气司呼吸,肾不纳气,脾不能化生气血,故出现呼吸异常,出现咳嗽气喘。同样,"脾为生痰之源,肺

为贮痰之器，""肾主水"，故又表现为水液代谢异常，痰浊的生成，表现为痰多，痰阻气逆而咳喘。肺朝百脉功能异常，不能将血液运行到全身，导致血液运行障碍而成瘀血。再加之气的运动异常，导致津液聚而成痰成饮，加重气机阻滞，血液瘀滞，痰浊、水饮、瘀血相互影响，进一步影响气的升降，从而加重咳喘。

五、从"气"论治的治疗原则

罗玲主任医师认为，气是万事万物的根本，一切事物的生命活动都离不开气的运动。气的运动即气机，表现为升、降、出、入。气化即是指通过气的运动而产生的各种变化，包括自然界六气的变化及气血津液相互化生及转化等。气化是生命最基本的特征。气化功能失常，则导致气血津液的相互转化异常，导致气虚、气滞、气逆、气陷、痰浊、水饮、瘀血的发生，从而导致脏腑功能异常，疾病因而发生，因此，治病即是治气，在于调节气的升降出入，使生命活动趋于平衡。

因咳喘的病机与气化失常有关，故治疗咳喘应从恢复气化着手，主要有以下几个方面：

（一）调节气的运动，恢复其正常的升降出入

对于肺气不宣，罗玲主任医师常用麻黄、苏叶宣肺；肺气耗散，则予以敛肺，常用五味子、白果、诃子、乌梅。对于升降失调者，则通过药对升降搭配。如麻黄配杏仁，麻黄配沉香，苏叶配苏子，麻黄味辛，宣发肺气，杏仁及沉香主降，降逆平喘。苏叶宣散风寒，偏升，苏子降逆平喘。对于感受风邪诱发之咳喘，加用僵蚕、地龙。再则，常因感受外邪，营卫不和所致，故又采取"治病求本"的原则，进行解表散邪，常用桂枝汤以调和营卫，肺卫不固者予以玉屏风散。

（二）调节气血津液的运行

调节气血津液的运行，包括给予理气化痰除湿，活血化瘀等。理气，包含升提肺气及降肺气。升提如桔梗，降肺气如苏子、杏仁及沉香。常用多种化痰法，包括燥湿化痰、温化寒痰及清化热痰。如痰湿咳嗽，主要表现为咳嗽，痰多，痰不易咯出者，需燥湿、肃肺、化痰，方如二陈汤、三子养亲汤等，其中苏子、莱菔子降气化痰；痰热咳嗽者表现为咳嗽，咯痰黄稠，则运用清热肃肺、化痰，给予清金化痰汤或温胆汤。活血化瘀法则因病种不同，而用药不同。如慢性阻塞性肺疾病，则给予泽兰利水消肿；肿瘤及肺结节、肺纤维化则用三棱、莪术，咽炎则用红花。

（三）调节脏腑的气化

"邪之所凑，其气必虚"，故调节脏腑气化以补益为主，主要是补肺、健脾、

补肾,调和脏腑以调和肺气,包括补肺法及调节他脏。肺肾阴虚咳嗽表现为干咳少痰或无痰,痰不易咯出者,给予生脉散加减以益气养阴;肺、脾、肾气虚所致者给予补肺、健脾、补肾之药,如肺气虚,加用黄芪补气;脾气虚,加用太子参、茯苓、白术、山药补益肺脾之气;肾气虚,加用蛤蚧补肾。

六、罗玲主任医师从"气"论治慢性阻塞性肺疾病的经验

(一)补肺气——调理脾胃、补益肾气

《医碥》云:"脾胃居中,为上下升降之枢纽",中焦之脾胃居于膈上脐下,一燥一湿,一阴一阳,一升一降,是阴阳调和、气机升降平衡之枢纽。罗玲主任医师认为,"肺疾责肺,非独肺也",且《黄帝内经》指出,咳嗽聚于肺,关于胃,故咳嗽的发生发展与脾胃相关,脾胃健运与否,在咳嗽的发病中占有重要的地位。脾属土,肺属金,土生金,脾为肺之母,故培土可生金。肺主气,而脾胃为气血生化之源,肺气的充足,依赖于脾运化水谷及胃受纳腐熟水谷的功能正常,肺才能进行正常的呼吸活动,才能正常地吸清排浊。肺通调水道,下输膀胱,依赖脾气散精的作用,依赖脾对水湿及水谷的运化。脾失健运,母病及子,临床表现为腹胀,喘鸣,咳痰增多,其原因主要是因脾运化水湿的功能失调,水湿停聚,湿聚生痰,痰阻气滞,导致气机升降失衡,气逆而咳。气不能行血摄血,导致血液瘀滞,或血不归经,故出现咯血,而唐容川《血证论》指出,失血可致咳嗽。土生金,肺为脾之子,肺病,子盗母气,可导致脾胃失和,可出现腹胀,纳差,因此要治疗咳嗽,常于方中加用固护脾胃药如党参、怀山、鸡内金、麦芽等,这和秦伯未关于"治肺止咳,佐以调脾"的观点一致。此外,"胃为五脏本""得食则胃气生",故增强胃气,有助于增强正气,增强五脏的功能,防止疾病的传变,因此本着"相生相克"规律,本着"未病先防""既病防变",治疗咳嗽处方时常应固护脾胃,加用健脾消食之品。

《黄帝内经》云:"邪之所凑,其气必虚,正气存内,邪不可干。"《类证治裁·喘证》云:"肺为气之主,肾为气之根,肺主出气,肾主纳气,阴阳相交,呼吸乃和。"肺胀初期的根本病机是肺虚,尤其是肺气虚。如《诸病源候论·咳逆短气候》说:"……肺胀则气逆。而肺本虚,气为不足,复为邪所乘,壅痞不能宣畅,故咳逆短乏气也。"中期重在调理脾胃母气。脾为后天之本,气血生化之源,脾为生痰之源,肺为贮痰之器,脾为后天之本,气血生化之源,脾气不足,水湿不化,聚而成痰,壅阻于肺,气机失调。正如《黄帝内经》云:"安谷者昌,绝谷者亡。"其次,脾土为肺金之母,"虚则补其母",脾胃母气健旺,则肺金子气易复。后期补益肾命根气。本病后期,久病入肾,损及肾及命门真气;又肺金为肾水之母,母病及子则肾气受损,终致肺脾肾诸脏之气皆虚,后期出现短气喘息日重,甚则出现喘脱危候。故后期最根本的病机在于肾气虚,肾摄纳

无力。"肾气渐衰,纳气不足,气短难续。"说明肺胀的病因病机是肺、脾、肾三脏皆虚。因此治疗上宜补肺气、健脾气及补肾气。肺胀的病理因素中,初多外感邪气久留,久则肺气虚,宣降失司,水湿、痰饮、浊气内停,重则瘀血形成,导致痰湿、瘀血、浊气等多种病理产物互结,虚实兼杂。《易简方论》中说"善治痰者,不治痰而治气,气顺则一身津液亦随气而顺矣"。本病为因虚致实,本虚标实之证,故补气是实现祛除实邪的关键。且补气药应用宜早,可早日恢复正气。同时补气中不忘行气,以免痰浊、水饮及瘀血阻滞气机。罗玲主任医师常用百合、麦冬补肺气,蛤蚧、补骨脂补肾气,茯苓、白术健脾气,黄芪、山药补肺脾肾之气。

(二)宣肺气——疏风、宣肺、平喘

慢阻肺患者,常因外感风邪诱发,导致肺气不宣。故对于风邪所致咳嗽,应当宣肺气,治疗上应当体现"治咳当治风"。她认为中医讲的是从风来认识,从风来治疗,即是从疏风、舒缓气道来考虑。常用苏叶、麻黄、防风、地龙、僵蚕、牛蒡子、蝉衣。苏叶、麻黄(麻绒)主要作用是疏风,她特别强调炙麻黄(麻绒)的作用,不是用其发汗,而是用它疏风。风燥患者常有鼻干、咽干、少痰、干咳,或见肠燥便干者,治应疏风润燥,罗玲老师常选麦冬、沙参、炙枇杷叶、玄参等。此外,罗玲老师常用五味子、地龙、僵蚕、白芍、甘草舒缓气道,在治疗上,不离疏风、舒缓气道这两个主导思想。治疗上有疏风、祛邪、止咳;疏风、化痰、止咳;息风、降逆、止咳;祛风、解痉、止咳四法。

(三)降肺气——降逆、止咳、平喘

不论外感或内伤,均可导致肺肃降不及,宣发太过,故而导致肺气上逆。肺主一身之气,若邪气犯肺,肺失肃降,气机壅滞,则为肺胀胸满,气机逆乱,夹痰作祟,则为咳喘。气之升降出入,环流不休,有赖于肺之宣发肃降。肺脏肃降失常可见胸满腹胀,喘咳多痰,气急上涌,咳呛不止,头胀目眩,水肿,小便不利。当以降气化痰、利肺消肿之法,因此降肺气亦为治疗慢阻肺的治则之一。治疗肺病罗玲主任医师多运用苏子降气汤以降气、化痰、平喘,或用药不离苏子、厚朴、杏仁等降肺气之品。

(四)敛肺气——酸收敛肺,止咳平喘

肺主气,司呼吸,呼出浊气,吸入清气,不断吐故纳新,以维护生机。中医认为肺脏本身所具有的只是凭借其肺叶的收敛之力所起的呼气功能。罗玲主任医师认为,久病则肺气耗散。而《素问·脏气法时论》云:"肺欲收,急食酸以收之,用酸补之。"若正气已虚、邪气尚存,可辛散与酸收之法并用。罗玲主任医师在治病时,常用乌梅、五味子、罂粟壳、白果、诃子等,常将敛肺止咳与其他止咳法同用。

（五）理肺气——燥湿、化痰、平喘

慢阻肺临床表现为咳、喘、痰、肿,罗玲主任医师认为痰瘀伏肺是本病的夙根。朱丹溪认为:"百病多有兼痰者。"痰分有形之痰及无形之痰,罗玲主任医师认为"痰为百病之夙根",肺系疾病的发生无不与痰相关,《医门法律·咳嗽续论》:"盖以咳嗽必因之痰饮,而五饮之中,独属上支饮,最为咳嗽根。"亦说明痰饮可致咳嗽。痰不仅有表现为色白而清稀或黏稠的寒痰,亦有色黄而黏稠的热痰。《丹溪心法》曰:"肺胀而嗽,或左或右,不得眠,此痰挟瘀血碍气而病",指出"肺胀"咳嗽亦与痰有关。因此化痰理气为本病的治法之一。而慢阻肺有痰者,有痰湿蕴肺者及痰热犯肺者。临床上,罗玲老师对前者喜用二陈汤合三子养亲汤。对后者给予清金化痰汤合温胆汤。加用金荞麦、鱼腥草、竹茹等。

（六）调肺气——疏肝理气

百病生于气也。怒则气上,喜则气缓,悲则气消,恐则气下,寒则气收,炅则气泄,惊则气乱,劳则气耗,思则气结,九气不同,何病之生? 肝主疏泄,调畅全身的气机,肝失疏泄,则全身气机失于条达通畅。慢阻肺的患者常处于疾病状态,郁结于心,故出现胸腹胀满。且肺属金,肝属木,金克木,故肺气上逆,则侮于肝,影响肝之疏泄,加重胀满。慢阻肺患者本虚标实,常伴肾不纳气,而肝肾同源,肾虚则波之肝,故治疗上需调肝气,常用枳壳、香附行气疏肝,白芍柔肝缓急,或用四逆散疏肝理气。

（七）通肺气——活血化瘀

唐容川说:"盖人身气道,不可有塞滞,内有瘀血,则阻碍气道,不得升降,是以壅而为咳。"《血证论·喘息》云:"内有瘀血,气道阻塞,不得升降而喘。"丹溪曾提出:"久得涩脉,痰饮胶固,脉道阻滞也,卒难得开,必费调理。"认为咳喘与瘀血有关。叶天士认为"初病在气,久病在血",肺系疾病多迁延难愈。肺主治节,朝百脉功能异常,则不能推动和调节血液的运行,血液瘀滞,则会导致瘀血的发生。所谓"久病必瘀"即是如此,临床上较多患者表现为口唇及面色发绀。且"血不利则为水",临床常见水肿、发绀、心悸、舌黯紫等症状。因此罗玲主任医师在肺系疾病中常用活血化瘀法。老师在肺心病中擅长使用益气化瘀法,如使用黄芪、防风、白术补益肺气,加太子参、云苓补益脾气,加肉桂、补骨脂补益肾气,在此基础上加用泽兰、桃仁、红花。

（八）清肺气——通腑泄热

"肺与大肠相表里",肺失清肃,浊气不能从下而出,则腹满痞胀、大便坚涩难解;大肠积滞,腑气不通,也可引起肺气肃降不利而致咳嗽。《灵枢·经脉》:"肺手太阴之脉,起于中焦,下络大肠……上膈属肺。""大肠手阳明之脉,络肺下膈属大肠"。肺与大肠一脏一腑,一阴一阳,经络相关,表里络属,在

中医脏腑联系最为密切。肺主治节,是大肠按正常规律传导的条件;肺主宣发,是大肠得以濡润的基础;肺主肃降,是大肠传导的动力;肺主通调水道,是大肠润燥的枢纽。一旦发生病变,肺肠之病可以相互传变、累及以致恶性循环。所以,泄大肠可以清肺热,理大肠能化痰浊,故在治疗中不论有无大便秘结,常或加通腑泻下之品,以通腑气,宣肺气,故在治疗上常加用桃仁、杏仁等药物。

（付　玲）

第三节　从"风"论治

一、"风"的概念

"风",贯穿中医的病因病机、辨证论治等多个方面,是中医理论的重要概念之一。风既是自然界的表现,又可以成为致病的因素之一。如《灵枢·九宫八风》云:"风从其所居之乡来为实风,主生长,养万物。"而《黄帝内经》又已经高度概括了风邪致病的特性,后世医家更将其进一步发挥,为临床诊断风邪所致疾病提供了理论基础。

肺主气,司呼吸,肺叶娇嫩,不耐寒热,为娇脏。又肺胀日久,肺气虚损,卫外失固,易受风邪侵袭。风邪外袭,触动伏痰夙根,风痰交阻,肺失宣肃,故咳痰喘发作。查阅相关文献,风邪与肺胀的描述早已多次出现,如《诸病源候论》云:"邪伏则气静,邪动则气奔上。"《症因脉治》亦云:"肺胀之因,内有郁结,先伤肺气,外复感邪,肺气不得发泄,则肺胀作矣。"可知古人亦认为肺胀亦有轻重之分,受外邪侵犯,症状则有所加重。即《圣济总录》云:"本于肺脏之虚,复感风邪,肺胀叶举,诸脏气又上冲而壅遏,此所以有上气之候也。"《太平圣惠方》曰:"夫上气咳逆者,由肺脏虚弱,感于风寒,而成咳逆也。咳则气聚于肺,则令肺胀,心胸烦闷,是为咳逆也,此皆邪气与正气相搏,正气不得宣通,但逆行于咽喉之间,邪气动作,则气逆不顺,奔上胸膈,故谓之上气咳逆也。"《太平圣惠方》还记载:"夫肺主于气。若脏腑不和,肺气虚弱,风冷之气所乘,则胸满肺胀,胀则肺管不利,不利则气道壅涩,则喘息不调,故令喉中作水鸡声也。"可知肺气虚损、肺胀与风邪外犯三者之间存在着密切关系。

二、风邪的性质及其致病特征

（一）风为阳邪,易袭阳位,轻扬开泄

《素问·疟论》云:"夫寒者阴气也,风者阳气也。"可知风为阳邪,其性具

有向上向外、升散开泄的特性。肺为华盖处高位,易受风邪袭击。《素问·金匮真言论》有云:"背为阳,阳中之阴,肺也。" 可知肺属阳,风邪易袭阳位,故肺常为首当其冲。即为《素问·太阴阳明论》所云:"伤于风者,上先受之;伤于湿者,下先受之"。《素问·太阴阳明论》:"犯贼风虚邪者,阳受之""阳气从手上行至头"。《备急千金要方》亦有记载:"贼风邪气所中则伤于阳,阳外先受之,客于皮肤,传入于孙脉,孙脉满则入传于络脉,络脉满则输于大经中,成病。归于六腑则为热,不时卧止,为啼哭。其脉坚大为实,实者外坚充满,不可按之,按之则痛也。经络诸脉傍支去者,皆为孙脉也。" 肺主气,开窍于鼻,外合皮毛,主表卫外,故外邪从口鼻、皮毛入侵,每多首先犯肺,导致肺气宣降不利,上逆而为咳,升降失常则为喘,久则肺虚,主气功能失常。所谓"风性开泄"是指风邪侵犯人体,肺卫不固,则皮毛腠理疏松,津液外泄。因此感受风邪可见恶风,汗出等症状。

(二) 风善行而数变

风之善行指的是风邪虽多侵袭人体头面、肌肤等部位,但其行走位置不定,易向其他部位扩散,如表现为患处瘙痒,或出现游走性疼痛等特点。风之数变指的是风邪致病变化多端和变化迅速。由此可知,风邪致病,发无定时,证无定处,发病急骤,变化迅速,容易传变。如临床上常见肺胀有风热犯肺证,初起以表热为主,以肺为病变中心,见卫分气分证,严重则病变及血分,逆传心包,预后较差。

(三) 风为百病之长

如开篇所言,风的分布十分广泛,结合《素问·玉机真脏论》言:"是故风者,百病之长也。"《黄帝内经·风论》说:"风者,百病之长也,至其变化,乃为他病也。" 指的是寒、湿、燥、热等多种邪气多可见依附于风邪之上而侵犯人体,故可知风为六淫病的首要致病因素,以得"风为百病之长"的说法,罗玲主任医师临床上治疗肺胀的经验发现,在临床上常见风邪夹杂其他邪气而致病,如风寒之邪、风热之邪等。

三、风邪在慢性阻塞性肺疾病发病机制中的作用

肺为华盖,主气,司呼吸,外合皮毛,上通于喉,开窍于鼻,与外界相通。故外感风寒或风热之邪侵袭,首先犯肺,引起一系列肺部疾患,初期可仅表现为咳嗽不适,正如《河间六书·咳嗽论》所云:"寒、湿、燥、暑、风、火六气,皆令人咳。" 若迁延不愈,则损伤肺气,导致气虚气滞,日久肺气壅滞不通、宣肃不行,进一步导致气滞血瘀,痰湿与瘀血合而损肺,则肺气胀满、失于敛降,可见咳嗽、喘促等症状,而肺胀日久,肺气虚损,卫外失固,又易受风邪侵袭,故因果又相互影响。

巢元方著《诸病源候论》云："肺主气,肺气有余,即喘咳上气。若又为风冷所加,即气聚于肺,令肺胀,即胸满气急也。"认为肺胀的病因是肺虚感寒,或感受风冷之邪致病,咳嗽则气还于肺间,则肺胀。肺胀则气逆,而肺本虚,气为不足,复为邪所乘,壅痞不能宣畅,故咳逆短气也。即描述肺胀的发生不外乎虚实两端,然而虚证的发病仍不能除外六淫之邪侵袭。

王焘著《外台秘要·咳逆上气方五首》云："《病源》肺虚感微寒而成咳。咳而气还聚于肺,肺则胀,是为咳逆也。邪气与正气相搏,正气不得宣通,但逆上喉咽之间。邪伏则气静,邪动则气奔上,烦闷欲绝,故谓之咳逆上气也。"《病源》咳嗽上气者,肺气有余也。肺感于寒,微者则成咳嗽。肺主气,气有余则喘咳上气。此为邪搏于气,气壅不得宣发,是为有余,故咳嗽而上气也。其状,喘咳上气,多涕唾,而面目胕肿,则气逆也。"此文基本同意《诸病源候论》的意见,认为肺气虚损,感受外邪侵袭,则肺气宣肃失常,气机壅滞不通,而出现肺胀一病。且肺气本虚,反复感受外邪之侵袭,后期喘咳加重、并可出现面目浮肿,症状较前可进一步加重。

至后期《太平圣惠方》也一定程度上沿袭了上述理论,其书中记载:"夫肺气不足,为风冷所伤,则咳嗽。而气还聚于肺,则肺胀。邪气与正气相搏,不得宣通,胸中痞塞,痰饮留滞,喘息短气,昼夜常嗽,不得睡卧也。"夫上气咳逆者,由肺脏虚弱,感于风寒,而成咳逆也,咳则气聚于肺,则令肺胀,心胸烦闷,是为咳逆也,此皆邪气与正气相搏,正气不得宣通,但逆行于咽喉之间,邪气动作,则气逆不顺,奔上胸膈,故谓之上气咳逆也。"其论述的依旧是肺气不足,卫外不固,感受外邪,肺气更为壅滞,气机不畅,而成肺胀,然而后期更可出现气逆于上之重症。

秦景明《症因脉治》亦云:"肺胀之因,内有郁结,外复感邪,肺气不得发泄,则肺胀作矣。"又从临床可见,肺胀患者多为老年人,尤其是既往有吸烟史,长久以来,损伤肺脏,肺气亏虚,卫外不固。又年老脾气亏虚,气血津液化生不足,使六淫之邪乘虚袭肺,致使肺胀之病病情加重。至清代吴谦著《医宗金鉴》云:"风寒之邪,入于营卫,挟饮上逆,则咳而上气也。烦躁而喘,肺气壅逆,谓之肺胀。"仍不外乎外感风寒之邪,痰饮内停,肺气壅遏,则生肺胀。至此,风邪可致慢性阻塞性肺疾病已经得到较多的古代文献支持。

罗玲主任医师认为:风邪可伤卫表、可袭筋骨、可中经络、可中脏腑等。于慢性阻塞性肺疾病发病过程中,多表现为风伤卫表或中脏腑。若人平素不重调摄,则致腠理虚,卫外不固,风邪易伤。卫气的功能主要为防御外邪、营养和调节机体。当卫气功能失调时,人体即易感受外邪侵袭。《素问·金匮真言论》亦云:"八风发邪,以为经风,触五脏,邪气发病。"即说明风邪循经入里,内干五脏而发病。

四、风邪致慢性阻塞性肺疾病发病的临床表现

《黄帝内经》中已经指出,"风"可为咳嗽的病因或诱因,前文已阐述。"风为百病之长",风邪具有相兼性,可兼他邪合而伤人,为外邪致病的先导;而且四季均可见风邪,故可与寒、湿、暑、火、燥邪等结合伤人。肺胀的发生与风邪存在联系,前文亦已阐明。《诸病源候论》云:"一曰风咳,欲语因咳,言不得竟是也。"与肺胀之咳嗽有相似之处。

《金匮要略》认为肺胀的病机为外邪闭肺,风遏水停,肺失宣肃,通调失常。"上气喘而躁者,属肺胀,欲作风水,发汗则愈。"根据发病过程中的内外合邪,热重饮轻及饮重热轻之不同。依据条文"咳而上气,此为肺胀,其人喘,目如脱状,脉浮大者,越婢加半夏汤主之。""肺胀,咳而上气,烦躁而喘,脉浮者,心下有水,小青龙加石膏汤主之。"可知《金匮要略》对于风邪夹杂其他邪气外感致肺胀的表现主要包括越婢加半夏汤证及小青龙加石膏汤证。越婢加半夏汤证浮脉主表,脉大有热,为风热夹饮热上逆。其于外感风热之邪,饮停于胸,饮热互结,热甚于饮,肺胀的主要病因机制为肺气胀满。小青龙加石膏汤证中脉浮亦主表,"心下有水"说明内有水饮,烦躁为里有热邪。即为表有风寒,里有水饮,中夹热邪,且饮甚于热是肺胀主要的发病机制。

罗玲主任医师指出临床常见肺胀与风相关的证型主要包括:风寒束肺证、风热犯肺证。风寒束肺证在临床上表现为喘咳胸闷,咳嗽痰多,痰液清稀,伴有恶寒发热、头痛等症状,舌苔薄白,脉浮紧。风热犯肺证表现为喘促气粗,咳嗽痰黄而黏稠,心胸烦闷,口干而渴,可有发热恶风,舌红,苔薄黄。

五、从"风"论治的治疗原则

《黄帝内经》中亦有记载治疗法则,《灵枢·胀论》曰:"黄帝问于岐伯曰:胀论无问虚实,工在疾泻,近者一下,远者三下。今有其三而不下者,其过焉在? 岐伯对曰:此言陷于肉肓而中气穴者也。不中气穴则气内闭……当泻则泻,当补则补,如鼓应桴,恶有不下者乎?"即《黄帝内经》认为,对于包括肺经在内的所有的胀病,都需要急用针灸泻法及观其寒热虚实以辨证施治,然而此章主要讲述的是针灸,药物治疗的最早记载在《金匮要略》可以体现,张仲景应用越婢加半夏汤、小青龙加石膏汤治疗风邪夹杂其他邪气外感致肺胀。

罗玲主任医师治疗肺胀的基本治则为标本兼治,肺胀之病总属本虚标实,临床上与风邪相关的常见证型包括风寒束肺证及风热犯肺证,依据《素问·至真要大论》云:"风淫于内,治以辛凉,佐以苦,以甘缓之,以辛散之",确立了风邪偏胜的治疗大法。故遣方用药上多选用麻黄、荆芥、防风、地龙、僵蚕、紫苏

等解表散寒或疏散风热等药物。

肺胀患者外感风寒或风热之邪，往往是其症状加重之病因。风邪外袭，或夹寒，或夹热，则肺气不利，气道壅滞，肺失宣肃，上气而喘咳，即《圣济总录·上气》云："所谓上气者，盖气上而不下，升而不降，痞满膈中。胸背相引，气道奔迫，喘息有声者是也。本于肺脏之虚，复感风邪，肺胀叶举，诸脏之气又上冲而壅遏，此所以有上气之候也。"明确其病机，故在治疗方面，罗玲主任医师主要在补肺健脾益肾基础上给予疏风清热或疏风散寒之品。再根据其具体表现，若属肺卫亏虚，则多用防风、黄芪等中药或合用玉屏风散以益气固表；若喘促较重，考虑肾不纳气，则合用山萸肉、五味子、淫羊藿、沉香等温肾纳气；若肺阴亏虚表现较为明显，表现有干咳、气短、舌红、苔少或无苔之患者，则多合用麦冬、沙参等养阴生津。

六、罗玲主任医师从"风"论治慢性阻塞性肺疾病的经验

（一）风邪的预防

《素问·上古天真论》说："其知道者，法于阴阳，和于术数，食饮有节，起居有常……虚邪贼风，避之有时。"明确指出了养生保健注意"防风"的重要性。中医有治未病的思想，《道德经》中也记载："其脆易泮，其微易散，为之于未有，治之于未乱。"《灵枢·九宫八风》记载："风从南方来，名曰大弱风，其伤人也，内舍于心，外在于脉，气主热。……风从东南方来，名曰弱风，其伤人也，内舍于胃，外在肌肉，其气主体重。"本章节描述各种风，但凡风从当令节气相对方向而来的，都是虚风，并指出："谨候虚风而避之，故圣人日避虚邪之道，如避矢石然，邪弗能害，此之谓也。"可知，《黄帝内经》认为虚风对于人体而言十分危险，需及时躲避。

目前既已知风邪与慢性阻塞性肺疾病相关。那么首当固护脾胃，因肺主气，既主呼吸之气，又主一身之气，而脾为气血生化之源，因此，肺主一身之气是以脾为气血生化之源为前提的。又所谓"脾为生痰之源，肺为贮痰之器""诸湿肿满，皆属于脾"。脾与肺的关系密切，其主要表现在气和水液代谢两方面，脾气益肺，肺气助脾。在病理上，若因脾气虚弱，生化之源不足，肺气随之而虚，终致脾肺两虚。若脾失健运，水湿内停。痰浊内生，上逆犯肺，肺失宣降，则出现胸闷、咳嗽、痰多、气喘等痰浊阻肺之证；或水气内停，上犯于肺，肺失肃降而出现气喘、浮肿。

其次需加强体育锻炼，调畅气机，根据身体状况可选择散步、打太极拳及八段锦等锻炼方式。然而也要警惕，因汗出后腠理打开，风邪易袭。《金匮要略》云："病者一身尽疼，发热，日晡所剧者名风湿，此病伤于汗出当风，或久伤取冷所致也。"适度的运动需要搭配适量的睡眠，《黄帝内经》云："上古之人，

其知道者,法于阴阳,和于术数,食饮有节,起居有常,不妄作劳,故能形与神俱,而尽终其天年,度百岁乃去。"也就是说,日常作息需顺应自然,才能长寿。

(二)治疗风邪用药

治疗风邪之药,多称"风药"。罗玲主任医师治疗肺胀,常于补益肺、脾、肾三脏的同时,合用疏风清热或疏风散寒之品,如炙麻黄轻清上浮,宣肺平喘,桔梗宣肺止咳,配伍五味子、牛蒡子、青果、紫苏子、地龙等常有缓急、舒缓气道之功。同时根据具体疾病之寒热虚实,寒者加细辛、桂枝、荆芥;热者加黄芩、连翘、鱼腥草;痰多者加胆南星、瓜蒌、葶苈子、莱菔子。又风为阳邪,日久化燥,风盛伤津,多加沙参、麦冬润燥之品。而对于平素易受风邪侵犯者,多合用玉屏风散。

1. 麻黄　麻黄始见于《神农本草经》,列为中品,为麻黄科植物草麻黄、中麻黄或木贼麻黄的干燥草质茎。麻黄性温,味辛,微苦,归肺、膀胱经,具有发汗散寒、宣肺平喘、利水消肿的功效,一般临床上多用于外感风寒表实证风水浮肿、风湿痹痛、阴疽、痰核、咳嗽气喘等。罗玲主任医师则多用于治疗慢性阻塞性肺疾病患者伴有咳喘或外感风寒之患者。常与杏仁相伍,增强止咳平喘之功。又与地龙相伍,其中麻黄发散表邪,宣肺利气,止咳平喘,利尿消肿。地龙通经活络,解痉平喘,二药合用以宣肺通络,止咳平喘。现代药理学研究提示:麻黄主要成分为生物碱类,有麻黄碱、右旋麻黄碱、左旋去甲基麻黄碱、右旋去甲基伪麻黄碱等,其他还含挥发油和黄酮类化合物。麻黄主要药理作用为发汗、平喘、利尿、解热镇痛、抗炎抗过敏、抗病原微生物、镇咳祛痰,还有兴奋中枢神经系统、强心、升高血压的作用。而麻黄与地龙合用,通过一系列实验研究得知其抗喘作用机制包括:对于卡巴胆碱和组氨刺激引起气道平滑肌收缩的解痉作用;抑制卡巴胆碱引起气管黏膜的分泌增加。

2. 紫苏　紫苏始载于《名医别录》,为唇形科一年生草本植物,我国已有2 000多年的栽培历史。罗玲主任医师多用紫苏叶以疏风、紫苏子以降气消痰、止咳平喘。其性味辛、温;归脾、胃、肺经。《主治秘要》云:"燥胃湿,化痰,益脾胃气,除胸中痰涎。"《医学启源》云:"治寒痰及形寒饮冷伤肺而咳。"因其性温,故治疗上多用于治疗慢性阻塞性肺疾病之风寒束肺证。现代药理学研究提示:紫苏含有多种化学成分,包括挥发油、脂肪酸、黄酮、酚酸等类成分,此外还含有无机元素及维生素。挥发油是紫苏的主要活性成分及其特异香气的来源,其中成分比较复杂,包括萜类、芳香族和脂肪族化合物,具有气管松弛、镇咳等作用,有效缓解哮喘患者喘息、气急、胸闷、咳嗽的临床症状。基于此,中医学认为其具备解表散寒之功,分别对紫苏叶、紫苏梗水提取物进行研究,均能体现抗菌活性。而紫苏叶挥发油具备降温作用。

3. 薄荷 薄荷始载于唐代孙思邈《备急千金要方·食治》中,名为蕃荷菜,味苦、辛、温、无毒。可久食,却肾气,令人口气香。主辟邪毒,除劳弊。形瘦疲倦者不可久食,动消渴病。"《本草备要》记载:"轻,宣,散风热。辛能散,凉能清,升浮能发汗。"根据薄荷清轻凉散之特性,善解风热之邪,故适用于外感风热之证等。而又轻扬上浮,宜用于风热上攻之证。薄荷中富含丰富的挥发性物质,对于抑制微生物生长具有效力。

4. 荆芥 荆芥最初记载于《神农本草经》:"假苏,味辛温,主寒热、鼠瘘、瘰疬、生疮,破结聚气,下瘀血,除湿痹。一名鼠蓂"。是唇形科荆芥属植物荆芥的干燥地上部分,具有解表散风、宣散透疹、祛风止痒功效,其炒炭又可治吐衄下血。荆芥常配伍防风而用,此配伍较多医家亦在应用,如消风散等名方亦存在此配伍。根据现代药理学的研究,防风、荆芥配伍,有助于抗过敏反应,减少花生四烯酸的代谢产物生成。

5. 防风 防风最初记载于《神农本草经》:"主大风,头眩痛,恶风,风邪,目盲无所见,风行周身,骨节疼痹烦满"。防风为伞形科植物防风的干燥根。防风味辛、甘,微温,归膀胱、肝、脾经,具有祛风解表,胜湿止痛,止痉等作用。临床上常见罗玲主任医师以防风配伍黄芪为用,正如《本草衍义》所云:"黄芪、防风,世多相须而用"。防风伍黄芪可加强益卫固表之功,因肺胀病程中,可有反复受邪的历程,故肺气更虚,卫外之功亦更为虚损。故于治疗肺胀之时,两药配伍,效果为佳。《医方发挥》记载:"防风配黄芪,一散表,一固表,两药合用,黄芪得防风则固表而不留邪,防风得黄芪则祛邪而不伤正。"亦常配伍荆芥而用,此配伍较多医家亦在应用,如消风散等名方亦存在此配伍。

6. 地龙 地龙首载于《神农本草经》,为巨蚓科动物参环毛蚓(广地龙)或缟蚯蚓(土地龙)等的全体。其味咸,性寒,归肝、脾、膀胱经,具有清热平肝、息风定痉、平喘通络等作用。如上述所言,地龙常配伍麻黄相须为用以宣肺通络,止咳平喘。根据现代药理学分析:地龙具备抵抗心律失常和降低血压、延长机体内的纤维蛋白血栓和血小板血栓的形成时间、缩短炎症的周期、扩张机体支气管等作用。对于改善慢性阻塞性肺疾病患者喘促等症状及其高凝状态有所帮助。

7. 蝉蜕 蝉蜕首载于《名医别录》,为蝉科昆虫黑蚱若虫羽化时脱落的皮壳。其味甘咸,性凉,归肺、肝经,具有宣散风热、利咽透疹、退翳明目、祛风解痉之功效。《本草纲目》记载:"其气清虚,故主疗一切风热之症。"罗玲主任医师于临床上常配伍薄荷使用,取其辛散透达,疏风散邪,恢复肺之宣肃之功能,以达到平喘的效果。根据现代药理学的研究结果,蝉蜕通过改善白细胞介素 -2、白细胞介素 -5 的含量,以达到缓解慢性炎症的目的。且蝉蜕水提物具有明显的镇咳、祛痰、平喘作用。且根据《国家药典中药实用手册》记载:蝉蜕对红细胞膜有一定的保护作用,改善红细胞的带氧功能,故对于改善慢性阻塞性肺疾病喘促的症状有所帮助。

8. 僵蚕　僵蚕首载于《神农本草经》,其味辛咸,性平,归肝、肺经,具有祛风解痉、化痰散结、通络止痛之功效。《本草纲目》记载:"散风痰结核瘰疬,头风,风虫齿痛,皮肤风疮,丹毒作痒……一切金疮,疔肿风痔。"《本草求真》谓:"僵蚕,祛风散寒,燥湿化痰,温行四脉之品。"《普济方·医方妙选》记载了白僵蚕丹主治"惊风潮搐生涎,上喘急"。对于风邪外犯而致喘嗽有所作用。罗玲主任医师亦擅用僵蚕、地龙治疗风邪相关之咳嗽。僵蚕中的多肽或氨基酸成分具有一定的抗凝作用,可抑制血小板趋化聚集,抑制血管重塑,起到改善COPD 患者气道重构的作用。此外,僵蚕水提取物可通过减轻 COPD 大鼠模型肺内局部炎性反应,减少炎症因子气道黏膜下浸润,起到缓解慢阻肺急性加重的作用。但在人体上是否存在相同效应则需进一步探讨。

9. 细辛　细辛来源为马兜铃科植物北细辛、汉城细辛或华细辛的根及根茎,味辛、性温,具有祛风散寒、通窍止痛、温肺化饮的功效。临床上罗玲主任医师常配伍麻黄相须为用。两药同用,有助于鼓动内外之阳气以解表散寒。此外,细辛又可温肺化饮,麻黄能宣肺平喘,二药配伍使用,又有温肺化饮散寒平喘之效。对于肺胀伴有痰饮内盛者可能尤为适合。也常有细辛伍川芎,川芎辛温,气香升散,走而不守,有较强的活血行气、祛风止痛作用。二药合用,能上行头目,增强其祛风止痛作用。根据现代药理学的研究,细辛挥发油有抗炎作用,可抑制甲醛、角叉菜胶等引起的炎性反应。细辛挥发油、甲基丁香酚及去甲乌药碱均能松弛支气管平滑肌、平喘;细辛醚可祛痰。对于改善慢性阻塞性肺疾病患者咳嗽、气喘有相当的促进作用。

风邪易犯人体,是引发多种呼吸道疾病的重要诱因,所以要积极预防。然而对于慢性阻塞性肺疾病患者,其肺气本虚,卫外不固,内有痰浊瘀聚,生活中则更要避免受风侵犯,切断疾病的诱发,辨证论治,切勿犯虚虚实实之戒。运用风药要遵循"风淫于内,治以辛凉,佐以苦甘,以甘缓之,以辛散之"的基本原则。

(任　毅)

第四节　从"痰"论治

一、"痰"的概念

中医将痰分为广义和狭义两大类。狭义的痰,一般是指呼吸系统的分泌物,可吐出,故狭义的痰又称外痰。广义的痰指内痰,内痰的形成主要是机体内的体液在致病因素的影响下,失去了正常的运行途径和规律,逐步停蓄凝结成为一种黏稠状的、有害的液体。这种液体一般不咯出,而留伏在体内产生病变。"痰随气行,无处不到",因而可产生各种病证。

　　广义的痰必定会联系水湿痰饮的概念,一般来说,水在机体中被正常应用者称为津(精)液,而不能被正常利用者被称为水湿痰饮。水湿痰饮,乃水之同源异流,主要是指机体中水液代谢的不同形态,包括水谷精微不能正常转化所形成的病理产物,这种病理产物一旦形成,又可作为新的致病因素作用于机体,影响脏腑功能失调从而导致各种复杂的病理变化。《黄帝内经》云:"饮入于胃,游溢精气,上输于脾。脾气散精,上归于肺,通调水道,下输膀胱。水精四布,五经并行,合于四时五脏阴阳,揆度以为常也。"这句话既阐明了水之来源,也阐明了水之代谢所涉及的主要脏腑及脏腑对水代谢失常相应会产生病理变化。简单来说,水可分为阴水阳水,水之为病可泛滥体表四肢;痰多属热,如热煎熬津液而成痰,痰也有属寒者,其性质特点偏于黏稠;饮相对清稀,饮之为病,饮多偏寒,多停留于体腔,或者体位低洼之处;而湿邪,其性黏滞,病无定处,可与五气相兼而为病,可分为外湿内湿等。痰倾向于无形中之有形,水饮均无定形,湿乃纯无形。

　　水湿痰饮虽然都是水液在人体内代谢失常的产物,四者同源异流,从其性状、致病特点、临床表现等方面来说是既有所区别,又有联系的。总的来说,水为湿所聚,湿聚而成水,水停则成饮,饮凝而成痰。就其形质而言,稠浊者为痰,清稀者为饮,清澈澄明者为水,而湿乃是水气弥散于人体组织中的一种状态,如油和面,其形质不如痰、饮、水明显。就其停留的部位而言,湿多呈弥散状态布散全身,易困阻脾土及周身,一般无明显的成形之物;水多溢于肌表,以头面、四肢或全身水肿为特点;痰则外而皮肉筋骨,内而脏腑,无处不到,致病范围广泛,可表现有形之块状物;饮多停留于肠胃、胸胁、胸膈、肌肤等脏腑组织的间隙或疏松部位,因其停留的部位不同而表现各异,如《金匮要略》中有"痰饮、悬饮、溢饮、支饮"等不同的病名。同时水湿痰饮还往往三三两两兼夹相携而致病,使水湿痰饮所致疾病临床表现更加复杂,水湿痰饮皆为阴邪,异名而同类,既有区别又有着密切的关系,相互间或同时并存,或相互转化,许多情况下还因为难以截然分开,故在临床上"水湿""水饮""痰湿""痰饮"等常相提并论。故本篇虽说言痰,实乃水湿痰饮均涉及。

二、痰饮的性质及其致病特征

　　痰有"有形之痰"和"无形之痰"之别。所谓"有形之痰",系指视之可见,闻之有声,触之可及,有形质的痰液而言,如咳出可见之痰液,喉间可闻之痰鸣,体表可触之瘰疬、痰核等。所谓"无形之痰",系指停滞在脏腑经络四肢百骸等组织中,直接视之不可见,但有征可察,如内脏结节、肿块、梅核气、眩晕、癫狂、呕吐、腻苔、弦滑脉等,根据其临床表现,运用象数思维,具体分析其所表现的症状和体征,推断出其病因病机并加以确定。

　　水湿痰饮是由于人体水液代谢障碍所形成的病理产物,因此,凡对水液代谢有影响的致病因素及与津液代谢密切相关的脏腑功能失调,均可导致水湿痰饮的形成。比如外感六淫、疫疠之气、内伤七情、饮食劳逸、瘀血、结石等致病因素都是形成水湿痰饮的初始病因。上述因素或直接影响水湿津液代谢,或使相关脏腑的功能失常,导致津液代谢障碍而水湿痰饮内生。

　　例如外感六淫,或火热煎熬,如《医碥》云:"痰本吾身之津液……苟失其清肃而过于热,则津液受火煎熬转为稠浊";或寒邪凝滞,如《医碥》云:"痰……或气失于温和而过寒,则津液因寒积滞,渐致凝结,斯痰成矣。"或湿浊留聚,如《症因脉治》所说:"或坐卧卑湿,或冲风冒雨,则湿气袭人,内与身中之水液,交凝积聚。"或燥伤津液,如《症因脉治》说:"燥热之气,干于肺家,为喘为咳;伤于肠胃,为痰为嗽。此外感燥邪作矣。"或因气滞、气虚,因气不行津而津液不布,如朱丹溪所谓:"人之气道贵乎顺,顺则津液流通,决无痰饮之患……失其宜,则气道闭塞,停饮聚于膈上,结而成痰。"或诸种因素综合作用,而致水湿痰饮内生,如《医学入门》所说:"痰饮……皆因饮水及茶酒停蓄不散耳,再加外邪生冷,七情相搏成痰。"

　　肺、脾、肾、三焦等脏腑对水液代谢发挥着重要作用,其功能失常是水湿痰饮形成的中心环节。肺为水之上源,肺主宣降,通调水道,敷布津液。若外邪犯肺,气失宣降,津液不布,凝聚而生外感之痰饮;肺气不足,治节无权,水湿津液失于宣化,则痰饮敛肺;或肺阴不足,虚火煎熬津液,可发为内伤燥痰,故有"肺为贮痰之器"之说。脾为土脏,水之中州,脾主运化水湿。若外感湿邪,饮食失宜,致脾气阻滞,脾气不运;或内伤思虑,劳倦太过耗伤脾气,使脾虚不运,津液停聚或水谷精微不能正常输布转化,均可聚湿生痰。如《景岳全书》所言:"脾家之痰,则有虚有实,如湿滞太过者,脾之实也;土衰不能制水者,脾之虚也。"故称"脾为生痰之源"。肾为主水之脏,主管水液代谢的全过程。若肾开阖不利,水液排泄失司,停聚而为水湿痰饮;或命门火衰,火不暖土,脾失温运而湿聚痰生;或肾阴不足,虚火灼津,煎熬津液而成痰。《古今图书集成·医部全录》曰:"肾生痰多虚痰,久病多痰……非肾水上泛为痰,即肾火沸腾为痰,此久病之痰也。"三焦为"决渎之官",三焦气化失司,则水道不利而为痰。《圣济总录》说:"三焦调适,气脉平匀,则能宣通水液,行入于经,化而为血,灌溉周身。三焦气涩,脉道闭塞,则水饮停滞,不得宣行,聚成痰饮,为病多端。"此外,肝气郁结,气机阻滞,气不行水;心阳不振,行血无力,均可致湿浊聚积而成痰饮。

总之,水湿痰饮的形成多由外感六淫、内伤七情或饮食劳逸失常,使肺、脾、肾、肝、三焦及膀胱等脏腑气化功能失常,水液代谢障碍所致。

水湿痰饮既是感受外邪或情志内伤,导致脏腑功能失调后产生的病理产物,同时,这些病理产物产生后,又会影响脏腑气血功能的正常发挥。具体表现如下:

(一)痰邪阻碍气血运行

水湿痰饮为有形的病理产物,一旦形成则常阻碍气血的运行,日久可致瘀血形成,故痰多夹瘀为病。《张氏医通》曰:"痰挟死血,随气攻注,流走刺痛。"《证治汇补》亦指出:"胃脘之血为痰浊所滞,日积月累,渐成噎膈反胃。"均说明水湿痰饮可阻滞气机,使气不行血而成瘀血。若痰饮流注经络,气血运行不畅,则可出现肢体麻木或疼痛,屈伸不利,甚至半身不遂等病证;痰浊阻于心脉,心脉痹阻不通,可见心前区闷痛,甚则放射至肩臂;痰结于肌肉筋骨,痰与气血交阻,则可形成瘿瘤、痰核、瘰疬、阴疽、流注、梅核气或乳房结块等病证。故《丹溪心法》说:"凡人身上、中、下有块者,多是痰。"

(二)痰邪影响脏腑气机

水湿痰饮停滞,易于阻滞气机导致脏腑气机升降出入失常。如痰邪阻滞于肝,肝失疏泄,气机不利,则可胸胁胀满,乳房胀痛,甚则肝风夹痰上扰,而致眩晕、耳鸣,或突然昏仆、不省人事、痰涎壅盛等。痰饮停肺,致肺失宣降,出现胸闷、咳嗽、气喘,甚则不能平卧等症。水湿痰饮困阻中焦,脾胃气机升降失常,可见脘腹痞满,恶心呕吐,泛吐痰涎,肠鸣溏泄等症。痰邪留滞于肾,肾之气化失司,则见腰膝痹痛、足冷、甚则水肿等症。痰邪阻于心,心气痹阻,则见心悸、怔忡、胸闷心痛等症。痰邪阻滞三焦经络,留而不去,结而成块,则成痰核、瘰疬,结于肠膜、少腹,则成癥瘕、积聚等病变。

(三)痰邪致病广泛,变化多端,百病多由痰作祟

痰与饮相对而言,痰邪致病部位十分广泛,内至脏腑,外至筋骨皮肉、经络,无处不到,可影响多个脏腑组织。故沈金鳌《杂病源流犀烛》说:"痰之为物,流动不测,故其为害,上至巅顶,下至涌泉,随气升降,周身内外皆到,五脏六腑俱有。"同时,其病理变化多种多样,临床表现异常复杂。如痫病乃痰所致,平时患者无明显症状,一旦发作,痰浊内动,则突然昏仆,四肢抽搐,牙关紧闭,口吐白沫。又如中风痰厥,表现为口眼㖞斜,舌强不语,半身不遂等。《重订严氏济生方·咳喘痰饮门》说:"其为病也,症状非一,为喘,为咳,为呕,为泄,为眩晕、心嘈怔忡……为肿满挛癖,为癃闭痞膈,未有不由痰饮之所致也。"所以有"怪病多痰""百病多由痰作祟"之说。而饮邪致病,或停于胸胁为悬饮,见胸胁胀满,咳唾引痛等症;或停于胸膈为支饮,见胸闷,咳喘,不能平卧,

咳吐清稀泡沫痰等症；或留于四肢为溢饮，见肌肤水肿，无汗，身体疼痛等症；或停于胃肠为狭义之痰饮，见脘腹胀痛，肠鸣沥沥有声等症。

　　水湿邪气致病临床表现复杂多样，其不仅病位广泛，或壅于上焦，使肺气痹阻，气滞不畅；或阻于中焦，则脾胃升降失常，清浊之气相混；或注于下焦，膀胱气化失司，尿液排泄不利。而且常因患者体质之差异或用药之失误，可以从寒化或从热化。水湿从寒化，寒湿最易犯心或入肾，使心脾肾阳气虚衰，阴寒内盛；水湿从热化，湿热留于三焦，湿热杂而致病，其病势多缠绵难解，郁甚化火，更可产生一系列变证。水湿痰饮在不同的部位有不同的临床表现，大体可归纳为咳、喘、悸、眩、呕、满、肿、重、痛等症状。虽然痰饮病证繁多，错综复杂，但舌苔滑腻，为其共有特点之一。

（四）痰饮兼夹他邪为患

　　痰饮为湿浊之邪，其致病常表现为病变部位的闷胀困重，麻木冷痛，寒甚热减，或肿块不红不热不痛，根脚散漫等阴证性质，故《伤寒杂病论》提出"病痰饮者，当以温药和之"的治法。但痰之致病，常由其他病因诱发，或兼夹他邪为患。痰邪阻滞气机，导致气血瘀滞，常兼夹气滞血瘀，故临床痰瘀互结常兼见，除此之外，痰与风邪相兼，则为风痰病症，夹寒邪为患则为寒痰病证，寒邪化热或热邪夹痰为患，则形成热痰病证；临床上尚有湿痰、燥痰、火痰、气痰、食痰、酒痰等不同相兼病证。《医林绳墨·痰》指出："痰因于风则眩晕动摇；痰因于火则吐呕酸苦；痰因于寒则恶心吞酸，呃逆涎沫；因于湿则肢节重痛，不能转移；因于情欲感动则劳瘵生虫，肌肤羸瘦；因于饮食内伤则中气迷闷，腹中不利，见食恶食，不食不饥，此皆痰之见于内而证于外也。"可见百病常因痰生，但并非独为痰邪致病，常为他邪夹裹痰邪，或痰邪夹裹他邪而致病，临床表现就更加复杂了。

（五）痰蒙蔽清窍，扰乱神明

　　痰邪致病，每易蒙蔽清窍，扰乱神明，出现一系列神志失常的病证。如痰湿上蒙清窍，可见头昏头重、眩晕、精神不振等症状；痰迷心窍，扰乱神明，可见心悸、神昏、痴呆、癫证等病证；痰郁化火，痰火扰心，可见心烦、失眠、神昏谵语，甚则发狂等病证；肝风夹痰上扰，则发痫病；心虚痰郁，则见惊悸不宁，多梦失眠等症。

（六）痰湿致病，病势缠绵，久病多痰

　　痰饮水湿皆由体内水湿津液积聚而成，均有重浊黏滞之性，且其作为致病因素作用于机体，又会影响脏腑气机，加重水液代谢障碍，互为因果，恶性循环。因此，水湿痰饮致病均表现为病势缠绵，病程较长，难于速愈。如由痰饮所致的胸痹、眩晕、咳喘、癫痫、瘰疬、痰核、瘿瘤、流注、阴疽等病，多反复发作，缠绵难愈，治疗困难，尤其是一些顽痰伏饮，病程更长，故素有"久病多痰"之

说,其实质是痰邪致病,其病程多较长。

三、痰饮在慢性阻塞性肺疾病发病机制中的作用

痰饮具有湿浊黏滞特性,既可阻滞气机,影响经脉气血运行,又可表现为病证缠绵难愈,肺主治节,若肺失宣发肃降,津液不化,又可凝聚成痰。痰浊潴留,致肺气长期壅滞,肺叶恒久膨胀、不能敛降,而胀廓充胸,病情缠绵,复感外邪诱使病情发作或加剧。多种慢性肺系疾患反复发作,迁延不愈,肺、脾、肾三脏虚损,从而导致以肺管不利,气道不畅,肺气壅滞,胸膺胀满为病理改变,以喘息气促,咳嗽咳痰,胸部膨满,胸闷如塞,或唇甲发绀,心悸浮肿,甚至出现昏迷,喘脱为临床特征的病证。

四、痰饮致慢性阻塞性肺疾病发病的临床表现

痰古作"澹"或"淡",指痰饮浊邪停留体内的病证。《诸病源候论》已有寒痰、热痰等名。《丹溪心法·痰十三》:"痰之为物,随气升降,无处不到……凡痰之为患,为喘为咳,为呕为利,为眩为晕,心嘈杂怔忡惊悸,为寒热痛肿,为痞膈,为壅塞,或胸胁间漉漉有声,或背心一片常为冰冷,或四肢麻痹不仁。"《症因脉治·痰症》:"痰之为病,变化百出,皆内因七情,外感六气,中宫失清化之令,熏蒸结聚而成,须分所兼之邪治之。"《景岳全书·杂症篇》:"五脏之病,虽俱能生痰,然无不由乎脾肾。盖脾主湿,湿动则为痰,肾主水,水泛亦为痰,故痰之化无不在脾,而痰之本无不在肾。所以凡是痰证,非此则彼必与二脏有涉。"痰又与肺关系密切,肺为水之上源,肺通调水道功能失常,则水停聚而为痰为饮,故有"脾为生痰之源,肺为贮痰之器"之说。是故痰与肺脾肾关系最为密切。由于痰浊停留部位、病因及症状表现不同,有风痰、寒痰、湿痰、燥痰、热痰、气痰、虚痰、实痰等病证。痰之颜色黄白辨寒热易;可同样是白痰,还有寒热之别,却当细辨,一般来说,痰白而稀属寒,痰白而稠常属热;老痰,指气火郁结,凝结胶固而成,又称顽痰、结痰、郁痰、老郁痰,其根深蒂固,也可由燥痰失治而来。

慢阻肺常表现为咳、痰、喘、胀。长期、反复、逐渐加重的咳嗽是本病的突出表现。初起咳嗽呈间歇性,早晨较重,以后早晚或整日均有咳嗽,但夜间咳嗽并不显著。轻者仅在冬春季节发病,夏秋季节咳嗽减轻或消失;重症四季均咳,冬春加重。在急性发作期咳嗽更为严重。常为"伏饮咳嗽",伏饮为其病之夙根。咳嗽同时常咯出少量灰白色黏液痰或泡沫痰,部分患者常在清晨较多,合并感染时痰量增多,常有脓性痰。少数病例可以不伴咳痰。但痰有"有形之痰"和"无形之痰",即使干咳无痰者也可能是宿痰为患,"无痰不作咳嗽"。部分患者可表现为咯出较多清稀痰涎,痰涎壅盛。气短、喘累是慢阻肺

常见症状,是患者焦虑不安的主要原因,也是患者丧失劳动力的主要原因,早期仅于劳力时出现,然后逐渐加重,以致日常活动甚至休息时也感觉气短。随着时间推移部分患者特别是重度患者常伴有喘息,胸部紧闷胀感通常于劳力后发生,查体可见桶状胸。痰饮阻塞胸中,肺气不宣,胸中气机痹郁,可表现出胸中闷胀。

五、从"痰"论治的治疗原则

(一)宣发肃降、通调水道

《黄帝内经》云"饮入于胃,游溢精气,上输于脾。脾气散精,上归于肺,通调水道,下输膀胱。水精四布,五经并行,合于四时五脏阴阳,揆度以为常也"。意即饮食物进入人体胃腑后,经过胃的腐熟,饮食物中的水谷精微,转化成人体所需的气血津液,在五脏六腑的生理功能共同作用下完成在全身的生成、输布、排泄,在其过程中各个脏腑气血、津液的消耗同时得到了不断的补充,通过三焦完成水液代谢的全过程,并周而复始,不断循环往复,维持人体生命不息。这句话更形象描述了水的代谢全过程,其中肺通过其宣发肃降、通调水道功能的发挥,其在水液的代谢中具有举足轻重的作用。如果肺失宣发肃降,肺不通调水道,津液生成不足,可见津液亏虚、燥热内生;如果津液运行障碍,则会出现水停气道而发为痰饮、咳嗽,或水湿泛淫肌肤为风水、湿疹,甚至水肿等。在津液生成和运行中,肝、脾、肾、三焦功能障碍或产生病变,均可出现津液亏虚或津液停聚为患,殃及于肺,导致肺主气、宣发、肃降、主治节的功能障碍而出现相应病变。如肺津亏虚,津不润肺,就可出现干咳、咳嗽痰少,甚则痰中带血,口鼻干燥,声音嘶哑等表现;如津停聚于肺,则生痰湿,痰湿阻肺则肺失宣肃,可出现咳嗽、痰多,白痰水滑;如痰湿久郁化热,熏灼肺经,可出现咳嗽、咯黄痰,稠浊涕,口鼻干等表现。

(二)标在肺,制在脾,本在肾

肺为水之上源,肺主宣发、肃降,通调水道。肺接受由脾转输而来的津液后,一方面通过其宣发作用,将津液输布至身体上部分和体表;另一方面通过其肃降作用,将津液输布至身体下部分和内部其他脏腑,同时将其他脏腑代谢后产生的浊液向肾和膀胱输布。

肺主气、司呼吸,主宣发、肃降,通调水道,肺通过其一呼一吸,一宣一降,肺通过其自身气机的升降运动以及肺与其他脏腑协调,共同完成气机的升降出入运动,精(津)能载气,气能行精(津),精津液随肺的呼吸、宣发、肃降而布散周身,滋润、濡养五脏六腑、头面、五官、四肢百骸。一旦津液疏布失常,可表现为五脏六腑、头面、五官、四肢百骸失去津液濡养而出现口干、鼻干、眼干、会阴干燥、尿黄、便秘、舌红无苔、脉细濡等,也可表现为津液停聚于五脏六腑、头面、五官、四肢百骸而表现为流涕、咳痰、头晕、痰核、瘰疬、便溏、尿浊、苔腻,脉弦滑等。

总之,水液的代谢过程,是诸多脏腑相互协调、密切配合的结果,但其中尤以肺、脾、肾三脏最为重要。其在水(津)液代谢中的作用可以概括为"标在肺,制在脾,本在肾",若肺、脾、肾三脏以及其他相关脏腑的功能失调,或者脏腑间的协调关系被破坏,都会影响到津液的生成、输布和排泄,破坏津液代谢的协调平衡,导致津液的生成不足,或耗损过多,出现津液亏损、不足的病变;或津液输布与排泄障碍,水湿内停,而出现痰湿、水饮、水肿、尿潴留等病理变化。

六、罗玲主任医师从"痰"论治慢性阻塞性肺疾病的经验

《黄帝内经》未曾言及痰饮,仅有"饮""水饮""积饮"等名。"痰饮"病名始见于《金匮要略》。汉晋唐时期,"痰"字与"淡""澹"相通。《说文解字》曰"澹,水摇也",用以说明水液动荡之貌。《脉经》与《千金翼方》中均作"淡饮"。至宋代杨士瀛《仁斋直指方》才将黏稠浓浊的水津称为"痰",清稀的水津谓之"饮",故《金匮要略》所论"痰饮"即饮邪为病,且偏于寒饮。今之言痰饮,当指广义痰饮。包括狭义的痰饮、悬饮、溢饮、支饮以及留饮、伏饮、肺饮等病名。

罗玲老师在治疗痰饮病时,常宗仲景之法"病痰饮者,当以温药和之"。痰饮病形成的内因多为脾运不健或中阳素虚,外因为感受风寒、寒湿浸渍、饮食劳倦等。内外合邪导致脾运失司,上不能输精以养肺,下不能助肾以化水,故肺失通调,肾之气化不利,三焦水道通调失职,从而造成饮邪停聚而流溢人体四处或波及五脏。

饮为阴邪,轻则阻遏阳气,重则伤人阳气,其质地清稀,停留人体局部,"得温则行,得寒则聚"。因此,针对痰饮的形成原因和病理特性,温药的治疗意义有三:一是温胃阳。选用甘温药物,能补、能和、能缓。针对本虚阳不化气,可达到温阳化饮之目的,常用干姜、生姜、半夏、陈皮、乌药、丁香等。二是燥脾土。选用苦温药物,能燥湿,能助阳化湿,如茯苓、苍术、白术等,针对脾湿饮盛,使之"得温则行"。三是发越阳气,开腠理,通水道。选用辛温药物,能行,能散。如桂枝、细辛、羌活、杏仁等。其中以茯苓、桂枝、干姜、半夏、五味子、细辛、白术使用率最高,故为其基本药物。

针对痰湿阻肺之慢阻肺患者,三焦者,决渎之官,水道出焉。膀胱者,州都之官,津液藏焉,气化则能出矣。盖水入于胃,脾气散精,上输于肺,此即津也。若阳虚火力不足,水停中焦,上射于肺,肺阳损伤,而致阳虚饮停,痰饮之证成矣。此外,痰饮形成与肾阳虚温煦蒸化失司有关。故痰饮的形成当责之于肺

脾肾三脏。故罗老师在治疗慢性支气管炎、肺气肿等属肺寒停饮之证，既要配伍温脾肺之寒的干姜、细辛、五味子以恢复脾阳的输运和肺气的宣降；也要配合温心肾阳气的桂枝或肉桂，恢复肾阳的气化和温煦作用。通过调理五脏功能，达到痰饮祛而病愈的目的。小青龙汤、苓甘五味姜辛汤、厚朴麻黄汤、真武汤等方均为温化痰饮之常用方。

痰饮无论燥、湿，总以脾气健运失司而成。若阴虚水泛为痰之患者，即阴虚痰饮证，临床不会少见，宜生脉饮加姜、辛、味或金水六君子煎加姜、辛、味，佐以百合、当归、沙参、麦冬等润肺之品；肺脾肾虚，更有心肺脾肾阴阳两虚之慢性心肺功能不全之痰饮重症，常以生脉饮合肾气丸化裁加姜、辛、味、肉桂或桂枝、补骨脂、肉苁蓉、牛膝等，可缓病情。此外，对于燥痰，常佐以润燥之品，如麦冬、天冬、百合、玉竹、石斛等；对于热痰，当以清热化痰为主，常用瓜蒌、贝母、桑白皮、地龙、黄芩、金荞麦、蒲公英、鱼腥草等，佐以姜、辛、味，桂枝等温散之药，可谓"阳中求阴也"，同时也体现了"病痰饮者，当以温药和之"之治疗大法。对于顽痰的治疗，罗老师喜用皂角刺、海浮石、天竺黄、天南星、石菖蒲，同时肺脾肾同治。

对痰饮的治疗，总以茯苓、桂枝、姜、半夏、五味子、细辛、白术使用率最高，故为其基本药物。茯苓：性平，味甘淡，能利水渗湿、益脾宁心，凡五脏六腑，体内各部出现水湿停留之病证，皆可用之。且味甘益脾，又助运化水温而达除水气凌心之动悸的功能。"茯苓一味，为治痰主药。痰之本，水也。茯苓可以行水。痰之动，湿也，茯苓又可行湿"。桂枝：辛甘温，有助心阳和温通经脉的作用，为温阳化气以行水，下气而降冲之要药。"和营、通阳、利水、下气、行瘀、补中为桂枝六大功效"（《本经疏正》），桂枝走而不守，健运脾阳之品，故为治疗痰饮要药也。

津者，水之类也，可以认为是水的生理状态，而痰湿水饮乃其病理状态。肺系疾病，如咳嗽、肺胀、肺积、梅核气、鼻渊、支饮、悬饮、喘证等常见咳嗽、咳痰并见，即使是干咳者，其仍可有痰邪为患，只不过其痰极其少而已，可以夸张一点说"无痰不咳"。肺系疾病，均可有水湿痰饮为患。调津法或称调治水湿痰饮法实为肺系病的常用治法。如肺津不足出现肺燥，当养津润燥，沙参、麦冬、百合类；痰湿阻肺，当健脾化痰，宣肺祛湿、淡渗利湿或利水渗湿，二陈类、三仁类；痰热蕴肺，当清热化痰，宣降肺气，芦根、鱼腥草类；寒饮停聚于胸，当温肺化饮，干姜、细辛类；气虚水留，当补气行气利水，苓桂术甘类。

津液运行输布于全身，被人体充分利用后，其剩余的水分部分同代谢废物，主要由肺、肾、大肠和膀胱等诸脏腑功能协同作用排出体外。水湿津液代谢后的去路有三：尿液、汗液、便液。故治水湿津液之法尚有利、汗、泻三法。故治疗水肿，非独逐水利尿一法，宣肺利水、健运脾湿、疏肝利气，调畅气机，温阳化气行水亦为治水之法;肺主呼吸,在呼气时也会从呼吸道以水气形式带走一些水液,汗液的排泄和呼吸道水气是津液排泄的重要途径,故宣发肺气、开泄腠理也为调津治水湿痰饮之法;此外,大肠排出粪便时,随着糟粕会带走一些残余的水分,也是津液排泄的一条途径,故"燥湿利水"也为治痰饮之法。麻黄、桂枝、羌活、防风等发汗利水以除湿;苍术、白术、茯苓皮、冬瓜皮、猪苓、泽泻、淡竹叶等燥湿利水、淡渗利水以除湿;葶苈子、商陆、大戟、芫花逐饮利水以除湿。

化痰之法,"百病皆由痰作祟",《医学正传》曰:"欲治咳嗽者,当以治痰为先。"因此治疗咳嗽,亦应治痰。临床上痰有寒痰及热痰之分,故化痰亦有温化寒痰或清化热痰之分。《金匮要略·肺痿肺痈咳嗽上气病脉证治》:"欬而上气,喉中水鸡声,射干麻黄汤主之",对寒饮伏肺者,采用的是温化寒痰。《备急千金要方·咳嗽门》:"咳而大逆上气,胸满,喉中不利,如水鸡声,其脉浮者,厚朴麻黄汤主之",方中有石膏,有清化热痰之功。千金苇茎汤"治欬有微热,烦满,胸中甲错,是为肺痈",主要是清热、化痰、排脓。《血证论》亦有关于痰咳的方剂,指出"肺中痰饮实热,气逆而咳血者……泻肺丸主之。""若胃中气虚挟痰饮者,宜旋覆代赭石汤"。对于寒痰,常用二陈汤或三子养亲汤;清化热痰,常用清金化痰汤或温胆汤、苇茎汤。而对于肺纤维化或肺癌,常用小陷胸汤加减。痰者,无器不有,与五脏六腑相关,而关系最密切者当为肺、脾、肾,脏腑功能正常,则痰易消。"脾为生痰之源、肺为贮痰之器",肾主水,"肺为水之上源",所以治肺之痰为治标之法,健脾化痰、运脾除湿、温肾利水化饮为治痰之本也。

(刘　勇)

第五节　从"瘀"论治

一、"瘀"的概念

"瘀",《说文解字》"积血也"。《黄帝内经》中无"瘀血"之词,但有对"恶血""留血""血脉凝泣""血菀"等许多瘀血病证的描述。至《伤寒杂病论》张仲景对瘀血有"干血""血结""癥瘕"等称谓,在《杂病篇》中首次将"瘀血"作为一种单独的病证进行讨论,扩大了《黄帝内经》中关于"瘀血"的症状表现,并提出了治法"当下瘀血"及具体的方药,但对瘀血的概念尚无明确界定,至隋·巢元方将"瘀血"定义为"血行失度",即"血之在身,随气而行,常无停积。若因堕落损伤,即血行失度,随伤损之处即停积。若流入腹内,亦积聚不散,皆成瘀血",为后世医家活用大量治疗瘀血的方药,提供了理论上的依据。叶天士的"病久入络""久病血瘀";王清任的"元气即虚,必不能达于血管。血管无气,必停留而瘀",提出久病多瘀,气虚致瘀的机制。更有理、法、方、药趋于完善的《血证论》,对瘀血的致病、治疗等多有独到见解。各种外伤损伤肌肤和内脏,使离经之血积存体内而形成瘀血。瘀血是肺胀过程中形成的病理产物,又是肺胀的致病因素。其形成原因有气虚、气滞、血寒、血热等,均可使血行不畅,而形成瘀血。

二、瘀血的性质及其致病特征

瘀血形成之后,停积体内不散,不仅失去血液的濡养作用,而且可导致新的病变发生。瘀血的致病特点主要表现在以下几个方面:

(一)易于阻滞气机

血为气之母,血能载气,因而瘀血一旦形成,必然影响和加重气机郁滞,所谓"血瘀必兼气滞"。而气为血之帅,气机郁滞,又可引起局部或全身的血液运行不畅。因而导致血瘀气滞、气滞血瘀的恶性循环。如外伤局部,破损血脉,血出致瘀,可致受伤部位气机郁滞,出现局部青紫、肿胀、疼痛等症。

(二)影响血脉运行

瘀血为血液运行失常的病理产物,但瘀血形成之后,无论其瘀滞于脉内,还是留积于脉外,均可影响心、肝、脉等脏腑的功能,导致局部或全身的血液运行失常,如瘀血阻滞于心,心脉痹阻,气血运行不畅,可致胸痹心痛;瘀血留滞于肝脏,可致肝脏脉络阻滞,气血运行障碍,故有"恶血归肝"之说;瘀血阻滞于脉道,损伤脉络,血溢脉外,可致出血色紫黯有块等;瘀血阻滞经脉,气血运行不利,形体官窍因脉络瘀阻,可见口唇、爪甲青紫,皮肤瘀斑,舌有瘀点、瘀斑,脉涩不畅等。

(三)影响新血生成

瘀血乃病理性产物,已失去对机体的濡养滋润作用。瘀血阻滞体内,尤其是瘀血日久不散,就会严重地影响气血的运行,脏腑失于濡养,功能失常,势必影响新血的生成。因而有"瘀血不去,新血不生"的说法。故久瘀之人,常可表现出肌肤甲错、毛发不荣等失濡失养的临床特征。《血证论·男女异同论》说:"瘀血不行,则新血断无生理……盖瘀血去则新血易生,新血生而瘀血自去。"即在一定程度上揭示了瘀血阻滞与新血生成之间的辩证关系。

(四)病位固定,病证繁多

瘀血一旦停滞于某脏腑组织,多难于及时消散,故其致病又具有病位相对固定的特征,如局部刺痛、固定不移,或癥积肿块形成而久不消散等。而且,瘀血阻滞的部位不同,形成原因各异,兼邪不同,其病理表现也就不同。如瘀阻于肺,则宣降失调,或致脉络破损,可见胸痛、气促、咯血;瘀阻于心,血行不畅则胸闷心痛;瘀阻于肝,气机郁滞,血海不畅,经脉瘀滞,可见胁痛、癥积肿块;瘀阻胞宫,经行不畅,可见痛经、闭经、经色紫黯有块;瘀阻于肢体肌肤,可见肿痛青紫;瘀阻于脑,脑络不通,可致突然昏倒,不省人事,或留有严重的后遗症,如痴呆、语言謇涩等。此外,瘀血阻滞日久,也可化热。所以说瘀血致病,病证繁多。

瘀血致病,虽然症状错综繁多,但其主要病症特点可大致归纳如下:疼痛:一般表现为刺痛,痛处固定不移,拒按,夜间痛势尤甚。肿块:瘀血积于皮下或体内则可见肿块,肿块部位多固定不移。若在体表则可见局部青紫,肿胀隆起,所谓血肿;若在体腔内则扪之质硬,坚固难移,所谓癥积。出血:部分瘀血为病者可见出血之象,通常出血量少而不畅,血色紫黯,或夹有瘀血块。色紫黯:一是面色紫黯,口唇、爪甲青紫等;二是舌质紫黯,或舌有瘀斑、瘀点等。可表现出肌肤甲错及脉象上的某些异常,如涩脉或结代脉等。

三、瘀血在慢性阻塞性肺疾病发病机制中的作用

肺是体内外气体交换的场所,它具有主气而司呼吸,朝百脉以助心之行血的功能。可见心之行血有赖于肺气推动,而肺朝百脉提示肺与脉之内在关系,脉之流畅,涩滞皆取决于肺气之盛衰。肺的主气功能失调,除气道通气异常外,还会出现血脉循行迟缓,甚至血行涩滞等"血瘀"征象。临床可见咳喘、痰逆、气促、胸闷、唇甲紫黯等气滞血瘀表现。西医学认为肺脏的气体交换,有赖于通气与血流密切的配合,人体通过肺循环补充氧气并排出二氧化碳,这与中医学气血相关的关系相吻合。

慢阻肺瘀血的形成是多种内外因综合作用的结果。无论外感六淫,内伤七情,或外伤损伤肺络,均可导致肺失宣发、肃降、肺主治节、助心行血功能失常,血液运行受阻,或壅滞阻塞于脉道内,或离经溢于脉道之外,瘀血停滞积留而成,瘀血既是慢阻肺的病理产物,反过来又作用于慢阻肺,进一步导致慢阻肺的恶化,肺之瘀血不去,将导致肺主气功能失常,血不载气,必将影响气尤其是宗气的生成和运行;瘀血伏肺,也是慢阻肺反复发作、恶化的重要原因。

(一)气郁致瘀

"肺为娇脏,不耐寒热""温邪上受,首先犯肺",肺开窍于鼻,鼻通大气,六淫邪气单独或相夹犯肺;人为情志所伤,一方面肝气不疏,肝主疏泄的功能是否正常与慢阻肺发生有密切关系;肝主疏泄失常,郁而生火,木火刑金且肝火犯胃,脾胃升降失常则痰湿内生,最终影响肺脏气机,发生喘证,病久则肺气虚,另有瘀血、痰浊相互勾结,最终发为慢阻肺;另一方面,情志伤人,尤其忧伤肺,直接可导致肺气闭郁,肺失宣发、肃降,导致肺气不宣、肺气不降。肺是体

内外气体交换的场所,通过肺的呼吸作用,不断地呼浊吸清,吐故纳新,实现机体与外界环境之间的气体交换,以维持人体的生命活动。肺通过宣发作用,首先呼出体内的浊气,其次将津液上输头面诸窍,外达皮毛,宣散卫气,将津液化为汗液,并调节其排泄。肺通过气肃降作用,首先吸入自然界清气,其次将津液向下向内输布,代谢后成为尿液。

朱丹溪在《丹溪心法·咳嗽》中提到"肺胀而嗽,或左或右,不得眠,此为痰挟瘀血碍气而病",这是首次记载了痰瘀阻碍气机为肺胀发病机制。一方面,肺通过其宣发、肃降功能,调节自身脏腑气机,维持自身功能的正常发挥;另一方面,肺之宣降功能,以肃降为主,与肝之疏泄功能协同配合,共同维持整个人体气机的协调运行。《素问·六微旨大论》说:"升降出入,无器不有。""非出入,无以生长壮老已,非升降,无以生长化收藏。"

气能载血,气能行血,当气机闭郁、气机壅滞时,气滞则血亦滞,血流减慢,瘀滞不行,停聚脉道,导致气滞血瘀,瘀血停留脉道,又导致气机壅滞。气逆于上,则咳嗽、气喘;气机壅塞,则胸闷、憋喘,动则气短、乏力等。《素问·生气通天论》"大怒则形气绝,而血菀于上",大怒伤肝,肝不藏血,血溢于脉外,停聚不去则为瘀;过度忧虑,肝郁气滞,气滞则血瘀。

瘀致气郁,指的是瘀血阻致气机,导致气机痹郁所产生的诸多变证。三焦乃气血阴阳运行的通道,瘀血停留于三焦,则气血阴阳运行受阻,故见瘀血致气机郁滞,瘀阻胸中则肺气痹郁,肺气痹郁可见胸闷不舒、气短易悲、情绪低落、遇事消极、四肢乏力、胸中胀满或刺痛等。瘀阻于肝,可见肝气郁滞,肝气不舒,肝郁气滞,可见胸胁胀满刺痛,嗳气,叹息,情志不舒,急躁易怒,烦躁不安,失眠多梦等。瘀阻下焦,下焦气机痹郁,可见少腹拘挛胀痛刺痛,月经不调,闭经或淋漓不净,不孕不育,小便不畅刺痛,便秘便血、小腹部包块等。可见气郁则致血瘀,瘀血也可致气郁,二者相互促进。

(二)阳(气)虚致瘀

气虚血瘀,是指因气对血的推动无力而致血行不畅,甚至瘀血阻滞不行的病理状态。气虚血瘀,多见于宗气不足、心气亏虚,运血无力而致的惊悸、怔忡、喘促、水肿及气虚血滞的肢体瘫痪、痿废。慢阻肺患者,常因脾胃虚弱,生气不足,导致宗气亏虚,及一身之气俱虚,气不行血,直接导致血瘀;气不布津,津血同源,津亏血滞,也导致气少津亏血瘀;宗气不足,肺气虚少,肺助心行血不力,导致气虚血瘀。另外,老年人多血瘀,且多气虚,故气虚血瘀病机在老年慢阻肺疾病中具有重要意义;气虚和气滞可与血瘀并存,三者相互影响。

瘀致气虚,是指瘀血产生后,停留体内,阻滞三焦气机,导致气的运行受阻,远端之脏腑、经络、四肢、百骸缺乏气之润养而出现的病变。如:瘀致肺气亏虚,可见咳嗽、咳痰、痰血、胸痛、胸闷、气短,咳声无力,咯痰费劲,舌淡黯,苔白,络脉青紫,脉细涩等;瘀致胃气虚,可见恶心欲呕,胃脘绵绵作痛或刺痛,胃脘痞满不适,饥不欲食等;瘀致肾气虚,可见腰膝酸软,兼偶有刺痛,遗精、怕冷,不育不孕等;瘀致心气虚,可见心悸、怔忡,失眠多梦,胸痹心痛、气短等。故气虚可致血瘀,血瘀可导致气虚,气虚与血瘀相互促进。

(三)阴虚致瘀

阴虚与血瘀之间相互促进,阴虚易出现血瘀,血瘀也易出现阴虚,形成恶性循环,逐步使病情加重,临床常出现阴虚血瘀证并见。

津血同源,如阴津亏虚,血亦虚;血能载气,津亦能载气,气能行血,气也能行津;恶性肿瘤常见气阴两虚,阴虚气亦虚,气虚血瘀,阴虚血亦瘀;周学海曾言"夫血犹舟也,津液水也",水亏舟易停,津虚血易涩。此阴虚血虚,津不载气,气虚血瘀。

阴虚生内热,燥热煎灼营血,邪热炼血易成块、成瘀,血液黏稠,瘀阻络脉、血行不畅,则血行瘀滞,阴津亏虚导致燥热内生,热炼血直接致瘀。如周学海在《读医随笔》所言"津液为火灼竭,则血行愈滞"。此则为阴虚内热致血瘀。

津血共同充斥脉道,阴津亏虚,津不濡润脉道,脉道不充或脉道不利,易出现血行瘀滞,犹如河道中河水干枯易致垃圾物停留,或如河水越少,水流越慢,津血越亏少,血流越缓慢一样,此为阴虚脉道不利致血瘀。

阴津火旺,火灼血脉,络脉受伤,血溢脉外,离经之血留而不去则为瘀,故见阴虚致血瘀。"吐衄便漏,其血无不离经……虽是清血、鲜血,亦是瘀血"。此为阴虚火旺,火热之邪迫血溢于脉外而致瘀。

瘀血日久不去,阻碍气机,气不行津,津液敷布失常,或见阴虚或见津停之证;如《血证论》说:"凡有所瘀,莫不壅塞气道";"有瘀血,则气为血阻",气阻必见津液停聚或津液失润,津不润泽周身则见阴虚诸症,此为血瘀致阴虚。

瘀血日久郁而化热,火热之邪煎熬、耗伤营阴;营阴耗伤,则阴液亏虚,故见血瘀致阴虚之证。瘀阻络脉,脉道不利,津液运行不畅,全身失去津液濡润,故见血瘀致阴虚之证;如《灵枢经·百病始生》所说"其著于输之脉者,闭塞不通,津液不下,孔窍干壅"。

瘀血耗伤气津,津液暗耗,津伤则津不润泽周身,津不润泽于上,则见口干、咽干、鼻干等,在下则见骨蒸潮热、盗汗等阴虚证。在瘀血的形成和加重过程中,必将伴随阴液的亏损,导致阴津亏虚,故为瘀血暗耗阴液致阴虚。

瘀血不去,新血不生,渐致阴血亏虚,日久则现阴伤之证,故为瘀血致阴虚。如《血证论》所言"凡系离经之血,与荣养周身之血,已睽绝而不合","此血在身,不能加于好血,而反阻新血之化机"。

罗玲老师强调在晚期慢阻肺,尤其恶病质状态下,诸多因素可导致阴虚证,也常导致血瘀证,而且阴虚与血瘀互相促进,互为因果,形成恶性循环,随着病情进展,阴虚血瘀证越明显,慢阻肺则进一步加重,最终形成阴虚血瘀证并见,慢阻肺晚期阶段最为常见。

(四) 痰饮致瘀

东汉的张仲景在《金匮要略》中所记载的"越婢加半夏汤""小青龙汤"均体现出了痰饮是肺胀的致病因素之一,由外邪引动内饮而发病。痰饮停于肺,必导致肺气痹郁,肺失宣发肃降,肺之气机不畅,气滞易导致血瘀;痰饮停于肺,导致肺主气功能降低,肺气亏虚,气虚行血无力,易见气虚血瘀。

"饮入于胃,游溢精气,脾气散精,上归于肺,通调水道,下输膀胱,水精四布,五经并行。"脾主运化水湿精微,肺失通调水道,痰湿水饮运行失常,脾为生痰之源,肺为贮痰之器,痰既为水湿代谢的病理产物,同时痰又为致病之因。痰阻于肺,肺气失于宣发肃降,则咳嗽、咳痰、气促、胸闷等;痰结于上焦颈项,可见痰核、瘰疬、结节、肿瘤等;痰阻于中焦脾胃,可见恶心、呕恶、吐痰涎、便溏,大便黏腻;痰阻于下焦,可见下肢肿胀、转包、不育不孕、子宫肌瘤等。

痰阻于三焦,三焦者,气血运行之通道,通道阻塞,则气机郁滞,气血不通,气血瘀滞,故见痰致血瘀。痰瘀互结三焦、脏腑经络及四肢百骸,则变生诸多疾病,如痰瘀互结于肺,可见慢阻肺、肺纤维化、间质性肺炎、肺结节、肺恶性肿瘤等;痰瘀互结于上焦头面,可见中风、眩晕、头昏头痛、耳鸣耳聋、视物模糊、鼻塞、噎膈、痰核、瘰疬、乳癖、喉痹等;痰瘀互结于中焦脾胃,脾胃运化失常,可见恶心、呕吐、胃脘胀满刺痛、便秘、腹胀、腹腔包块;痰瘀互结于肝,肝失疏泄,郁郁寡欢或急躁易怒,肝区胀满刺痛或肝区及肝经包块、肿物;痰瘀互结下焦,可见癃闭、经闭、不育不孕、肌瘤、下肢包块、肢体麻木、痿废,舌紫黯或有斑点,苔腻,脉弦涩等证候。

痰湿与瘀血这两者经常互相勾结,相互促进,导致病情更加复杂多样,痰与瘀是两种不同的病理产物,但痰湿阻塞脉络,容易导致气血运行不畅,从而出现瘀血的现象,而瘀血也容易阻塞脉络,影响气血的运行,从而影响痰湿的代谢运化。痰瘀互结,也经常夹杂着痰湿、水湿、气滞等病理状态,导致出现胸闷胸痛、头晕头痛、恶心反胃、饮食减少、困乏、身体肥胖等症状,在慢性阻塞性肺疾病、冠心病、高血压、高脂血症、恶性肿瘤等常见疾病里面,痰瘀互结证占很大一部分,尤其是这些疾病中后期更常见,这也提示我们对防治以上症状和疾病,重视化痰化瘀方法,治痰治瘀同步,有很重要的临床意义。在临床具体的应用上,化痰祛湿和行气化瘀等方法常配合一起使用,痰瘀同治,能够相得益彰,互相融会贯通,具体的配方使用上,比如可以使用二陈汤、半夏白术天麻汤、枳实薤白桂枝汤、涤痰汤与桃红四物汤、血府逐瘀汤、少腹逐瘀汤等方子加减配合使用,可取得较好疗效。

对痰湿、血瘀及痰瘀互结的预防,平常可以采用清淡饮食、低盐饮食,以及使用荷叶、山楂、丹参、陈皮等药材或食物泡茶饮用；平常多吃白萝卜、黑木耳、山楂、海带、洋葱、冬瓜等食物，对行气消食、化痰化瘀也很有帮助。对慢性阻塞性肺疾病患者尤为适宜。

（五）久病入络致瘀

《黄帝内经》云"久病者邪气入深……去其血脉"，"久痹不去身者，视其血络，尽出其血"。《灵枢·终始》曰："久病者，邪气入深。刺此病者，深内而久留之，间日而复刺之，必先调其左右，去其血脉，刺道毕矣。"《黄帝内经》指出了久病入络致瘀。张仲景在《伤寒杂病论》中创大黄䗪虫丸、旋覆花汤、鳖甲煎丸等方剂均能辛温通络、辛润通络及采用了虫类药通络的方法，针对久病入络致瘀提出了治法与方药。此后经过历代医家的研究、补充和发展，到明清医家叶天士总结了前人的经验，根据自己的临床实践具体提出了"久病入络"的理论。

叶天士认为邪气袭人之后，其传变途径是"由经脉继及络脉"，络病的病因病机为易瘀、易滞、易虚，即经中气易滞，络中血易瘀。如果寒凝络脉、湿阻络脉、血虚络脉等病理改变导致气滞血瘀，阻络日久，形成痛、痹、积聚、癥瘕、疟母等顽疴痼疾。疾病初起，病位表浅，多见于气分而在经；病久邪气入深，多伤及血分而在络。疾病日久，脏腑久病，阳气虚弱，络中血运行无力，气行停滞，而致络脉瘀血阻滞。疾病病初，气机郁滞、寒阻经络等原因形成瘀血，瘀血又会阻碍经络的血行，导致络血瘀阻。病久正气不足，后天亏损，气血生化乏源，阳气虚弱不能推动血的运行，气虚血瘀；血不达络从而又导致络血不足；又因营血暗耗，经血不充给血，从而导致络血不足而虚。慢性阻塞性肺疾病，常因外邪袭肺，或情志内伤，导致肺气受伤，久病肺络受伤，肺血痹郁，肺血瘀滞。肺络瘀滞的临床特征常表现为胸闷、胸痛、咳嗽、咯血，经久不愈，遇寒加重，胸痛常为刺痛、钝痛或刀割样疼痛，部位固定不移，日轻夜重，面目黧黑，肌肤甲错，脉络暴露，爪甲青紫，舌边紫黯或有瘀点、瘀斑，脉涩滞不利，或胸闷，呕恶，咯痰，苔腻，脉濡滑等。

慢阻肺属久病入络、病多瘀滞类疾病，罗老师在治疗慢阻肺从久病入络、病多瘀入手，高度重视化瘀通络之法，在辨证的基础上采用化瘀通络法，或辛温通络，或辛润通络，或补气通络。通络化瘀主要是涤除阻滞于络中的瘀血。但由于"久病入络"之证病程较长，邪结较深，其用药与一般的血瘀证有所不同。由于久病入络，邪结幽深，病气缠绵，故多选用化瘀之效较强力者，逐瘀之药更常用，如化瘀药常用丹参、川芎、赤芍、桃仁、红花、三棱、莪术等，尤其是虫类药破血逐瘀搜剔络中之邪，因其"灵动迅速，追拔沉混气血之邪"，疗效更佳，如地龙、全蝎、穿山甲、蜂房、蜈蚣、白花蛇等药物。

瘀血为有形之邪，临床上常兼夹他邪为患，如瘀兼夹痰，又称痰瘀合邪，因痰瘀同源,皆为津血所凝,故痰瘀常相互为患。临床上,痰瘀一旦合邪,二者互为病理因果关系,则暗示疾病胶结难解。如癫狂病,日久见狂言、善急、失眠、舌紫黯,即为痰瘀合邪证,乃癥瘤难愈之疾。痰瘀合邪征兆为瘀血征兆与痰浊征兆的综合表现,瘀血征兆常表现为舌黯或有瘀点、脉涩、疼痛固定或刺痛;痰证复杂多变,多有征兆,如呕恶为胃痰之兆,痞闷为胸痰之象,心悸为心痰之征,咳痰为肺痰之症,肿、麻为络痰之象,泄泻为肠痰之兆,善忘、痴呆为脑痰之征等。此外,血寒和血热也易形成血瘀兼证,因血遇寒则凝,可见疼痛,遇寒加重,得热则减,平日畏寒肢冷,色淡而黯,脉沉迟者,则为血寒瘀象;而血热瘀象又为温热之邪入里,与营血搏结所致,可见高热神昏、出血、衄血及发斑、舌质绛红、脉数,则为瘀热互结之象,病情变化极大,病情凶险。

对于瘀血先兆,前辈医家皆十分重视,比如唐容川在《血证论·瘀血》所言:"瘀血阻在腠理,以寒热和疟为其兆,瘀血在肌肉则翕翕发热、自汗为其标志,瘀血在上焦以发脱为其先,瘀血在中焦以腹部刺痛为特征,瘀血在下焦以少腹刺痛,大便黑色为其征兆,瘀血在里以口渴为先兆症,因内有瘀血气不得通,不能载水津上升,是以发渴。"再如周学海在《读医随笔·瘀血内热》中曰:"腹中自觉有一段热如汤火者……非实火内热,亦非阴虚内热,是瘀血之所为也……又常如火从胸腹上冲于喉,是肝脾郁逆而血上冲也……有心窝中常如椒桂辛辣状,或如破皮疼胀状,喉中作血腥气者,是皆瘀血积于其处也……凡瘀血初起,脉多见弦,兼洪者易治,渴饮者易治,其中犹有生气也;短涩者难治,不渴者难治,以其中无生气也。"通过上述医家所言,一方面瘀血有先兆,另一方面瘀血先兆变化万端,故我们要高度重视瘀血先兆。对于慢阻肺等慢性疾病而言,凡久病慢病,皆可能因久病而入络多瘀。

四、瘀血致慢性阻塞性肺疾病发病的临床表现

瘀血证临床表现为瘀血阻塞络脉,气血运行受阻,以致血涌络破而见出血,为瘀血致出血,由于瘀血停聚体内不除,堵塞脉络,或为再次出血的原因,故其出血特点是出出停停,反复不已;瘀血内阻,气血运行不畅,远端脏腑及肌肤失养,因此面色黧黑,皮肤粗糙如鳞甲,甚至口唇爪甲紫黯。瘀血的部位不同,临床表现也不一样,例如瘀阻皮下,则皮下见瘀斑;瘀阻肌表络脉,皮肤表面出现丝状如缕;瘀阻肝脉,则见腹部青筋外露;瘀阻下肢,则见小腿青筋隆起、弯曲,甚至蜷曲成团;瘀血内阻,新血不生,妇女可见经闭。

瘀阻于肺,可见咳嗽、气促、胸痛、咯血、胸闷,及口唇发绀,舌紫黯,脉细涩等,常为瘀血内阻体内,可以仅局限在肺,也可以是瘀阻全身,而血瘀于肺仅是局部表现之一。慢性阻塞性肺疾病新病久病均可见血瘀证。瘀血停留于肺,导致肺主气、司呼吸功能失常,出现肺气亏虚,气短、乏力,喘促,咳嗽无力、呼

吸困难;瘀血停留于肺,导致肺主宣发肃降功能失常,可见咳嗽,气促,喘累,胸闷痛;瘀血停留于肺,导致肺主通调水道功能失常,可见水湿停留出现肢体水肿,水湿停于肺,水湿不化,停聚为痰,痰浊阻于肺,痰与瘀互结于胸中,胶结于肺,肺积于胸,形成积块,出现咳嗽、咳痰、咯血、胸痛胸闷、呼吸困难,经久难愈;瘀血停留于肺,导致肺助心行血功能失常,瘀血更致血瘀,瘀血更致血虚,可见心悸,胸痹,颜面肿胀发绀,下肢水肿,络脉迂曲等。

五、从"瘀"论治的治疗原则

活血化瘀法是总的治则,活血化瘀法是使用具有消散作用的、或能攻逐体内瘀血的药物治疗瘀血病证的方法。"气为血之帅""血为气之母"前者是指气对血的作用,包括气能生血,即营气化血、脏腑精气化血;气能行血,即气的推动作用是血行的动力;气能摄血,即气的固摄作用使血行脉管之中而不溢出脉外。后者是指血对气的作用,包括血能生气,即血不断地为气的生成和作用的发挥提供营养物质;血能载气,即气存在于血中,依附血的运载而达全身。根据血与气的关系,活血常配行气之品。形成瘀血的原因众多,常见气虚、气郁、血寒、血热、痰饮等,气虚者佐以补气,气郁者佐以理气,血寒者佐以温散,血热者佐以凉血,痰饮者佐以化痰,随证加减。

六、罗玲主任医师从"瘀"论治慢性阻塞性肺疾病的经验

"肺主气,司呼吸,主宣发、肃降,肺通调水道,肺主治节、助心行血",肺的基本生理功能描述,告知我们肺与血行密切相关,肺的功能正常,则往往血行正常,反之则异常;血行正常,则肺之功能往往能正常发挥,反之则异常。慢性阻塞性肺疾病常为久病、慢病,迁延不愈,而"久病多瘀",且瘀常兼痰、湿、虚而并存,故慢性阻塞性肺疾病常见瘀血之证。

(一)肺在血的生成和运行中的作用和地位

血是人体重要的营养物质,它在心主血脉作用下循环于脉道之中以营养周身的红色液体,它内注五脏六腑,外滋四肢百骸,维持着人体的生命活动。血的生成主要依靠水谷精微和精髓为物质原料,在脾胃、心肺、肝肾等脏腑的共同作用下完成的。《黄帝内经》云"五谷入于胃也,其糟粕、津液、宗气分为三隧","营气者……注之于脉,化以为血","人以水谷为本"。人体所摄入的水谷食物,经过胃肠的腐熟消化,取其精微化生而为血。喻嘉言曾说:"盖饮食多自能生血,饮食少则血不生。"这些认识都阐明了饮食的数量和质量与生血有着密切的关系,饮食是造血的原材料,饮食物的精微物质经过脏腑的生理功能化生而为血。

心主血脉,分而解之,包括心主血和心主脉;唐容川在《血证论》中谓:"食

气入胃……上奉心火,心火得之,变化而赤,是之谓血",可见饮食物中的精微物质,经过脾胃的消化吸收后,再通过"心火"的化生作用变成血液。水谷精微经脾胃运化作用化生的营气和津液,经脾上输至肺,与肺吸入的清气相结合,贯注于心脉,在心气的作用下变化而成血液;所以肺的呼吸运动吸入的清气是化生血液的重要组成部分。脾胃为后天之本,气血生化之源;《黄帝内经》曰"中焦受气,取汁变化而赤是谓血"。再如皇甫中在《明医指掌》中所说的"血者,水谷之精也,生化于脾"。饮食物入胃,首先需要经过脾胃的消化吸收,其中的精微物质是造血的重要原料,中焦接受水谷之气与精微物质,变化而赤,造成血液。可见,脾胃功能正常与否与血的生成关系十分密切。肾为先天之本;肾藏精,主骨生髓;骨者髓之府,髓者骨之充也;骨髓坚固,气血皆从;精生血,血为精所化,精血同源;可见,血乃骨髓所造,骨髓藏于骨,又为肾所主,肾之功能正常与否,可以直接影响骨髓生精造血是否正常。肝藏血,《黄帝内经》云:"食气入胃,散精于肝……"意为饮食物经脾胃的腐熟、消化、吸收后,其精微物质进入肝脏储藏起来,伺机而化气生血。清代张璐在《张氏医通》中曰"气不耗……精不泄,归精于肝而化清血"。可见,肝能储藏食物中的精微物质,作为造血原料,是为肝藏血,肝的功能正常与否在造血中具有重要作用。

可见造血是否正常,涉及脾胃、心肺、肝肾等脏腑功能的正常发挥,以及各脏腑相互关系是否协调。但是,肺朝百脉,为相傅之官,奉君(心)化血,在造血方面发挥着不可替代的作用。血液要在脉道中正常循环往复地运行,必备三个条件:推动力、固摄力和脉道的完好密闭。血液运行的推动力源于心主血脉,肺朝百脉,助心行血,和肝的疏泄功能;对血液运行的固摄作用源于心阴的宁静作用、肝的藏血和脾的统血功能;脉道密闭、通利是血液正常运行的必要条件。

心脏和血管在结构和功能上是密不可分的。心脏连着血管,血管连着心脏,组成了循环无端密闭的系统。首先,血液主要是靠心气的推动力,才能昼夜不停地在脉管中奔流不息;如心气虚弱,推动血液运行无力,则血流缓慢,或血滞脉中,出现气虚血瘀。其次,肺主气,肺朝百脉,肺的宗气能助心推动血行,肺之宣发、肃降功能能助心将血液运行至肢体上下、脏腑内外、营养全身,并能助血回心,促进血液循环不止;如果肺气不足,可出现气虚血瘀的表现,如果肺气壅滞,仍可出现气滞血瘀。第三,肝主疏泄,肝的疏泄功能,可以将血液输布至五脏六腑、四肢百骸,气能载血行血;如肝失疏泄,气机郁滞,气机不畅,气滞血郁或气滞血瘀。血液能循行于脉中而不溢出脉外,这还要依靠脾的统血作用;所以当脾气虚时,不仅影响血液的化生,而且也往往影响其循行,使血失统领固摄,溢出于脉管之外,而出现各种出血证,如崩漏、便血、尿血、紫癜等。肝有储藏血液备不时之需,根据需要能够调节全身血量的作用,称为肝藏血。血液能否正常运行，除了心阳（气）的推动作用外，还与心阴对血液的宁静作用密切相关，如果心火旺盛、心烦热则易出现心血不宁，血溢脉外。

脉道是连接心脏，循环无端的血液运行的通道，好比汽车行走的高速公路，如果脉道不利，势必造成血行不畅，气血瘀滞。故脉道通利，是血行通畅的条件之一。可见在血液的运行方面，是心肺与肝脾正常发挥生理功能及相互协调，共同参与完成的，肺在其中发挥着举足轻重的作用。

（二）调血活血治肺法

无论外感、内伤或情志至极导致肺病，肺主治节，助心行血功能减弱或亢进，均可出现血的生成或运行障碍。如肺气虚，无力接纳脾土上传之精微物质奉心化血，可以出现血虚证；肺气虚或肺寒，气虚无力行血，寒主收引，寒性凝滞、宁静，均见肺助心行血动力减弱，固血于脉中，血行瘀滞不畅，见气虚血瘀或寒凝血瘀证；肺热，热性主动，火热迫血急行，甚至妄行，血溢脉外，易见肺咳血等出血之证。

在血的生成和血的运行中，如果脾失运化，肾精亏虚，脾不统血，肝不藏血，心不主血，心不主脉，其中出现任何一脏功能异常，均可导致血的生成不足，生成过多或血的运行异常，最后均可波及肺，引起肺的功能失常。血虚，血不养肺，肺血虚，血不载气，肺气亦虚，肺的气血不足，可见气短、乏力，咳声低微，面色无华等；病理性血生成过多，可出现气血壅滞于肺的临床表现，如喘累，气短，动则加重，颜面红赤等；血瘀于肺，可引起肺宣发肃降失常，除咳嗽、咯痰外，还可出现胸部刺痛，络脉迂曲等表现；血热妄行、波及于肺，肺脉受伤，血溢脉外而出现咯血或痰中带血等表现。

临证时，肺有疾、调治于血。肺血虚之证，应同时考虑血的生成与心、肝、脾、肾均有密切关系，温阳化气生血，健运脾胃后天之本，肝肾同补，填精补髓生血法为治疗肺血虚证的常用方法。肺血瘀、血郁证，需从心、肺、肝入手，心主血功能正常、肺宣发肃降功能正常、肝疏泄功能正常，气机通畅，血行通畅，则气血调和，肺血瘀、血郁病易除；补心之火，火旺血不停则不留瘀。如血热妄行，或气不摄血，血溢脉外之肺出血证，养心阴，宁心神，补肺气，心静气摄血固，出血易止。

罗老师对于慢性阻塞性肺疾病从瘀论治，首先围绕肺在血液的生成和运行方面进行，不忘肺在血代谢中的基本功能；其次，血瘀的病因病机多样，概括起来，始终不离，气虚血瘀、气滞血瘀、阴虚血瘀、阳虚血瘀、久病多瘀，瘀为有形之邪，常与他邪，尤其是痰邪兼夹为患，有益气化瘀、行气化瘀、养阴化瘀、温阳化瘀、通络化瘀、逐痰化瘀、破血逐瘀等治法。血瘀证常伴随慢性阻塞性肺疾病全程，而活血化瘀之法是慢性阻塞性肺疾病全程均适用的治法，根据病情或行血如当归、赤芍等，或化瘀如桃仁、红花等，或破血如三棱、莪术等，或逐瘀如蜈蚣、全蝎、水蛭等。

（刘　勇）

第六节　从"郁"论治

一、"郁"的概念

中医学"郁"的概念，是指在气机升降出入失常的条件下，形成的以"结聚而不得发越""抑而不通"等为特点的一种状态。《黄帝内经》中关于"郁"的理论，提出木郁、火郁、土郁、金郁、水郁，后世多统称为"五郁"，"木郁达之""火郁发之""土郁夺之""金郁泄之""水郁折之"作为五郁的治则。王冰对《黄帝内经》"五郁之治"的具体治法做了明确阐发，认为木郁达之，"达，谓吐之，令其条达也"；火郁发之，"发，谓汗之，令其疏散也"；土郁夺之，"夺，谓下之，令无壅碍也"；金郁泄之，"泄，谓渗泄之，解表、利小便也"；水郁折之，"折，谓抑之，制其冲逆也""通是五法，乃气可平调，后乃观其虚盛而调理之也"，开创了后世医家理解和运用"五郁之治"的先河。

二、郁的性质及其致病特征

（一）自然六气外邪致郁

六气是风、寒、暑、湿、燥、火六种气候模式的气化，六气犯人皆能郁而致病。当人体抵抗力下降，不能适应气候变化，或气候变化过于剧烈，超过人体的适应能力，六气就会侵犯人体而发生疾病，"邪不解散即谓之郁"。风气多为热化，诸风可导致蕴热怫郁。寒主闭藏，阳气遇寒即郁，如伤寒之邪可郁于营卫。火热极甚能使腠理密闭而郁结，故火热郁甚可反见恶寒。湿气本身即郁遏气机，与热相合常蕴结三焦。燥气为郁，多因血液衰少而致气血运行不能通畅。六气既可单独致郁，又可相互兼夹致郁，如风寒湿三气杂合而成痹证，二者皆以脏腑本气先虚为前提，此为六气致郁。

（二）人体自身气机之郁

情志因素是造成人体自身气机之郁的重要因素，突然、强烈、持久的情志刺激，超过人体的适应能力和耐受范围，就会导致人体气机紊乱而成"郁"。中医学认为，人的精神情志活动与脏腑的功能活动密切相关，脏腑功能是情志活动的生理基础，脏腑功能异常可直接导致情志异常而成情志之郁；情志变化又能反过来影响脏腑功能，最终使人体气机运动的升降出入发生异常。人与自然之间气体的交换主要是靠肺吸清呼浊，吐故纳新，并依赖三焦流行于经脉，方能内充脏腑，外达肌肤，以发挥真气的作用。呼吸把自然界的清气吸入肺，与食饮所化生的水谷之气相合而积于胸中便是宗气，宗气与人体先天之气结合便是真气。这些气化过程的任何一个环节出现问题，都可以导致升降出入之郁。体内各脏腑的升降气机变化主要是脾主升清，胃主降浊，肝主升发，肺主肃降，肾阳主升腾，肾阴主降敛，三焦主持诸气，疏通水道。肺脏本身生理功能虚弱，肃降能力下降，能直接导致脏腑升降之郁，由此而继发水谷之精、津液等不得输布，产生痰饮，瘀血等病理产物的堆积，又能加重脏腑经络气机之郁。

人体气机升降出入失常过久，痰饮瘀血等在体内停留，必然耗损人体精血，导致脏腑功能失常，气血津液生化乏源，郁积不去，新血不生，均可造成虚损病证。郁为燥邪，故常导致肺气失宣，影响全身气机的正常运动。六郁日久，中焦不能运化，水谷之精生化不足。

六气致郁，郁可致虚，虚又可致郁。六气郁肺，肺虚卫外不固，阻遏气机升降出入，津液等不得输布，产生痰饮，瘀血病理产物，阻遏阳气生发，而致阳气虚弱，而因虚致郁，郁可致虚，虚又可致郁，二者常相互转化，最后形成愈虚愈郁，愈郁愈虚的局面。此内外合郁，正气愈虚，邪气愈盛，虚实夹杂，诱使本病反复发作，迁延难愈。正如《诸病源候论·咳逆短气候篇》所述本病为"肺本虚，气为不足，复为邪所乘，壅痞不能宣畅，故咳逆短气也"。因郁致虚人体气机升降出入失常过久，痰饮瘀血等在体内停留，必然耗损人体精血，导致脏腑功能失常，气血津液生化乏源，郁积不去，新血不生，均可造成虚损病证。郁为燥邪，故常导致肺气失宣，影响全身气机的正常运动。六郁日久，中焦不能运化，甚者可致精血干涸，肌肉消瘦，骨蒸潮热，女子经闭，乳岩瘰疬等，而成郁劳。此虚证尤不受补，愈补愈郁，当先开郁，则气血自能渐渐化生。如温疫误补，正气被疫邪郁久，气血日受消灼，愈瘦愈补，愈补愈郁，"循环不已，乃至骨立而毙"。因虚致郁阳气虚弱不足以推动气血运行，或阴血亏虚致脉道不利而郁者皆为因虚致郁。脏腑功能虚弱，导致脏腑气机不利，相应经络之气运行不畅，或导致痰饮水湿等实邪郁积，或影响机体的精神情志活动而郁者亦为因虚致郁。治疗不能徒用消散，阴阳虚损者应兼补阴阳，脏腑虚弱者应调补脏腑，经络不畅者应疏通经络，兼夹实邪者先祛其邪，情志不调者兼畅其情志，解郁之法才能获效。郁可致虚，虚又可致郁，二者常相互转化，是本病反复发作的重要原因，最后形成愈虚愈郁，愈郁愈虚的局面。故治疗时应疏畅气机与扶助正气兼顾，才能解决因郁致虚，因虚增郁的矛盾。

三、肺郁在慢性阻塞性肺疾病发病机制中的作用

罗玲主任医师认为"肺郁致病"是肺胀的关键病机之一。本病主病之脏

在肺,可累及脾、肾,久病及心。病理因素主要为肺郁所致水液精气疏布异常,内生痰浊、瘀血、水饮,病理性质多属标实本虚,寒热错杂。外邪侵袭、悲忧太过、痰气阻滞、肺气亏虚、肺阴不足等皆能导致肺郁。肺的功能正常,气道通畅,呼吸均匀,宗气生成有源,气机易于调畅。肺气不足,呼吸功能减弱,影响宗气的生成和运行,可致气郁。肺主宣发肃降,二者相反相成,又相互影响。外邪袭表犯肺,或痰浊阻滞,使肺气壅郁而失于宣发,则呼吸不畅,不能将脾所转输的津液和水谷精微布散于全身,不能宣发卫气。肺失肃降则肺气郁而上逆,常见痰浊内阻。肺主通调水道,肺郁则水液输布排泄障碍,生痰或成饮,水气不降则尿少水肿。肺郁日久可影响心主血脉的功能。

(一)病变主要在肺,日久累及脾肾,后期及心

病变首先在肺,肺主气,司呼吸,开窍于鼻,外合皮毛,主表、卫外。外邪从口鼻、皮毛入侵,首先犯肺。六郁壅肺,肺气宣降不利,水道不通,或咳,或喘,或津液失于输化而成痰浊、瘀血、水饮,久则肺虚,导致肺的主气功能失常,而成本病。脾为肺母,肺病日久,子耗母气,则脾气虚弱,导致肺脾两虚,脾虚不能散精上归于肺,肺虚不能输布水精,则聚为痰浊,足少阴肾脉从肾上贯肝膈,入肺中,循喉咙,夹舌本。“肺为气之主,肾为气之根”。肾能助肺纳气,若肺病日久,累及于肾,精气耗损,肺不主气,肾不纳气,可致气喘日益加重,吸入不易,呼吸浅短难续,动则更甚。肺与心脉相通,同居上焦,肺朝百脉,肺气辅助心脏运行血脉。久咳久喘,肺病日深,治节失职,心营不畅,而致喘悸不宁。心气心阳虚衰,心脉瘀阻,则肺病及心。心阳根于命门真火,如肾阳不振,进一步导致心肾阳衰,可以出现喘脱危候。

(二)久病由郁可致痰饮形成

病初由于肺气郁滞,脾失健运,津液不化而成,日久肺虚不能化津,脾虚不能转输,肾虚不能蒸化,痰浊潴留,痰从寒化则成饮。若复感风寒,则可形成外寒内饮之证。痰郁化热或感受风热,则可形成痰热证。痰浊壅阻气道,或肺虚吸清呼浊功能减弱,浊邪害清,则痰蒙神窍,可见烦躁、嗜睡、昏迷。

(三)久病由郁可致血瘀形成

肺气郁滞,不能治理调节心血的循行,“心主血”营运过劳,心气心阳虚衰,无力推动营血,心脉瘀阻,可见心悸,脉结代,唇舌爪甲发绀,颈脉动甚。心主血,肝藏血,心脉不利,肝脏疏调失职,血郁于肝,则瘀结胁下,癥块有形,胀痛拒按。肺脾气虚,气不摄血,或气虚瘀阻,或热甚动血,血不循经,则见咳血、吐血、便血。痰浊、瘀血、水饮可以相互影响和转化。痰浊久蕴,可以寒化成饮;饮溢肌表则为水;痰浊阻肺,肺气郁滞,治节失司,心脉不利,则血郁为瘀;瘀阻血脉,“血不利则为水”。一般而言,早期以痰浊为主,渐而痰瘀并见,终至痰浊、瘀血、水饮交错为患。但在不同个体,不同阶段又有主次之分。

四、由郁致慢性阻塞性肺疾病发病的临床表现

肺胀是多种慢性肺系疾患反复发作,迁延不愈,导致肺气胀满,不能敛降的一种病证。临床表现为"咳、痰、喘、胀、闷",胸部膨满,憋闷如塞,喘息上气,咳嗽痰多,烦躁,心悸,面色晦黯,或唇甲发绀,脘腹胀满,肢体浮肿等。其病程缠绵,时轻时重,经久难愈,严重者可出现神昏、惊厥、出血、喘脱等危重证候。罗玲主任医师认为,肺气壅郁而失于宣降,则水液输布排泄障碍,生痰或成饮,日久影响心主血脉的功能,这是肺胀发生发展过程中致病的重要因素,因肺主呼吸,为气之主,有调节全身气机的作用,肺病喘促,气机升降失常而胸闷憋胀,肺胀发病多为肺气郁滞,气郁邪恋,历久不愈,痰浊潴留,肺气壅阻,气道不利,生痰、停饮、血瘀,久则肺虚气不化津而致痰饮内生,气虚无以运血而致络脉瘀阻,虚实互为因果,痰瘀兼夹同病,多脏交互影响。

《黄帝内经》首先创立了肺胀的病名,提出了"散泻敛气"的肺病治疗学思想,并列专篇对胀病进行论述。《黄帝内经》认为,"五脏六腑者,肺为之盖",即通常所说的"肺为华盖"。《素问·至真要大论》指出:"诸气膹郁,皆属于肺。《素问·阴阳应象大论》有"其在皮者,汗而发之"之论。肺朝百脉,主治节,全身血液都通过百脉而流经于肺,经肺的呼吸,进行气体交换后再输送到全身,通过肺呼吸,治理调节呼吸及气、血、水的作用,说明肺气升降出入的正常,是发挥其正常功能的基础,气机郁结不畅,必然阻碍肺气升降出入,而发胀病。《金匮要略·肺痿肺痈咳嗽上气病脉证治》说:"上气喘而躁者,属肺胀,欲作风水,发汗则愈。"宋·杨士瀛在《仁斋直指方论·喘嗽方论》明确提出了"有惊忧气郁肺胀而喘"的情况,表明有气郁致肺胀而喘的临床证候。宋·陈言在《三因极一病证方论·喘脉证治》中的论述与杨士瀛的观点一致,在方药上增添了理气丸以治疗肺胀虚证。《诸病源候论·病气候》提出:"肺主气,肺气有余,即喘咳上气。若又为风冷所加,即气聚于肺,令肺胀,即胸满气急也。"《仁斋直指方论·喘嗽方论》指出,除了有"有肺虚挟寒而喘者,有肺实挟热而喘者,有水气乘肺而喘者"等类型,更有"惊忧气郁肺胀而喘者",而治疗上更是除了有"肺虚、肺寒,必有气乏表怯,冷痰如冰之证,法当温补之。如官桂、阿胶之类也;肺实、肺热,必有壅盛胸满,外烘上炎之状,法当清利之,如桑白皮、葶苈之类是也;水气者,漉漉有声,怔忪浮肿,与之逐水利小便,如小半夏茯苓汤、五苓散辈"以外,讨论"惊忧者,惕惕闷闷,引息鼻张,法当宽中下气,如四七汤、桔梗枳壳汤辈"。清代《临证指南医案》论述之肺痹,也与肺胀相似,肺为呼吸之橐籥,位居最高,受脏腑上朝之清气,禀清肃之体,性主乎降。又为娇脏,不耐邪侵。凡六淫之气,一有所著,即能致病。其性恶寒恶热,恶燥恶湿,最畏火风。邪著则失其清肃降令,遂痹塞不通爽矣,因于风者,则用薄荷、

桑叶、牛蒡之属,兼寒则用麻黄、杏仁之类。若温热之邪,壅遏而痹者,则有羚羊、射干、连翘、山栀、兜铃、竹叶、沙参、象贝。因湿则用通草、滑石、桑皮、苡仁、威喜丸。因燥则梨皮、芦根、枇杷叶、紫菀。开气则蒌皮、香豉、苏子、桔梗、蔻仁。一切药品,总皆主乎轻浮,不用重浊气味。是所谓微辛以开之,微苦以降之,适合合乎轻清娇脏之治也。

朱丹溪博采众家之长,又自成一派,认为内伤杂病多兼郁,或郁久而生病,或病久而生郁,或失治误治而成郁,故凡病必参郁治。朱丹溪认为"郁"主要与气机升降失常有关,并对"郁"进行了分类,提出气、血、痰、热、湿、食六郁,辟专篇论述六郁的脉症和治疗,对后世影响很大。气郁多见"胸胁痛,脉沉涩";湿郁多见"周身走痛,或关节痛,遇阴寒则发,脉沉细";痰郁"动则即喘,寸口脉沉滑";热郁多见"瞀,小便赤,脉沉数";血郁则"四肢无力,能食,便红,脉沉";食郁多"嗳酸,腹饱不能食,人迎脉平和,气口脉紧盛"。六郁之中又以气郁为核心,"郁"虽分六类,但其病多在中焦,即脾胃。胃为水谷之海,法天地而生万物。人身之清气、荣气、运气、卫气、春升之气,都是胃气的别称。脾胃居中,心肺在上,肝肾在下。六淫、七情、劳役妄动,常导致脏气不和,而有虚实克胜之变。中气之病常先于四脏,有不平,中气不和而先郁,再加上饮食失节停积、痰饮寒湿不通,积于脾胃,所以中焦之郁多见。治疗方面以越鞠丸总解诸郁,其中香附开气郁,苍术除湿郁,川芎行血郁,山栀清火郁,神曲消食郁。《医方考》中载,用麻黄葛根汤治疗肺金壅塞气实,令人喘满者为金郁泄之之法。方中麻黄、葛根之轻可去实,淡豆豉之腐可推陈,芍药之酸可泻壅。而其对水郁折之的认识更是与诸医家不同,认为水郁为肾部有郁火,腰为肾之府,肾脉斜走足心上股内后廉,故腰股痛,足心热,治疗用黄柏一味,润能益水,苦能降下,为水郁折之之法。赵献可在其所著《医贯》中,根据"五行相因"的原理,提出了五郁相因为病,关于郁证的治疗,则可"以一法代五法",即以逍遥散一方治其木郁,使肝胆之气舒展,则诸郁皆因之而愈。明代医家吴正伦在其所著《脉症治方》中对诸郁的脉、症、治、方进行了总结,提出诸病多兼郁,但有"郁久而生病"与"病久而生郁"之不同,并将朱丹溪所论六郁的治法归纳为"气郁则开之""血郁则行之""痰郁则消而导之""湿郁则燥之利之""热郁则清之""食郁则消之"。又兼论寒郁,认为"凡久恶寒,亦须解郁,郁开病亦随愈。"张景岳提出"因病而郁"和"因郁而病",以区分五气之郁和情志之郁。具体而言,《黄帝内经》五气之郁诸病皆有,为"因病而郁",即人体在各种疾病过程中气血一有不调即为郁证,合于脏腑即为五气之郁,五郁之治即是治此。另有情志之郁,总由乎心,进而导致各种疾病,为"因郁而病"。

对于"五郁之治"的具体运用,吴谦将其运用于对药物性味的选择上,认为木郁之病"宜以辛散之、疏之,以甘调之、缓之,以苦涌之、平之"。火郁之病

"宜以辛温发之,以辛甘扬之,以辛凉解之,以辛苦散之,但使火气发扬解散"。金郁之病"宜以辛宣之、疏之、润之,以苦泄之、降之、清之,但使燥气宣通疏畅"。水郁之病"宜以辛苦逐之、导之,以辛淡渗之、通之,但使水气流通不蓄"。土郁之病,"在外者汗之,在内者攻之,在上者吐之,在下者利之,但使土气不致壅阻"。叶天士医案中记载了郁证的各种治法,或清泄上焦郁火,或宣畅少阳,或开降肺气,或通补肝胃,或泄胆补脾,或宣通脉络,有热郁至阴者则用咸补苦泄。而郁久则损伤元气,加之屡投克伐之品,故常见随散随郁,宜攻补兼施,可见治郁并不是不能用补法。叶氏治郁用药"每以苦辛凉润宣通,不投燥热敛涩呆补"。其中"用苦泄热而不损胃,用辛理气而不破气,用滑润濡燥涩,而不滋腻气机,用宣通而不揠苗助长"。张锡纯认为"理虚中之郁最为难事",所用之药必丝毫不能伤气化,则郁得开一分,其气化自能复原一分。张氏治呃逆郁多虚少者,用冰片、薄荷冰透窍通气,细辛降逆气,白芷达郁气,朱砂镇冲气之冲逆,甘草缓肝气之忿激,郁开则呃止,气化流通,虽有所虚,自能渐渐复原。肝气郁结,冲气上冲,迫胃气不降,张氏治此用生赭石降胃,生麦芽升肝,而不用柴胡,认为柴胡升提肝气之力甚大,用之失宜则会提胃气上逆,而生麦芽升肝之余无妨胃气之下降,"其萌芽发生之性,与肝木同气相求,能宣通肝气之郁结,使之开解而自然上升,非若柴胡之纯于升提"。

罗玲主任医师常指出,在郁证不仅仅是以心情抑郁,情绪不宁,胸部满闷,胁肋胀痛,或易怒易哭,或咽中如有异物梗塞等为主要表现的疾病,而是指以气机升降出入失常为基础病机的证候。肺郁亦可得之于运气五郁之金郁。具体而言,按照五运六气的理论,每年五之气的主气都固定为阳明燥金,如果五之气的客气是少阴君火或少阳相火,可以因火气偏胜而使阳明燥金之气被郁,出现金郁。"肺郁者,毛皮枯涩,燥而不润,欲嗽而无痰者是也"。肺郁的主要临床特点是咳喘、胸闷、胸痛等呼吸道症状,以及肺气不畅所引起的烦躁、不寐等。"凡金郁之病,为敛为闭、为燥为塞之属也"。肺郁以气机郁、结、滞、逆为病机特点,肺郁的病症表现集中在肺、咽喉、鼻道,病机多为气道宣肃失常、痰火内壅,多见咳、喘、呼吸不利、胸闷胸痛等。

五、从"郁"论治的治疗原则

(一)辨识郁证的病因

针对不同病因治疗,祛除病因才有利于气机的恢复。如六气致郁,在调气的同时要兼用疏风、散寒、解暑、祛湿、润燥、泻火之药。饮食致郁要先调理脾胃,祛除食积。情志致郁则要精神治疗与药物治疗相结合。"凡怀抱不舒,遭遇不遂,以及怨旷积想在心,莫能排解,种种郁悒,各推其原以治之。然以情病者,当以理遣以命安。若不能怡情放怀,至积郁成劳,草木不能挽以。"

（二）调气为先

"郁病虽多,皆因气不周流。法当顺气为先,升提为次。至于降火化痰消积,犹当分多少治之。"郁证病机特点为气机不畅,故治疗当以调理气机为先。即使是虚证夹郁,亦当调气与补虚并用,气机调畅后气血更易于恢复,否则虚不受补。"有素虚之人,一旦事不如意,头目眩晕,精神短少,筋痿,气急,有似虚证。先当开郁顺气,其病自愈。"

（三）移情易性

"郁证全在病者能移情易性。"对于情志之郁,尤其需要疏导启发患者正确认识各种精神刺激、不良情绪对健康的影响,向患者解释脏腑功能状态对情志的影响,以及通过药物调整脏腑功能状态从而调节情志的可能性,指导患者掌握消除各种致病因素、减轻痛苦的方法,让患者既重视自己的疾病又不致悲观失望,从而树立信心,积极配合治疗。郁证的治疗,均应药物治疗与精神调摄相辅相成。情志之郁当先调摄情志,继以药物调畅脏腑气血;杂病之郁当以药物治疗为主,辅以调畅情志。

（四）解郁宣肺,必先疏肝

气机郁滞,肺失宣降。病理虽为肺失宣降,但与肝、胆、三焦密切有关,肺主宣降,三焦司气机水火升降,肝主疏泄,而肺之宣降需靠肝之疏泄和三焦之升降调节;肝与胆互为表里,三焦与胆均属少阳,而司相火,其气机郁滞,相火不得泄越,上逆犯肺,则咳喘频作,故而需疏肝利胆,通泄三焦,以助宣肺之功。

（五）从脏腑分而治之

1. 肺之郁即金郁　"金郁泄之……泄者,疏泄之谓也。"金贵空清,壅塞窒密则郁。故咳逆,咽痛声哑,胸满喘息,鼻塞呕脓,脐周腹满胀痛皆为金郁。"当疏而泄之,以肃其清降之常",具体而言,有辛散肺郁、疏泄肺郁、除痰散肺郁、宣降肺气解郁等法,如伤风咳嗽鼻塞者,治宜参苏饮、人参败毒散等。又如胸膈停饮,肺痈呕脓血等,宜葶苈大枣泻肺汤治之。从其传变而言,肺气之郁必为火所逼而成,而火旺缘于水衰。症状方面常见"咳嗽气逆,心胁胀满,痛引小腹,身不能反侧,舌干嗌燥,面部色白,喘不能卧,吐痰稠密,皮毛焦枯,人以为肺气之燥也,而不知乃是肺气之郁"。治疗方面宜泄肺金之气,同时大补肾水,水足则心火不再犯肺,故补肾水即泄肺金。

2. 肺郁多起于肝胆　"肝气愈郁愈逆,疏泄之性横逆于中,其实者暴而上冲,其虚者折而下陷,皆有横悍逼迫之势而不可御",不可专用苦凉清降之品伐肝,必顺其性而舒之。据其郁之轻重,治法又有不同,"轻者正治,重者从治","轻者可降,重则从其性而升之"。如肝气郁于上,则用青皮、香附泻气之冲逆,黄连、白芍泻血之沸腾。如食塞胸中,肝胆之气不升,宜宣而吐之,以疏其木气。如木郁于下,胁疼日久,轻则以柴胡、川芎之类升发肝胆之清气,木当升而不升,故于阴中提阳,以复其直遂不屈之性,清阳升则浊阴自降,此为从治法。具体而言,肝郁属实者当疏肝理气,若兼瘀血,当疏肝化瘀,化火则兼清热。胆郁则以清降痰火为主。从其传变而言,肝胆之气一郁,必下刑于脾胃,致脾不能化而胃不能受,津液枯槁不能布于脏腑。"木尤喜水,脾胃既成焦干之土,则木无水养,克土益深",土不生金,肺金必弱而不能制肝,肝木过燥而愈不安。治疗宜急疏肝胆之本气,兼滋其阴血,血足以润,木中之郁方能尽解。

3. 肺郁日久,累及脾土,脾之郁即土郁　"土郁夺之……夺者,攘夺之谓也。"土性贵燥,惟其燥乃能运化精微至各脏,湿性壅滞则郁。故凡肿满痞塞,跗肿,大小便不利,腹痛胀满皆为土郁。"当攘而夺之,以复其健运之常"。具体而言,如腹中窒塞,大满大实者宜枳实导滞丸、木香槟榔丸、承气汤等下而夺之,即"中满者,泻之于内"。又如饮食伤脾而见痞闷,痰涎日生,宜橘半枳术丸等健脾消痞化痰;忧思痞结,不思饮食者宜消痞丸等消而磨之。此外,诸湿肿满,如跗肿、湿热发黄等,以实脾利水之剂燥之,芳香之品可开脾郁。然而脾胃之所以成郁,究其病因,亦因脾胃之气素虚,而后才肝得侮之,肺得耗之,故开郁必须补脾胃之气,补脾胃而后用夺之法,则土郁易解。

4. 肺病日深,必累及肾与膀胱之运,肾郁即水郁　"水郁折之……折者,决折之谓也。"水贵沉静,搏激窒塞则郁。故冷唾上涌,水肿腹胀,腰膝屈伸不便,小便不利,皆为水郁。"决而折之,以导其东归之常"。具体而言,肾郁水气上泛,以茯苓、泽泻之类导而下之。又如喘气上满,或如奔豚之状,以桂心之类折。水郁多缘于水虚,有因火而虚者真水益衰,又有因水而虚者邪水自旺。治疗要于水中补火,火足而水自旺,水旺则不郁。

5. 肺病日久,必累及心,心火之郁即为火郁　"火郁发之……发者,发越之谓也"。火性炎上,怫逆不遂则郁。故见目赤,少气疮疡,口渴溲黄,猝暴僵仆,呕哕吐酸,皆为火郁。"当发而越之,以返其自然之常"。具体而言,如过食冷物抑遏阳气,致五心烦热,肌肤大热者,宜升阳散火治之;小便浑浊,疮疡舌疮者,宜黄连解毒汤、导赤散、八正散之类引而下之。从其传变而言,火郁则不能炎上而违其性,火之成郁者多为虚火、相火。症状方面常见少气,胁腹、胸背、面目、四肢肿胀愤㿏,时而呕逆,咽喉肿痛,口干舌苦。故治火郁即治虚火相火而已,当因其性而发之,既为虚火则不可用泻,既为相火则不可用寒,当直入胞络之中解其郁气,又不直泻其火,而反补其气血消痰去滞,则火能遂其炎上之性。

六、罗玲主任医师从"郁"论治慢性阻塞性肺疾病的经验

"气血冲和,万病不生。一有怫郁,诸病生焉……故人身诸病,多生于郁。"气、血、痰之病也多兼郁,或郁久而生病,或病久而生郁,或失治误治而成郁。

罗玲老师认为,慢阻肺从"郁"论治,多责之于气、湿、痰、热、血。气郁者,胸胁痛。肝舍于怵胁,故胁痛多属于肝。"左右者,阴阳之道路也。"故肝主阴血而属于左胁,脾主阳气而隶于右胁。左胁多由怒伤或瘀血而作痛,右胁多由痰积或气郁作痛。尽管如此,痰气也有流于左胁者,但多与血郁相兼而痛。血积也有伤于右胁者,但多由脾气衰所致。湿郁者,周身走痛或关节痛,遇阴寒则发。郁滞不通故痛,湿为阴邪,故得温则痛减,得寒则加剧。痰郁者,动则喘。肺气不清,痰郁结成黏块,凝滞喉间,咯咳难出,多因火邪炎上,熏于上焦,肺气被郁,故其津液随气而升,被火邪熏蒸,日久则成郁结,非中焦脾胃虚弱所致之湿痰可比,治须开其郁,降其火,清润肺金而散凝结之痰,取效缓慢,且非半夏、茯苓等药所能治。热郁者,瞀闷,小便赤。热郁之病,其脏应心,心火移热于小肠故小便赤;热炎上焦则瞀闷。热在五行属火,火性炎上,怫逆不遂则郁。故凡瞀闷目赤,少气疮疡,口渴溲黄,猝暴僵仆,呕哕吐酸,瘛疭狂乱,都是热郁证或热极化火的表现。血郁者,四肢无力,能食便红。血郁则气道涩滞,四肢得不到气血的充分濡养,故常自觉疲乏无力。饮食尚可,郁血随便而出故便红。对于气郁者多以麻黄、杏仁、葶苈子、大黄、五味子、诃子之类宣、降、敛以恢复肺的宣发肃降功能,血郁者多配桃仁活血化瘀,热郁配黄芩、大黄清宣肺热,湿郁、痰郁配半夏燥湿化痰。

（陶　劲）

第七节　从"火"论治

一、"火"的概念

"火"的概念非常宽泛,"火"既是致病因素"六淫"之一,进而成为脏腑阴阳失衡、阳气亢盛的一种病理机制,同时还被认为是人体正常生命活动的生理机制,如明代张景岳认为"盖火本阳也"(《景岳全书·火证》),清代医家何梦瑶指出"火者,人身温和之气也"(《医碥》),说明了"火"就是人体的"阳气"和"温和之气"。逐渐总结概括出火的本性,如"火者阳之精也"(《春秋考异邮》),"阳精散而分布为火"(《河图·汴光篇》),明确提出了火性属阳、阳胜则热的特性。朱丹溪的"火内阴而外阳,主乎动者也,故凡动皆属火"(《格致余论·相火论》),指出了火热之性所具有的内在物质基础和火性主动的特征。"火者,阳气也。天非此火不能发育万物,人非此火不能生养命根,是以物生必本于阳。但阳和之火则生物,亢烈之火则害物。故"火太过则气反衰,火和平则气乃壮"(《内经知要》),更加明确地指出了火"生养命根"的重要作用,同时提出了"阳和之火"与"亢烈之火"的生理和病理功能,更加深刻地认识火的性质。

二、火邪的性质及其致病特征

(一) 生理之火与病理之火

中医的"火"是推动生命运动的直接动力,与机体的能量代谢有着直接的关系,并有其产生的物质基础;生理之"火"对生命运动起到促进和推动作用,病理之"火"因具体的致病因素不同,涉及相关机制各异,但均能不同程度损伤组织器官,影响机体正常生理功能。生理之"火"具有三个功能:

1. 维持与平衡人体正常体温 清代何梦瑶曰:"火者,人身温和之气也。"中医经典已经认识到人体的生理之"火"即人体的体温。现代科学也认为,机体的体温是以机体新陈代谢和能量代谢为物质基础的,是在下丘脑体温调节中枢调控下,进行产热与散热平衡后所表现出来的生命体征之一。

2. 以能量代谢为基础的"代谢 - 能量 - 功能"密切协调的转化平衡系统 《黄帝内经》明确了火的性质,曰"水为阴,火为阳;阳为气,阴为味;味归形,形归气;气归精,精归化;精食气,形食味;化生精,气生形"《素问·阴阳应象大论》的"气味→形精→元气→气化";朱丹溪曰:"火内阴而外阳,主乎动者也,故凡动皆属火"(《格致余论·相火论》)。这也正与现代科学的"物质 - 能量 - 功能"转化规律相契合。

3. 各器官功能和能量代谢的直接动力 明代张景岳则主张"然以余之见,则见君相之义,无脏不有……析言职守,则脏腑各有君相,谓志意所出,无不从乎形质也"(《景岳全书·君火相火论》),明确指出君、相二火不仅是各个器官的功能之火,而是普遍存在于各组织细胞的生理之火。病理之火则与生理之火相反,能不同程度损伤组织器官,影响机体正常生理功能。

(二) 火邪的特性及致病特点

早期的古人在对"火"感性认识的基础上,自然界看到的燃烧之火为"有形之火",可以产热而温养万物,也能焚烧万物。《说文解字》"火,燬也。南方之行,炎而上。象形"。《尚书·洪范》曰:"火性炎上"。因此"火"是一类阳性、热性的事物或亢进的状态;具有温热、向上升腾的特点。火的致病特点:

1. 火热为阳邪,燔灼向上,易耗气伤津。

2. 火性炎上 "火曰炎上",因此火热之邪具有燔灼向上的特点,易侵袭人体上部。

3. 火热易伤风动血 "生风"是指热邪侵犯人体易引起"肝风内动",热邪引起的肝风内动,又称"热极生风"。其生风的机制有两点:一是热邪耗伤津液,使筋脉失养,而出现手足颤动;二是热盛易助阳,使肝阳升动不止,阳气升动无制则化风。"动血"是指热邪为病,易引起各种出血的病症,如吐血、便血、皮肤发斑等。其机制也有两点:一是热邪使血行加快,迫使血液妄行横溢,容易导致出血;二是热邪可灼伤血络,使血出脉外。

4. 火热易扰心神。

5. 火邪易致疮痈。

三、火邪在慢性阻塞性肺疾病发病机制中的作用

火作为病因病机首次较明确地提出是在《素问·至真要大论》病机十九条中:"诸热瞀瘛,皆属于火";"诸禁鼓慄,如丧神守,皆属于火";"诸逆冲上,皆属于火";"诸躁狂越,皆属于火";"诸病胕肿,疼酸惊骇,皆属于火"。病机十九条中论述"火"的病机有五条,可见"火"作为病因病机的重要性,后世医家在病机十九条的基础上多有阐发。

(一)火邪伤肺

刘完素认为风属木,木能生火,故"火本不燔,遇风冽乃焰";反之,热极生风;湿邪郁滞,营卫不能布化,化热生火。火又可生湿土,火热怫郁,水液不能宣通,即停滞为湿。燥固然可由于寒凉收敛或中寒吐泄失津导致,但更多的还是热能耗液而干,而燥胜则干,燥可化热,燥热也可兼化。寒能收敛,若感冒寒邪,或内伤生冷,"冷热相并",均可以使阳气怫郁,不能宣散,化热生火,而热甚阳厥不能营运四肢者,为假寒也,不可以为病寒,六气又常常相兼而同为病。后人将其总结为"六气皆能化火",刘完素根据《黄帝内经》中"人有五脏化五气,以生喜怒悲忧恐,是即所谓五志也"的理论提出了五志化火的理论,《素问玄机原病式》中云:"五脏之志者,怒、喜、悲、思、恐也。悲一作忧。若五志过度则劳,劳则伤本脏,凡五志所伤皆热也"。五志中喜、怒、悲、思、恐分别对应心、肝、肺、脾、肾五脏,脏腑因受情志影响,导致气机运行受阻,久郁而能化火,火热产生后会伤及脏腑,正与《黄帝内经》所言"壮火食气"相呼应。朱丹溪宗刘完素学说,认为"五志之动,各有火起","五脏各有火,五志激之,其火随起",而心为君主之官,心主神明而统摄五志,因此心火尤为伤人。郁怒伤肝,化火犯肺;心属火,肺属金,心火克肺金;脾生痰,痰化热,痰热犯肺;肺属金,肾属水,金水相生,肾不纳气。悲忧皆为人体正常的情绪变化或情感反应,由肺精、肺气所化生,是肺精、肺气生理功能的表现形式。过度悲哀或过度忧伤,则属不良的情志变化,忧(悲)劳伤本脏,气机失调,郁结积滞,久而化火伤肺。

肺为华盖、娇脏、在体合皮,其华在毛、在窍为鼻。《灵枢·九针论》说:"肺者,五脏六腑之盖也。"由于肺位最高,在窍为鼻,与外界相通,故外邪入侵,首先被犯;肺又外合皮毛,风、寒、燥、湿外袭,皮毛受邪,亦内合于肺。暑为热邪,热为火之渐,火为热之极,六气与火热之间存在着密切的联系,常常"同

化""兼化"为病,"同化"强调六气化为火热致病,症状以火热为主,但初始病因多为风、湿、燥、寒等六淫邪气,"兼化"则为六气与火热相兼为病,症状上共见二者,如"风火皆属阳,多为兼化,阳主乎动,两动相搏,则为之旋转"。所谓"从化",不仅包括六气在病理过程中能化生火热,亦包含有火热能转化为六气,如言湿者,"湿病本不自生,因于火热怫郁,水液不能宣行,即停滞而生水液也。凡病湿者,多自热生。"气机怫郁是化火的基本条件,也是火热病的基本病机。外感六淫邪气,气机怫郁化火伤肺。

(二)肺肠同病

肺与大肠相表里,《灵枢·经脉》:"肺手太阴之脉,起于中焦,下络大肠,还循胃口,上膈,属肺,从肺系横出腋下,下循臑内,行少阴心主之前,下肘中,后循臂内上骨下廉,入寸口,上鱼,循鱼际,出大指之端。其支者,从腕后直次指内廉,出其端。"《灵枢·经脉》:"大肠手阳明之脉,起于大指次指之端,循指上廉,出合谷两骨之间,上入两筋之中,循臂上廉,入肘外廉,上臑外前廉,上肩,出髃骨之前廉,上出于柱骨之会上,下入缺盆,络肺,下膈属大肠;其支者,从缺盆上颈贯颊,入下齿中,还出挟口,交人中,左之右,右之左,上挟鼻孔。"肺与大肠相表里理论首见于《黄帝内经》,《灵枢·本输》曰:"肺合大肠",但《黄帝内经》有论无方,后世张仲景在《伤寒论》中记载了阳明病实热、燥屎结于胃肠,出现腹满而喘、喘冒不能卧等肺脏症候,用承气辈沉降之品,腑通气利,肺热随之而泻。

肺病及肠是病邪首先犯肺,导致肺病,之后传之于肠,出现肠病的病理现象。肺病导致便秘,腑气不通,郁而化热:①肺气不降,大便难;②肺热移肠,大便难;③肺燥津亏,大便难;④肺风传肠,大便难。肺病导致泄泻:①肺热致泻:《寓意草》记载:"肺中之热无处可宣,急奔大肠,食入则不待运化而直出。食不入,则肠中之垢污,亦随气奔而出,是以泻利无休也。"②肺壅致泻:《古今医案按·泄泻》记载:"肺气壅遏,不能下降,则大肠虚而作泻,当治上焦。"可见泄泻是肺病及肠的另一种重要表现方式。此外,肺病还可导致痢疾。《杂病源流犀烛·卷十五》曰:"肺移病大肠,则气结而成白痢。"肺病气结,传肠致痢。肺病可致脱肛。《成方切用·卷一下》曰:"肺移热于大肠则下血。"《本草备要·卷一》:"痔属大肠,大肠与肺为表里,肺移热于大肠,故肠风痔瘘。"肺热移肠,迫血妄行可致便血,热壅肉腐可致痔瘘。

肠病及肺是大肠病变影响及肺,出现肺病的病理现象。《冯氏锦囊秘录·杂症大小合参》云:"大肠为肺之腑,大肠既有湿热留滞,则肺家亦必有郁滞不清。"肠病导致喘证。《灵枢·四时气》曰:"腹中常鸣,气上冲胸,喘不能久立,邪在大肠。"《素问·痹论》曰:"肠痹者,数饮而出不得,中气喘争,时发飧泄是也。"《黄帝内经素问集注·卷五》曰:"大肠为肺之腑,而主大便,邪痹于大肠,故上则为中气喘争。"可见邪滞大肠,肠腑失于通降,则腑气上逆,影响及肺,肺气不降则发喘证。肠病致喘,多是寒热两端。①寒邪郁肠,气逆而喘。《素问·至真要大论》曰:"寒厥于肠,上冲胸中,甚则喘不能久立。"②肠热上扰,气短喘促。《读医随笔·卷三》曰:"气短者,热也……更有略无所因,而脾胃不运,大便久秘,肠中浊气上蒸于肺,以致升降不利,呼吸短促者。"《黄帝内经·太素》又有:"邪客大肠及手阳明脉,大肠中热,大便难,肺气喘争,时有飧泄也"。《杏轩医案·饶君扬翁脾虚泻血肺燥咳嗽证治异歧》记载:"肺与大肠相表里,肠热上熏,肺燥则痒,痒则咳,此咳嗽之故,非关于风,而实由于燥也。"肠热熏蒸,津液亏虚,则肺失宣降,肺燥而咳。孙思邈在注《华佗神方》时说:"肺与大肠相表里,肺疾则大肠之力不足,故便不畅,或便后失力,上无感,下不应也。若大肠过疾,则肺之鼓动力受阻,故气常不舒,或增咳嗽。干不强,枝亦弱也。"肺病可及肠,肠病亦可及肺,导致肺肠同病。

(三)肺与相火

相火失其位或失其平(上亢或虚陷)均为病理性相火,表现为各种病理性的功能亢进或衰退。相火动而无制者,则是相火妄动。相火妄动的原因来自多个方面,内部因素包括:首先,先天禀赋不足,或后天供养不及,精血亏虚,不能滋润濡养相火。其次,房劳过度,以致火起于肾,积聚日久,相火酷烈。再次,五志不和,如怒火中烧,以致火起于肝,肝气旺盛有余,转变为相火;或思考过度,无以节制,心火动而不及相火。最后,五味饮食失去节制,以致蕴生湿热,湿热下流,激发伏守之相火。以上都是内部因素,最终会导致脏腑之气、血、精、津液等耗损受伤。而外部因素是运气失和,"非其时而有其气",或恰如相火当令,但相火太过或不及,导致生长化育受限或暑热酷烈而生疾病。相火病证应以外感、内伤为基础进行辨证论治,分为外感相火病和内伤相火病两大类。六淫之相火为病,属外感火热病证,《世补斋医书》称为少阳相火病,其见症甚广,如《医方类聚》曰:"夫火者,少阳相火之气也。诸暴死,发热恶寒,痛病大作,传为水肿,面黄身痿,泄注脓血,赤白为利,痈肿疽毒,小儿疳泻,腹胀,暴下如水,心胸中热,鼻则衄血,胸胁皆痛,耳聋口苦舌干,与脏毒下血米谷不化,肠鸣切痛,消渴上喘,肺金为病"。简要之,则以发热恶寒、面肿、眦赤、咽肿、疮毒、便溏或结、溲短等为主要症状。内伤相火病,相火之源在命门,相火之用在三焦,如《景岳全书》云:"夫相火者,水中之火也,静而守位,则为阳气,炽而无制,则为龙雷,涸泽燎源,无所不至"。因此,相火扰肾则致遗淋带浊,水液则慢慢枯涩;相火炎上袭肝则逼迫血液不行常道,形成吐衄现象,或者营血虚弱导致筋骨疼痛;相火扰脾则脾阴受损,以致发热而水谷化为痰浊;相火扰肺则无法荣卫皮毛而亡阳咳喘,甚则喑哑。自下而上,则肾而肺,上实下虚,诸脏同病,而有偏重之不同,故滑伯仁曰:"相火一扰,能为百病。"相火灼肺,气阴两伤。肺为脏腑之华盖,位置居高,气清体浮。相火克金,为伤重,阴液耗损,络脉受伤,气机逆上,故有自汗、盗汗、咯血、肺痈、肺痿、肺胀、咳喘、喑哑等病症,甚则皮毛干枯、消瘦,成虚劳之候。

(四)肺与阴火

"阴火"当论为"非位之气",阴阳相依相傍,不可须臾离也,人体真气升降出入,运行于各个脏腑,以通为顺,滞则易生"非位之气",郁而化成"阴火"。正如《饮食劳倦论》中所说:"心火者,阴火也,起于下焦……心不主令,相火代之……脾胃气虚,则下流于肾,阴火得以乘其土位……脾胃之气下流……则无阳以护其荣卫""升阳散火汤……郁遏阳气于脾土之中,并宜服之。"又如《脾胃论》中谓"先补其阳,后泻其阴,脾胃俱旺而复于中焦之本位,则阴阳气平矣"。可知李东垣所说"阴火"当是气不守本位之后形成"非位之气",由此而产生"火"象,即《素问·五运行大论》谓:"非其位则邪,当其位则正。"由此"阴火"可分为该升不升之火,如阳气被遏在本位过度停留之火,甚则阳气下陷之火;该降不降之火,如阳不得阴制升而不降之火、妄动上越之火。总之,就是阴阳在运动过程中失于制衡而导致气不归本位而产生的邪火。人身诸气皆有所寄之脏腑,正如彭子益在其《圆运动的古中医学》中所描述的人之真气左升右降的过程:一身正气由下元而发,经中阳斡旋上升,借肝之性上呈以奉养心君,顺肺胃肃降之性下潜命门,以成气之升降出入。

肺之阴火,肺居高位主宣发与肃降,宣发卫气以温分肉肥腠理而卫外,肃降上极之君火而温暖润泽诸脏,以成秋实之象,可以说是新生之源泉。若脾胃之土不生肺金使肺气虚弱,或相火上越所成"心之阴火"累及肺金,使得肺金不足以行宣降之职,余火滞留,便成肺之"阴火"。"夫脾胃虚者,因饮食劳倦,心火亢甚,而乘其土位,其次肺气受邪,须用黄芪最多,人参、甘草次之"。《脾胃论·卷上·脾胃胜衰论》提到:"肺金受邪,由脾胃虚弱不能生肺,乃所生受病也……皆阳气不足,阴气有余,是体有余而用不足也",治宜升发阳气,因阳旺则能生阴血,或以潜降之法兼泻余火,复其宣发肃降之能。

四、火邪致慢性阻塞性肺疾病发病的临床表现

"上火"为民间俗语,又称"热气",可以从中医理论解释,属于中医热证范畴。中医认为人体阴阳失衡,内火旺盛,即会上火。因此所谓的"火"是形容身体内某些热性的症状,而上火也就是人体阴阳失衡后出现的内热证候,具体症状如眼睛红肿、口角糜烂、尿黄、牙痛、咽喉痛等。"上火"在干燥气候及连绵湿热天气时更易发生。一般认为"火"可以分为"实火"和"虚火"两大类。从专业角度讲,"上火"乃病理之火引发人体表现"火"邪体征的系列病证,多局限于表征论述而缺乏内涵的界定。其一,"火"发于本位。局部病变

引发"气有余便是火"(《丹溪心法》),"有气不能发泄,郁而生火"(《知医必辨》)。外邪直侵乳蛾、咽部引发红肿疼痛、外伤处的瘀肿、灼热、疼痛等,其体征仅现局部病变的表现。"火走一经"是其代表,即相同情志病因或其他病因引发同一部位"上火"表现,如口疮、舌疮、尿黄、便秘、口苦等症;其二,"火邪"越位而犯。"当其位为正""不当其位为邪""非其时为邪",其体征表现除局部表现外,尚有原发病变特点。如肾阴虚火旺当有肾阴虚见症,子夜心烦、失眠,相火"病走熟路"上犯心神而作,必见少阳见症及子时见症;其三,火炽全身、多系统受累。突出表现为发热、口燥,唇焦干有裂、尿黄、便秘、口干口苦、心烦躁扰、口渴引饮、面红汗多、脉洪大数而有力,甚则神昏谵语、发斑、出血等症状,多为火邪充斥内外而为,伤津损液,耗血动血,内陷。肺火是指机体感受外邪或因七情内伤,影响了肺的正常生理功能后出现火热炽盛,壅积于肺,肺失清肃,以发热,口渴,咳嗽,气粗而喘,甚则鼻翼扇动,鼻息灼热,胸痛,或有咽喉红肿疼痛,小便短黄,大便秘结,舌红苔黄,脉洪数等为主要表现的实热证候。《素问·宣明五气》说:"五脏化液……肺为涕"。肺精、肺气的作用是否正常,亦能从涕的变化中得以反映。如肺精、肺气充足,则鼻涕润泽鼻窍而不外流。肺热壅盛,则可见喘咳上气,流涕黄浊;若燥邪犯肺,则又可见鼻干而痛。

五、从"火"论治的治疗原则

"火"治疗原则为"火郁发之","火郁发之"出自《素问·六元正纪大论》,火郁,是指热邪伏于体内。"火郁发之"强调通过宣发郁热,疏散郁结,透邪外出,以达到气机条畅、阴阳平衡的目的。此既是因势利导祛邪外出的一种方法,又含有鼓动正气,祛邪外出或使正气发挥应有生命活动功能的治法。这个理论对五脏病理、临床治法治则的制定和遣药组方等具有非常重要的指导意义。如《伤寒论》不仅论述了气分火郁证治,还论述了血分火郁证的证治。"火为热之极,热为火之渐",火热可有外感、内伤之分。外感之火不外乎六淫中的火热之邪,内伤之火则涵盖脏腑、经络、气血津液等发生病理变化所产生的火。外感之火其源有三:一者,六淫之邪侵袭机体,郁遏阳气化火;二者,饮食不节,嗜食辛辣、肥甘、生冷,或脏腑受损,或气机阻遏,致郁火内生;三者,七情不遂,情志失畅,脏腑气机逆乱,阴阳失衡,五志化火,诚如刘完素所论:"六气皆从火化……五志所伤皆化为热"。由此可见,"火郁发之"之"火"内涵丰富、部位不一、来源各异,但多为无形之火被有形或无形之邪所阻隔,导致其不能正常发越,蛰伏于里而产生多种病证。

"发"作为火郁证的重要治则。内清外散、郁解热消乃"火郁发之"关键理法,"热者寒之"乃经典的治疗法则,但"火郁"之证非单纯热证,还兼夹气机闭塞、泄越无门的重要病机。热证自当清热,但须把握清热之度,使寒而勿凝,如若一见火热便纯用寒凉之品,则恐冰伏其邪,克伐阳气,凝滞气机,导致邪无出路,反致热炽,病情深重。若药轻病重,则恐有药不胜病之虞。因此,凡使用辛散疏利、轻清芳香与苦寒药物相结合,或宣发肌表,或透达膜原,或通利二便,或调和气血,发挥内清外散之综合作用,给郁伏之热邪以出路,由里达表,祛邪外出,均可视为"火郁发之"之理法。"发之"变法灵活,可根据火热之势、火热之位、火热之因等因势利导,散邪外出。顺应阳气性喜升腾、恶遏伏之性及内郁火热"上炎下传"之势,一方面顺应郁闭于内的火热之邪上扰之势,向上、向外升散透发邪气郁热,另一方面顺应郁火自上而下的疾病传变趋势,向下、向内降泄郁火,导热下行。亦可根据火热之位辨其热之来源,热自外来者,宜从表散;热自内生者,宜从内清;热自外生而未尽至于内者,宜表宜散;热自内生而无表证或兼有腑实之证者,宜攻宜下。还可根据不同病因所致郁火选取不同治法,如《证治汇补》所云:"火郁治法……如腠理外闭,邪热怫郁,则解表取汗以散之;又如生冷抑遏,火郁于内,非苦寒降沉之剂可治,则用升浮之品,佐以甘温,顺其性而治之,势穷则止。此皆发之之义也"。此外,"火郁"之火当分虚实。实证火郁以邪盛为主,多因外感六淫或邪滞气机,起病急、病程短、变化迅速、易变生他证;虚证火郁则多由脏腑气血阴阳失调所致,常见于外感热病后期或内伤杂病之中,起病缓、病程长为其主要特征。实证火郁当裁之抑之,以"清透"为其要旨;虚证火郁当培之助之,以"补散"为宜。同时仍需考虑虚实夹杂之变化,正如实火郁久可因暗耗气血阴阳而成虚火郁证,虚火郁久或复感邪而有痰湿瘀积等病理产物在体内郁积而成实火者。值得注意的是,虚证火郁为火郁的特殊类型,即阳气虚之内热证,多因劳倦耗伤阳气,脾之清阳不升,胃之浊阴不降,中焦气机郁滞而为内热。李杲"阴火"理论与"甘温除热"大法则是对此证的具体论述与创新发展,认为其为内伤脾胃导致阳气亏虚不得升散,内郁而成的一种特殊类型的虚热,其症状兼具火热表现和脾胃阳气虚而下陷之状,治疗强调升举脾胃下陷之气,散发中焦阳郁之热,当慎用或必要时少佐苦寒之品,其升阳药用量也当斟酌,以免过用耗伤脾胃阳气。"火郁发之"理论内涵丰富,临床可应用于多种疾病的针药治疗之中。"发之"非任意一种药物的单独作用,而是通过辛散药物外透、苦寒药物内清、通利药物导泄、疏利药物解郁等互相配合达到的综合效果,非独拘泥于"发汗"一法。诚如温病学家赵绍琴所言:"因于血瘀者,散其瘀滞,则火郁自解;因于痰湿者,化其痰浊,则气机调畅且郁火有泄越之路;因于食滞者,消导化滞,则火郁不存"。"火郁发之"治疗思想强调治疗火郁之证时,"发"其"郁",从其属,伏其主,八法均可为"发之"的具体运用,应针对病性、病位、兼夹虚实等具体情况因势利导,审因辨治,祛除病邪,解郁散火,畅达气机,从而使机体恢复"阴平阳秘"之生理状态。

六、罗玲主任医师从"火"论治慢性阻塞性肺疾病的经验

慢阻肺主要以咳嗽为主症,咳嗽的病机从根本上讲为肺之宣降失调。引起咳嗽的病因既有外感六淫之邪,亦有脏腑功能失调而累及肺者。肺失肃降,肺气上逆为咳嗽的发病机制,肺气失宣对肺失肃降的影响被大多数人所忽视。肺气不宣与肺气不降可相互影响,因此咳嗽乃肺之宣发与肃降功能失调所致。肺失宣降,一方面体外清气不能正常吸入,肺中浊气不能正常宣发而呼出,影响肺气的通调之道,迫气上逆从而发为咳嗽。另一方面,脾转输到肺的津液不能正常宣发到体表化作汗,亦不能下降到肾与膀胱变为尿液,致使水液在肺内潴留,水液内停日久凝聚成痰,痰阻气道而为咳。临床上,肺失宣降的原因很多,既有外感诸邪者,邪经皮毛口鼻,内感于肺而缘于内伤者,常因痰阻气道,或肺之气阴不足而肃降无能,以肃降为主而伴宣发失常。如《医学三字经》所说:"肺为脏腑之华盖,呼之则虚,吸之则满,只受得本然之正气,受不得外来之客气。客气干之,则呛而咳矣。亦只受得脏腑之清气,受不得脏腑之病气。病气干之,亦呛而咳矣。"咳嗽乃肺之宣降功能共同失去协调平衡,肺气升降失常所然。罗玲主任医师治疗咳嗽,通过宣发肃降并调,使失调的肺气重新达到升降平衡状态。

肺主宣发与肃降,肺主宣发是指肺气具有向上升宣和向外周布散的作用;肺主肃降是指肺气具有向内、向下清肃通降的作用。肺的宣发与肃降功能,是由肺气的升降运动来实现的,故称"肺气宣发"和"肺气肃降"。肺气的宣发作用,能向上向外布散气与津液,主要体现在以下三个方面:一是呼出体内浊气;二是将脾所转输来的津液和部分水谷精微上输头面诸窍,外达于全身皮毛肌腠;三是宣发卫气于皮毛肌腠,以温分肉,充皮肤,肥腠理,司开阖,将代谢后的津液化为汗液,并控制和调节其排泄。如《灵枢·决气》说:"上焦开发,宣五谷味,熏肤,充身,泽毛,若雾露之溉。"《灵枢·痈疽》说:"上焦出气,以温分肉,以养骨节,通腠理。"若因外感风寒而致肺失宣发,则致呼吸不畅,胸闷喘咳;卫气被郁遏,腠理闭塞,可致恶寒无汗;津液内停,可变为痰饮,阻塞气道,则见呼吸困难,喘咳不得卧。肺气的肃降作用,能向内向下布散气和津液,主要体现在以下三个方面:一是吸入自然界之清气,并将吸入之清气与谷气相融合而成的宗气向下布散至脐下,以资元气;二是将脾转输至肺的津液及部分水谷精微向下向内布散于其他脏腑以濡润之;三是将脏腑代谢后产生的浊液下输于肾或膀胱,成为尿液生成之源。人体脏腑气机的运动规律,一般是在上者宜降,在下者宜升,肺位胸中,为五脏六腑之华盖,其气以清肃下降为顺。若肺失肃降,则可出现呼吸表浅或短促,咳喘气逆等症。肺气的宣发和肃降,是相互制约、相互为用的两个方面。宣发与肃降协调,则呼吸均匀通畅,水液得以

正常的输布代谢,所谓"水精四布,五经并行"。宣发与肃降失调,则见呼吸失常和水液代谢障碍。一般说来,外邪侵袭,多影响肺气的宣发,导致肺气不宣为主的病变;内伤及肺,多影响肺气的肃降,导致肺失肃降为主的病证。宣发与肃降失常又是相互影响,同时并见的。如外感风寒首先导致肺的宣发功能障碍而出现胸闷鼻塞、恶寒发热、无汗等症,同时也可引起肺的肃降功能失常而伴有咳嗽喘息。肺居高位主宣发与肃降,宣发卫气以温分肉肥腠理而卫外,肃降上极之君火而温暖润泽诸脏,以成秋实之象,肺气该宣发而不宣发,该肃降不肃降,便成肺之阴火;六淫之相火为病首先犯肺,影响肺的宣发与肃降功能;肺为脏腑之华盖,位置居高,气清体浮。相火克金,为伤重,阴液耗损,络脉受伤,气机逆上;肺与大肠相表里,大肠的功能失常影响肺的宣发与肃降功能。总之,肺的宣发与肃降功能失常,气机不畅,郁而化热。

　　罗玲主任医师认为,慢性阻塞性肺疾病发病缓,病程久,外感六淫邪气犯肺、五志化火伤肺、大肠传导失司郁而化热、"相火"灼肺、"阴火"伤肺等"火热"因素影响肺的宣发与肃降功能而发病。对于"火"的治疗原则为"火郁发之",以恢复肺的宣发与肃降功能,从而治疗慢性阻塞性肺疾病。

(任　毅)

第八节　从"虚"论治

一、"虚"的概念

　　虚是指衰弱,不充实,《素问·上古天真论》:"女子……七七任脉虚,太冲脉衰少,天癸竭。"《素问·阴阳应象大论》:"年六十,阴痿,气大衰,九窍不利,下虚上实……"虚证指人体正气不足,导致抗病能力变弱,生理功能减退的证候,《素问·通评虚实论》:"邪气盛则实,精气夺则虚。"表现为面白唇淡、神疲体倦、心悸气短、自汗盗汗、大便溏泄、小便频数、舌嫩无苔、脉细弱无力等症状。

二、虚的性质及其致病特征

　　虚主要包含气血阴阳的虚损,其特征主要为阴虚发热,阳虚怕冷,血虚发燥,气虚无力。虚证涉及全身各个方面,如气虚则卫外无力,肌表不固,而易汗出;气虚则四肢肌肉失养,周身倦怠乏力;气虚则清阳不升、清窍失养而精神萎顿,头昏耳鸣;气虚则无力以帅血行,则脉象虚弱无力或微细;气虚则水液代谢失调,水液不化,输布障碍,可凝痰成饮,甚则水邪泛滥而成水肿;气虚还可导致脏腑功能减退,从而表现一系列脏腑虚弱征象。血虚证涉及全身各个方面,血液亏虚,脏腑、经络、形体失养,以面色淡白或萎黄,唇舌爪甲色淡,头晕眼花,心悸多梦,手足发麻,妇女月经量少、色淡、后期或经闭,脉细等为常见证候。阴虚证涉及全身各个方面,阴虚成因多由热病之后、或杂病日久伤耗阴液,或因五志过极、房事不节、过服温燥之品等使阴液暗耗而成阴液亏少,机体失去濡润滋养物质所致。同时由于阴不制阳,则阳热之气相对偏旺而生内热,故临床表现可见低热、手足心热、午后潮热、盗汗、口燥咽干、心烦失眠、头晕耳鸣、舌红少苔、脉细数等症。阴虚可与气虚、血虚、阳虚、阳亢、精亏、津液亏虚以及燥邪等证候同时长期存在,或互为因果,表现为气阴亏虚证、阴血亏虚证、阴阳两虚证、阴虚阳亢证、阴精亏虚证、阴津(液)亏虚证、阴虚内燥证等阴虚证候,进而可发展成亡阴、动风等病理变化。阳虚证涉及全身各个方面,先天不足,禀赋虚弱;房室不节,肾气亏损;劳倦过度,耗损正气,形气受伤;七情过极,损伤脏腑,久而不复;饮食不节,损伤脾胃,不能化生精微,气血亏虚,内不能和调于五脏,外不能洒陈于六腑,渐至表里俱虚;起居失常,劳逸失度,损神伤形,耗气伤血;外感六淫,迁延失治,表邪入里,损伤脏腑,久则正气耗伤,久而不复;大病之后,失于调养。总不外先天与后天两方面因素。机体阳气虚衰,功能减退或衰弱,代谢活动减退,机体反应性低下,阳热不足的病理现象。阳气有温暖肢体、脏腑的作用,如果阳虚则机体功能减退,容易出现虚寒的征象。常见的有胃阳虚、脾阳虚、肾阳虚等。阳虚主证为畏寒肢冷、面色苍白、大便溏薄、小便清长、脉沉微无力等。

三、虚在慢性阻塞性肺疾病发病机制中的作用

肺为娇脏,主气,司呼吸,主宣发与肃降,肺气通畅,才能使呼吸平和。COPD患者病程迁延日久,肺脏亏虚,致肺气不宣,清肃之令失常,气道不利,肺气上逆,发为咳喘。《症因脉治》云:"肺胀之因:内有郁结,先伤肺气,外复感邪,肺气不得发泄,则肺胀作矣"。肺脏亏虚日久,致易感外邪,甚至传变他脏。又因肺为气之主,肾为气之根,肺肾金水相生,长期反复咳喘,累及于肾,气不化水,上凌心肺,气不生水,肾阳衰微。而肺属金,脾属土,脾肺培土生金,若子盗母气,肺病及脾,脾失健运,水湿停聚为痰饮。COPD患者病程日久,致肺脏亏虚。

肺、心、脾、肾脏气虚损是COPD的主要内因。肺胀的发生多因先天禀赋不足或喘息、久咳、慢性肺系疾病所引起。肺主气,司呼吸,开窍于鼻,外合皮毛,其气贯百脉而通他脏。肺胀患者,常反复发作,迁延日久,则肺气多虚。《素问·评热病论》曰"邪之所凑,其气必虚"。肺气虚损,卫外不固,外邪从口鼻、皮毛而入,首先犯肺,从而导致宣肃失司,肺气上逆,则见咳嗽、喘促等;肺

主通调水道,肺失宣肃,体内水液的输布、运行和排泄失常,水湿内停,积液成痰。隋·巢元方《诸病源候论·咳逆短气候》认为"肺虚为微寒所伤,则咳嗽。嗽则气还于肺间,则肺胀;肺胀则气逆。而肺本虚,气为不足,复为邪所乘,壅痞不能宣畅,故咳逆短乏气也"。肺的卫外功能,与西医学的免疫功能有关。现代有研究发现,COPD 患者普遍存在免疫功能低下,表现为 CD4+/CD8+、NK 细胞水平的降低,在人体主要表现为肺气虚损。肺病及脾,子盗母气,脾失健运,则可导致肺脾两虚。脾失健运,津液代谢障碍,水液停聚而生痰成饮。"肾为先天之本",肺虚及肾,金不生水,致肾气衰惫。肺为气之主,肾为气之根。肺不主气,肾不纳气,则气喘日渐加重,呼吸短促难续,吸气尤为困难,动则尤甚。脾为后天之本,脾之化生精微,须借助于肾阳的温煦;而肾中精气亦有赖于水谷精微的培育和充养,才能不断地充盈。故脾气久虚,也可损及肾气。肺朝百脉,心脉亦上通于肺,肺气辅佐心脏治理、调节心血的运行,心阳根于命门真火,故肺虚治节失职,或肾虚命门火衰,均可病及于心,使心气、心阳衰竭。

罗玲主任医师认为,肺、脾、肾等脏气虚弱是慢性阻塞性肺疾病发生发展的根本原因。肺属金,脾属土,土生金,脾为肺之母,肺为脾之子。肺久病及脾,子耗母气,脾失健运,则可导致肺脾两虚。脾虚又反过来影响肺,如若脾失健运,水湿不化,聚而生痰,为饮为肿,影响及肺则失其宣发肃降而痰嗽喘咳。肺属金,肾属水,肺为肾之母,肾为肺之子,金水相生。肺主气司呼吸,肾藏精主纳气。呼吸运动虽为肺所主,但亦需要肾的纳气功能的协助,才能使肺吸入的清气下归于肾而为人体所用。肺肾亏虚对慢性阻塞性肺疾病的影响还表现在水液代谢方面。因此从肺、脾、肾等脏气虚弱方面治疗慢性阻塞性肺疾病取得了良好的疗效。通过临床疗效观察说明肺气虚型慢性阻塞性肺疾病患者在常规药物治疗的基础上加用培土生金法治疗,疗效显著,有利于其肺功能的恢复。罗玲主任医师认为慢性阻塞性肺疾病发病的病因病机与"风、痰、瘀、虚"相关,而其虚为肺脾肾气虚,风邪是其发病的主要诱因,痰、瘀内阻贯穿本病的整个病程,其辨证分型亦离不开"风、痰、瘀、虚",因此在慢性阻塞性肺疾病的治疗中,予以疏散风邪,益气活血化痰,补肺、健脾、益肾等治法以治本病,可减少慢性阻塞性肺疾病的发作频率及延缓病情的发展。COPD 稳定期当注重补肺气阴,助肺固表、促其肃降,改善肺脏功能;平补肾阴肾阳,助肾纳气,吸气有度,肺肾二脏气机方可平衡。"炉火虽熄,火留灰中",临床运用"制衡虚实"理念,重视 COPD 稳定期培补肺肾,平补肺肾气阴,加强扶正固本,延缓肺功能恶化时间;临证亦兼顾痰瘀存内因素,当化痰瘀之邪,邪去正安。总而言之,COPD 稳定期病位定于肺肾二脏,培补肺肾为核心,治病求本,佐以化痰散瘀之法,使虚实平衡。

四、由虚致慢性阻塞性肺疾病发病的临床表现

感受外邪是COPD急性发作的主要诱因。肺虚久病,卫外不固,机体易受六淫邪毒侵袭,使病情发作或加剧。外感六淫,以风、寒、热多见,引动伏痰,则见痰湿、寒饮、痰热之症;本病急发,多为本虚标实之证。早期由肺而及脾肾,多属气虚、气阴两虚;晚期以肺、肾、心为主,气虚及阳,或阴阳两虚。

(一)肺脾肾气虚

罗玲主任医师认为肺脾肾气虚是COPD稳定期临床最常见证型。临证肺气虚可见咳嗽无力,声音低怯,动则气短,倦怠少言,易于感邪,畏风怕寒,自汗,苔薄,脉细弱;脾虚可见咳嗽乏力,咯痰量多,色白或咯稀泡沫痰,胸闷气短,食少腹胀,大便清稀,形体消瘦,或肥胖水肿,苔薄而白,脉濡缓;肾气虚则见咳嗽胸闷,气不相连,动则益甚,吸多呼少,甚则不能下床活动,精神疲惫,面色灰黯无华,健忘耳鸣或重听,小便频数清长,夜尿多,足跟疼痛。肺脾气虚为早期常见证型,辨证重点责之于气虚之候,证以咳嗽气短,倦怠懒言,易于感冒,舌质淡,苔薄白或白腻为重点,而脾虚之重点在于痰多,痰呈泡沫状。肺脾肾气虚则是肺脾气虚进一步发展所致,辨证重点在于不断加剧之短气、活动能力下降,甚则出现呼少吸少、面色无华之证候。临证之时,补肺脾气可选黄芪、党参、山药、白术等补气之品,现亦常选野山参、生晒参、西洋参、红参等诸参,至于气阴两虚的病患或稚阴稚阳之体的儿童,临证可选太子参。现代药理研究证实,绞股蓝、刺五加、人参叶中均含有人参皂苷成分,其功效类似于补气之剂临证亦可选用,但须注意其药性之寒热温凉。此外,罗玲主任医师亦常用灵芝、白扁豆、甘草、大枣等药物补气。临证补肾气亏虚常用药有巴戟天、淫羊藿、仙茅、肉苁蓉、补骨脂、菟丝子、沙苑子;如气短明显,常佐以纳气之品,如蛤蚧、紫河车、五味子、核桃仁,亦可选用冬虫夏草。罗玲主任医师认为补肾气药物务必配以滋肾阴或填肾精之品,使得肾中阴阳平衡,互制互根,药物可选生地黄、熟地黄、黄精、枸杞子、杜仲、当归、何首乌、女贞子等。

(二)肺肾阴虚

此证可表现为干咳,咯痰少或痰中带血,咽干咽痒,口燥,鼻干,声嘶,口唇干裂,颧红,潮热盗汗,舌质红或鲜红,舌苔少,脉弦细数。其中肾阴虚证可见腰膝酸软,神疲乏力,动则气短气促,脑转耳鸣,舌质红,舌苔少甚至光剥,脉细。若阴虚有热则舌口生疮,颧红,面部烘热,烦躁,五心烦热,夜寐难安。COPD临床阴虚较气虚为少,辨证之要在于舌红,少苔或无苔,有热或无热,脉细或细数。若痰多则多兼有水湿,苔薄白覆于舌上水湿较轻,苔白厚则水湿为重,苔薄黄则兼有热象,苔黄腻则湿热内蕴。舌体鲜红为阴虚之象,舌光无苔伤阴较为明显。舌体光而不滑、色黯红、干裂为肾阴亏损之象,其阴虚程度最

为严重。养肺阴临证可选用太子参、天冬、麦冬、石斛、玉竹、南沙参、北沙参、百合;养肾阴可选生地黄、山茱萸、桑椹、女贞子;阴虚有热当加用黄柏、知母、地骨皮、白薇;苔色白,痰多可加健脾化湿之品如半夏、天南星、茯苓、陈皮、白术、川贝母、浙贝母;苔黄为痰热之象,遣方之时可酌情加清热化湿药物如黄芩、栀子、黄连;肾阴亏虚则以生地黄、熟地黄、黄精、石斛、何首乌、玄参等养阴填精;气短则可加龟板、鳖甲、磁石、海蛤壳、龙骨、牡蛎等养阴兼具重镇摄纳之品;至于出现阴虚之候如咽干欲饮、潮热盗汗、腰膝疲软则可随证加减用药。

(三)气阴两虚

气阴两虚之证型临床上亦较为常见,临证可见气虚之象如气短,气促,倦怠,痰多,并见阴虚之候如口干咽燥,五心烦热,舌质干红少津,舌苔少或无舌苔。不同脏腑之气阴两虚证候亦有不同,肾之气阴虚还可见腰膝酸软,神疲乏力,头晕耳鸣,失眠多梦,遗精早泄等,肺之气阴两虚可见喘咳气短,语声低怯,自汗畏风等证候,临证之时需将益气养阴之品与健脾化痰、补肾纳气之药同用,罗玲主任医师临床常用的肺肾气阴双补药物有天冬、麦冬、太子参、南沙参、北沙参、灵芝、玉竹、巴戟天、淫羊藿等;汗出可加麻黄根、浮小麦;咯痰稀薄可加紫菀、款冬花、枇杷叶;痰黏难出,可加川贝母、浙贝母、百部、瓜蒌皮。

(四)心脾肾阳虚

脾肾阳虚即在脾肾气虚证的基础上,见精神萎顿、恶寒畏冷、背寒、手足逆冷、腰膝酸冷、夜尿清长且多、大便稀溏或五更泻等阳虚之候。心脾肾阳虚证其证候表现为脾肾阳虚证的基础上并见心悸,胸部憋闷,气促益甚,四肢肿胀,便意频频或小便不利等。心脾肾阳虚为脾肾阳虚进一步发展,是COPD的严重或后期阶段。COPD病理重点在于痰、湿、气、水液代谢失常,由于阳气不足,无力运化水液,肾水上泛,水气凌心,心阳亦惫。心脾肾阳虚之证往往兼夹痰瘀,故本型常以痰、瘀、虚、水、寒为综合特征,病情错综复杂,治疗则以补肾纳气、温阳逐水为法,以控制水肿、气短为目标。用药之时在脾肾气虚用药基础上加用温补心肾之品,罗玲主任医师常用鹿角霜、附子、桂枝、肉桂、细辛、干姜等,泻水逐饮常用猪苓、车前子、茯苓、泽泻、白术、防己、芥子、桑白皮等。

五、从"虚"论治的治疗原则

罗玲主任医师认为,慢性阻塞性肺疾病其本病机主要是"虚""满"为患,肺卫阳虚是本病发病基础,痰瘀伏肺是本病的夙根,心肾阳虚是喘悸水肿的主要病因。虚即指肺、脾、肾气虚;满即胸部胀满,由痰、瘀阻滞气机所致,因此罗玲主任医师常从痰、瘀、虚论治本病,实质亦是从气从瘀论治本病。辨证分型:基础证型为肺脾肾虚:症见喘累、伴胸闷心悸、腹胀,唇紫黯,严重者可见双下肢水肿。在此基础上分为三型:一是痰阻型,痰湿阻肺:症见喘累,咳嗽,咯白色黏痰或脓痰，量多易咯，胃胀，苔白腻，脉沉细。痰热阻肺：症见喘累，咳嗽，咯黄痰或褐色痰，量多，舌红，苔黄腻，脉细。二是痰瘀互结型：症见喘累，咳嗽，咯咖啡色痰，舌质黯，苔白腻，脉沉细。三是气阴两虚型：症见喘累明显，动则加重，咳嗽，痰少，黏而难咯，伴自汗，口干，便秘，五心烦热，舌质红、苔少或有裂纹，或镜面舌，脉细数。治疗原则：补虚除满，祛除外邪，截断病势；涤痰化瘀，去夙根，断再发；温补肺肾，扶正防复发，以达到止咳、平喘、化痰、消肿之目的。选方：苏子降气汤为基础方加减。加减：肺卫不固，恶寒发热、流清涕者加用桂枝汤；咳嗽明显加用止咳药，给予桑白皮、紫菀、款冬花、百部；喘累明显，加用麻黄或麻绒（无高血压者）、五味子、沉香，常加用疏风药如地龙、僵蚕。痰阻型加用三子养亲汤、葶苈子、法半夏、金荞麦、海蛤粉、天竺黄；兼有热象者清热化痰，加芦根、鱼腥草、黄芩、海浮石；痰瘀互结型给予化痰散结，活血化瘀，加用二陈汤合血府逐瘀汤，加用瓜蒌、浙贝加强化痰之力，加用皂角刺加强通络之力；气阴两虚型加用生脉散、乌梅、玄参。久病必瘀，老师常在方末加泽兰以化瘀消肿。肺脾肾虚者：补肺常用百合、蛤蚧粉，健脾常用云茯苓、白术、山药、大枣，补肾常用补骨脂、肉桂；益气药常用太子参、黄芪。

六、罗玲主任医师从"虚"论治慢性阻塞性肺疾病的经验

罗玲老师认为肺、心、脾、肾四脏是慢性阻塞性肺疾病发生发展的根本原因，从虚论治慢性阻塞性肺疾病，主要包含肺、脾、肾气虚，心、脾、肾阳虚，肺肾阴虚。

气虚主要涉及肺、脾、肾三脏，肺气虚：肺主气，司呼吸，外合皮毛，通调水道。肺气虚，则其主宣降、司呼吸、调节水液代谢、抵御外邪的作用就会减弱，出现短气自汗、声音低怯、咳嗽气喘、胸闷，易于感冒，甚至水肿，小便不利等病症，常用玉屏风散加减。肾气虚：肾居腰府，藏精气，司二阴开合。精气充五脏而上荣于脑髓。肾气亏虚，失于荣养，见神疲乏力，眩晕健忘，腰膝酸软乏力，小便频数而清，白带清稀，舌质淡，脉弱。肾不纳气，则呼吸浅促，呼多吸少，常用苏子降气汤加减。脾气虚：脾居中焦，主运化、司升清、统血行。脾气虚弱，不能运化水谷精微，气血生化乏源，症见饮食减少，食后胃脘不舒，倦怠乏力，形体消瘦，大便溏薄，面色萎黄，舌淡苔薄，脉弱。常用六君子汤加减。

阳虚主要涉及心、脾、肾三脏，心阳虚：兼见心悸、心慌、怔忡有空虚感，心胸憋闷或疼痛暴作，失眠多梦，心神不宁。心悸惕然而动，心胸憋闷心痛，气短息促，自汗乏力，面色㿠白，唇色紫黯，苔白滑，脉细弱或沉细迟或结代等。常配桂枝、附片之类。脾阳虚是阳虚中最常见的类型。兼见食欲不振，恶心呃逆，干呕，大便稀溏，嗳腐吞酸。常有腹痛腹胀之感，喜温喜按；常四肢不温，面白不华或虚浮，口淡不渴。常加用干姜之类。肾阳虚俗称命门火衰，兼见腰膝

酸软,小便频数清长、夜间多尿或癃闭不通,阳痿早泄,女性月经减少、宫寒不孕,性功能衰退。脉沉迟,常加用肾四味。

　　阴虚主要涉及肺、肾两脏,肺阴虚证是肺阴不足,虚热内生所表现的证候。多由久咳伤阴,痨虫袭肺,或热病后期阴津损伤所致。肺主清肃,性喜柔润,肺阴不足,虚热内生,肺为热蒸,气机上逆而为咳嗽;津为热灼,炼液成痰,量少质黏。肺阴亏虚,上不能滋润咽喉则咽干口燥,外不能濡养肌肉则形体消瘦。虚热内炽则午后潮热,五心烦热;热扰营阴为盗汗;虚热上炎则颧红;肺络受灼,络伤血溢则痰中带血;喉失阴津濡润,并为虚火所蒸,以致声音嘶哑。舌红少津,脉象细数,皆为阴虚内热之象。常用百合固金汤加减。肾阴虚证是肾脏阴液不足,滋养和濡润功能减弱所表现的证候。多因素体阴虚,或久病伤肾,或房事过度,或热病伤阴,或过服温燥劫阴之品所致,常用六味地黄丸加减。

（陈　勇）

第四章
罗玲常用中药及方剂精解

第一节　常用中药

肺胀是一种以肺失宣肃、肺气不能敛降、肺部胀满为主要特征的肺系病证,以咳嗽、咯痰、喘促、气急、胸部憋闷为主要临床症状,本病由多种慢性肺系疾患反复发作、迁延、经久难愈而引起。罗玲主任医师治疗慢性阻塞性肺疾病多依据中医学的"肺胀病"来辨证论治,认为其核心病机为肺气虚损,宣肃失司,痰浊瘀聚。本病病位在肺,后期可累及脾肾,引起肺脾肾三脏皆虚。罗玲主任医师治疗慢性阻塞性肺疾病多以益气健脾、温肾纳气、降气止咳化痰为主,病至后期兼以活血化瘀。

通过收集 2018 年 1 月 1 日至 2019 年 6 月 1 日于重庆市中医院罗玲主任医师门诊就诊的慢性阻塞性肺疾病患者共 151 例,详细记录患者中医辨证及方药治疗信息。将中药数据库进行数据标准化,制定统一标准,规范所用术语,参照高等院校七版统编教材为基准,对医案中中药名称予以规范,如法半夏、姜半夏和京半夏,统称为半夏;麦冬和麦门冬,统称为麦冬。应用 SPSS 22.0 软件进行统计分析,对所有药物进行频数统计,同时对数据进行聚类分析和关联规则分析。最终结果分析得出:在罗玲主任医师 151 个治疗处方中共使用中药 127 味,共计使用 2 987 频次。选择使用频率较高的药物 26 种,共 2 268 频次,累计频率 75.9%。本章节对罗玲主任医师治疗慢性阻塞性肺疾病使用频率较高的前 26 味的核心中药予以介绍(下文列举各中药均为罗玲主任医师治疗慢性阻塞性肺疾病常用之中药,其临床应用指罗玲主任医师常取该中药之效,并不指代该中药的所有临床运用)。

一、单味药

1. 半夏

【来源】半夏首载于《神农本草经》:"味辛,平。主伤寒,寒热,心下坚,下气,喉咽肿痛,头眩,胸胀,咳逆,肠鸣,止汗。"本品为天南星科植物半夏

Pinellia ternata（Thunb）Breit. 的干燥块茎。

【性味归经】辛、温,性沉降,有毒。归脾、胃、肺经。

【功效】燥湿化痰,降逆止呕,消痞散结。

【主治】用于痰多咳喘,痰饮眩悸,风痰眩晕,痰厥头痛,呕吐反胃,胸脘痞闷,梅核气;生用外治痈肿痰核。姜半夏多用于降逆止呕。

【临床应用】半夏的临床运用多可见于各种医书中。如《金匮要略·肺痿肺痈咳嗽上气病脉证治》中记载:"咳而上气,此为肺胀,其人喘,目如脱状,脉浮大者,越婢加半夏汤主之。"越婢加半夏汤中应用半夏以降气平喘。又如:"肺胀,咳而上气,烦躁而喘,脉浮者,心下有水,小青龙加石膏汤主之。"方中配伍半夏燥湿化痰,和胃降逆。

临床上常见慢性阻塞性肺疾病患者伴有纳差、呃逆、胸满、喘促等病症,应用半夏一方面可降阳明胃气而止呕及降胸中之气而止咳逆、胸满。罗玲主任医师治疗慢性阻塞性肺疾病急性加重期证属痰浊壅盛的患者,其方中选用半夏以降逆下气散结,燥湿化痰;配伍陈皮化痰燥湿,芳香醒脾,共奏行气燥湿化痰之功。所谓"病痰饮者,当以温药和之",为治疗痰饮的基本原则。半夏性温,故用于燥湿化痰,配伍行气之陈皮,功效尤佳。

2. 山药

【来源】山药首载于《神农本草经》:"主伤中,补虚羸,除寒热邪气,补中益气力,长肌肉,久服耳目聪明。"山药为薯蓣科植物薯蓣 *Dioscorea opposita* Thunb. 的干燥根茎。

【性味归经】甘,平。归脾、肺、肾经。

【功效】补益脾胃、生津益肺、补肾涩精。

【主治】用于脾虚食少,久泻不止,肺虚喘咳,肾虚遗精,带下,尿频,虚热消渴。麸炒山药补脾健胃,用于脾虚食少,泄泻便溏,白带过多。

【临床应用】《黄帝内经》有云:"正气存内,邪不可干,邪之所凑,其气必虚。"脾主运化,为后天之本,肾藏精,为先天之本,故注意保护脾胃尤为重要。《杂病源流犀烛》言:"肾主藏,必须借助脾土统摄之力",故补肾必须健脾,若脾胃虚损,补肾涩精纳气更是无从谈起。张锡纯于《医学衷中参西录》云:"山药之性,能滋阴又能利湿,能滑润又能收涩。是以能补肺补肾兼补脾胃。"

"痰"贯穿于慢性阻塞性肺疾病发展的全过程,其产生与脾胃关系密切。"脾为生痰之源,肺为贮痰之器",解除"痰"造成的影响是治疗慢性阻塞性肺疾病的一个关键,正所谓"治痰不理脾胃,非其治也"。有学者认为,慢性阻塞性肺疾病发病过程中痰饮的形成为阳气虚损所致,常选用右归丸以益气温阳、扶正固本,对于伴有呼吸肌疲劳的,则常重用山药配伍红景天、人参以缓解膈肌等呼吸肌疲劳。此亦符合《素问·痿论》篇所云"脾主身之肌肉"之理论。

　　罗玲主任医师认为慢性阻塞性肺疾病发病过程中,肺、脾、肾三脏皆虚,肺气虚不能宣发肃降,不可分布津液;脾气虚不能运化水谷精微;肾气虚损不能蒸化津液,故津液化为痰浊,潴留益甚。因病情持久,肺气、津液均受损,是故予山药以生津益肺、固护脾胃。同时常根据患者病情,通过气血阴阳辨证,予山药配伍枸杞子、麦冬、石斛等养阴之品以增强滋补肾阴之效;予山药配伍菟丝子、杜仲、肉苁蓉等补肾气、肾阴、肾阳之品以发挥其补肾之效。因补益之品常常性味滋腻,且补益药常需久服,故配伍山药等益气健脾之药尤为重要。

3. 厚朴

【来源】厚朴首载于《神农本草经》:"味苦温。主中风,伤寒,头痛,寒热,惊悸气,血痹,死肌,去三虫。"本品为木兰科植物厚朴 *Magnolia officinalis* Rehd.et Wils. 或凹叶厚朴 *Magnolia officinalis* Rehd.et Wils.var.*biloba* Rehd.et Wils. 的干燥干皮、根皮及枝皮。

【性味归经】苦、辛,温。归脾、胃、肺、大肠经。

【功效】燥湿消痰,下气除满。

【主治】用于湿滞伤中,脘痞吐泻,食积气滞,腹胀便秘,痰饮喘咳。

【临床应用】《金匮要略》云:"咳而脉浮者,厚朴麻黄汤主之。"厚朴为厚朴麻黄汤的组成之一,常以厚朴、麻黄、杏仁三药相伍,配伍麻黄、杏仁以行宣肺降逆平喘。对于辨证为上盛下虚的患者主方常选用苏子降气汤,而对于其他证型的患者若喘满较甚仍合用厚朴取其下气除满之功效。

4. 前胡

【来源】前胡首载于《神农本草经》:"治疝瘕肠泄,膀胱热结,溺不下,咳逆,温疟,癫痫,惊邪,狂走。久服坚骨髓,益气轻身。"在《神农本草经》中称为防葵。《雷公炮炙论》中首先记载"前胡"一词。本品为伞形科植物白花前胡 *Peucedanum praeruptorum* Dunn. 或紫花前胡 *Peucedanum decursivum* Maxim. 的干燥根。

【性味归经】苦、辛,凉。归肺经。

【功效】散风清热,降气化痰。

【主治】用于风热咳嗽痰多,痰热喘满,咯痰黄稠。

【临床应用】《滇南本草》云:"解散伤风伤寒发汗要药,止咳嗽,升降肝气,明目退翳,除内外之痰,有推陈治新之功。"《本草纲目》云:"清肺热,化痰热,散风邪。"罗玲主任医师治疗慢性阻塞性肺疾病常用前胡。前胡为苏子降气汤中的组成药味之一。苏子降气汤可降气平喘,祛痰止咳,而前胡于方中起下气祛痰止咳之功。亦常于处方中配伍柴胡、前胡、桔梗、枳壳等药物以升降气机,因前胡长于行气化痰;桔梗可开宣肺气;枳壳可降气宽中除满,数药协同,宣降得宜,可调肺气之宣降;结合柴胡之疏肝理气,行气止咳化痰之功更甚。

5. 茯苓

【来源】茯苓首载于《神农本草经》:"久服安魂、养神、不饥、延年。"本品为多孔菌科真菌茯苓 *Poria cocos* (Schw.) Wolf 的干燥菌核。

【性味归经】甘、淡,平。归心、肺、脾、肾经。

【功效】利水渗湿,健脾宁心。

【主治】用于水肿尿少,痰饮眩悸,脾虚食少,便溏泄泻,心神不安,惊悸失眠。

【临床应用】《伤寒论》中有五苓散,云:"太阳病,发汗后,大汗出,胃中干,烦躁不得眠,欲得饮水者,少少与饮之,令胃气和则愈。若脉浮、小便不利、微热消渴者,五苓散主之。"五苓散主方中以茯苓、猪苓之淡渗功效,辅助泽泻增强其利水渗湿之力。《金匮要略》中有防己茯苓汤,云:"皮水之为病,四肢肿,水气在皮肤中,四肢聂聂动者,防己茯苓汤主之。"方中之茯苓健脾以利水渗湿。上述功效在经方中体现颇多。名方六味地黄丸中有山药、茯苓药对配伍。二药补益与利湿相合,共为平补平泄之剂,山药可补益脾胃,茯苓健脾利水,二药合用,可达"利水而不伤正,补而不助邪"之功效。

罗玲主任医师重视治疗中固护脾胃,认为脾胃为后天之本,与慢性阻塞性肺疾病患者气和痰的生成密切相关,故方中常配伍以白术、茯苓增强脾主运化的功能,促进气的生成,杜绝痰的产生。对于证属阳虚水泛的患者,其方中以茯苓配伍白术、葶苈子、紫苏子等药以增强健脾利水逐邪之功,因茯苓为利水消肿之要药,而白术为补气健脾之要药,配伍炮附子等回阳救逆或温补阳气之品可共治脾肾阳虚之水肿。对于非阳虚水泛的患者,上述理论亦常有应用。

6. 紫苏子

【来源】紫苏子首载于《药性论》:"主上气咳逆。治冷气及腰脚中湿风结气。"本品为唇形科植物紫苏 *Perilla frutescens* (L.) Britt. 的干燥成熟果实。

【性味归经】辛,温。归肺经。

【功效】降气消痰,平喘,润肠。

【主治】用于痰壅气逆,咳嗽气喘,肠燥便秘。

【临床应用】紫苏子既是苏子降气汤的组成,亦是三子养亲汤的组成。三子养亲汤出自《韩氏医通》,由紫苏子、白芥子、莱菔子组成。具有顺气降逆、化痰消滞功效,《本经逢原》中云:"诸香皆燥,惟苏子独润,为虚劳咳嗽之专药。性能下气,故胸膈不利者宜之,与橘红同为除喘定嗽、消痰顺气之良剂。"

罗玲主任医师认为慢性阻塞性肺疾病常伴有痰气结聚,阻塞气道,故于治疗过程中注重化痰,配伍前胡、紫菀、冬瓜子增强化痰利咽之效。治疗痰浊壅盛之患者,常选用紫苏子配伍莱菔子、白芥子等行化痰之功;对于胸闷等肺气郁遏较重之患者则常以紫苏子配伍葶苈子等共奏泻肺平喘之功;紫苏子有化痰保肺固本之效;葶苈子则泻肺平喘、利水消肿,尤其适合用于标实之证候。二药相伍,更增泻肺平喘利水之功。紫苏子与后文将要描述的化橘红相伍,为罗玲主任医师常见之配伍,共奏降气消痰平喘之功。

7. 莱菔子

【来源】莱菔子首载于《本草衍义补遗》。为十字花科植物萝卜 *Raphanus sativus* L. 的干燥成熟种子。

【性味归经】辛、甘,平。归肺、脾、胃经。

【功效】消食除胀,降气化痰。

【主治】用于饮食停滞,脘腹胀痛,大便秘结,积滞泄痢,痰壅喘咳。

【临床应用】《本草纲目》云:"莱菔子之功,长于利气。生能升,熟能降。升则吐风痰,散风寒,发疮疹;降则定痰喘咳嗽,调下痢后重,止内痛,皆是利气之效。"《医林纂要》:"生用,吐风痰,宽胸膈,托疮疹;热用,下气消痰,攻坚积,疗后重。"罗玲主任医师治疗慢性阻塞性肺疾病急性加重期证属痰浊蕴肺证的患者,方中常用紫苏子降气行痰,止咳平喘;配伍白芥子温肺利气,利膈消痰;配伍莱菔子消食导滞,行气祛痰。罗玲主任医师认为本药对于痰浊壅盛,胸胁胀满者尤佳,常用于胸胁胀满、咳嗽痰多之患者。

8. 陈皮

【来源】陈皮首载于《神农本草经》:"橘柚味辛温,主胸中瘕热逆气,利水谷,久服去臭、下气、通神,一名橘皮。"本品为芸香科植物橘 *Citrus reticulata* Blanco 及其栽培变种的成熟干燥果皮。

【性味归经】辛、苦,温。归肺、脾经。

【功效】理气宽中,散寒燥湿化痰。

【主治】①用于胸腹胀满等症;②用于湿阻中焦、脘腹痞胀、便溏泄泻,以及痰多咳嗽等症;③用于脾虚饮食减少、消化不良,以及恶心呕吐等症。

【临床应用】《太平惠民和剂局方》中记载有二陈汤,治疗湿痰的要方。二陈汤功效为燥湿化痰,理气和中,方中陈皮即有理气健脾、燥湿化痰之功,其中尤以理气为重。罗玲主任医师认为陈皮可用于燥湿化痰,在治疗慢性阻塞性肺疾病的患者,常合用陈皮配伍薏苡仁等药物,以固中州,顾护胃气。

9. 化橘红

【来源】化橘红首载于清代赵学敏所著《本草纲目拾遗》为柑橘属植物化州柚 *Citrus grandis*(L.)Osbeck var.*tomentosa* Hort.(*C.grandis* Tomentosa)或柚 *C.grandis*(L.)Osbeck 的未成熟或近成熟的外层果皮。

【性味归经】辛、苦,温。归肺、脾经。

【功效】散寒、燥湿、利气、消痰。

【主治】用于风寒咳嗽、喉痒痰多、食积伤酒、呕恶痞闷。

【临床应用】《得配本草》记载:"去白名橘红,消痰下气,发表邪,理肺经血分之郁。留白和中气,理脾胃气分之滞。"提示,陈皮、橘红与化橘红有所区别。因罗玲主任医师常用陈皮或化橘红处方,故就陈皮与化橘红二药相比,罗玲主任医师临床上常选用化橘红治疗痰多且偏向寒性更甚之患者。

10. 沉香

【来源】沉香始载于《名医别录》:"沉香、薰陆香、鸡舌香、藿香、詹糖香、枫香并微温。悉治风水毒肿,去恶气。"为瑞香科植物白木香 *Aquilaria sinensis* (Lour.) Gilg 含有树脂的木材。

【性味归经】辛、苦,微温,归脾、胃、肾经。

【功效】行气止痛,温中止呕,纳气平喘。

【主治】用于胸腹胀闷疼痛,胃寒呕吐呃逆,肾虚气逆喘急。

【临床应用】《本草纲目》中记载沉香:"治上热下寒,气逆喘息,大肠虚闭,小便气淋,男子精冷"。《本草备要》云:"沉香性温,诸木皆浮而沉香独沉,故能下气而坠痰涎,能降亦能升……怒则气上,能平肝下气。香入脾,故能理诸气而调中。其色黑,体阳,故入右肾命门,暖精助阳。行气不伤气,温中不助火。"

罗玲主任医师认为慢性阻塞性肺疾病核心病机为肺气虚损,宣肃失司,痰浊瘀聚。肺气虚肺失宣肃,肾虚不可纳气,故可见患者喘促,所谓"肺为气之主,肾为气之根"。故治疗中常用沉香以温肾纳气,偶亦配伍肉桂增其温肾纳气之功。常配伍五味子以收敛肺气,伍补骨脂、菟丝子等补益肾气,伍太子参、山药等益气健脾。总体以改善呼多吸少、气短、动则加重等症状。

11. 泽兰

【来源】泽兰首载于《神农本草经》:"主乳妇内衄,中风余疾,大腹水肿,身面四肢浮肿,骨节中水,金疮,痈肿疮脓。"本品为唇形科植物毛叶地瓜儿苗 *Lycopus lucidus* Turcz.var.hirtus Regel 的干燥地上部分。

【性味归经】苦、辛,微温。归肝、脾经。

【功效】活血化瘀,利水消肿。

【主治】用于月经不调,经闭,痛经,产后瘀血腹痛,水肿。

【临床应用】罗玲主任医师认为慢性阻塞性肺疾病的发展过程中,本虚标实为基本病机,虚、痰、瘀、饮缠绵于一体。肺气辅心行血,久病则肺气更为虚损,治节失职,故血行涩滞,循环不利,血瘀肺脉,即"久病必瘀"。《素问·痹论》云:"病久入深,营卫之行涩,经络时疏,故不通。"痰饮内盛而肺气郁滞;痰瘀互结,气机不畅;瘀血阻滞,气机不利,水津停滞成痰成饮。由此,慢性阻塞性肺疾病既有瘀血亦有水饮内停,予泽兰活血化瘀、利水消肿实为适宜。

罗玲主任医师认为久病肺虚,复感外邪为慢性阻塞性肺疾病病因,痰瘀互结,本虚标实为其主要病机特点。故治疗慢性阻塞性肺疾病需在辨证的基础上合用活血之品,对于血瘀痰滞者,可予泽兰配伍红花以行活血之功。

12. 当归

【来源】当归首载于《神农本草经》:"主咳逆上气,温疟寒热洗洗在皮肤中,妇人漏下,绝子,诸恶疮疡金疮,煮饮之。"当归为伞形科植物当归 Angelica sinensis (Oliv) Diels. 的干燥根。

【性味归经】甘、辛,温。归肝、心、脾经。

【功效】补血活血,调经止痛,润肠通便。

【主治】用于血虚萎黄,眩晕心悸,月经不调,经闭痛经,虚寒腹痛,肠燥便秘,风湿痹痛,跌仆损伤,痈疽疮疡。酒当归活血通经,用于经闭痛经,风湿痹痛,跌仆损伤。

【临床应用】《金匮要略》中记载有当归生姜羊肉汤,主治温中补虚、祛寒止痛,其云:"寒疝腹中痛,及胁痛里急者,当归生姜羊肉汤主之。"方中应用当归养血而行血滞。罗玲主任医师认为肺胀与"虚""痰""瘀"密切相关,而致瘀因素多为气虚、气滞、阳虚及痰阻。对于慢性阻塞性肺疾病稳定期证属气虚、血瘀、痰阻患者,常配伍当归、桃仁、红花等中药;而对于证属阳虚水泛证但夹瘀血者,常处方真武汤合苓桂术甘汤加减,血瘀严重者加地龙以化瘀行水。

有云"久病必瘀",罗玲主任医师亦同意此看法。常于处方中予当归、泽兰相伍,以行活血化瘀之功,且因方中尚配伍较多燥烈之中药,故亦可取当归润燥补血之效,补益同时预防处方中其余药物之燥烈性味。

13. 黄芩

【来源】黄芩首载于《神农本草经》:"主诸热黄疸,肠澼,泄利,逐水,下血闭,(治)恶疮,疽蚀,火疡。"为唇形科植物黄芩 Scutellaria baicalensis Georgi 的干燥根。

【性味归经】苦,寒。归肺、胆、脾、大肠、小肠经。

【功效】清热燥湿,泻火解毒,止血,安胎。

【主治】用于湿温、暑湿,胸闷呕恶,湿热痞满,泻痢,黄疸,肺热咳嗽,高热烦渴,血热吐衄,痈肿疮毒,胎动不安。

【临床应用】《伤寒论》中有黄芩汤证,具有清热止痢,和中止痛之效,可治太阳、少阳二经合病下利。其原文记载:"太阳与少阳合病,自下利者,黄芩汤主之。"方中即以黄芩为君药,清泻里热。《金匮要略》中有泽漆汤证,治疗水饮内盛、肺失宣降之咳嗽上气病,方中佐以黄芩清泄郁热。

罗玲主任医师认为慢性阻塞性肺疾病患者常因痰浊、瘀血等病理因素不能及时排出,以至于病情逐渐加重。且痰浊郁久易化热,故治疗过程中需配合以清热解毒之品,尤其对于中医辨证为痰热郁肺证之患者,方中配伍黄芩、鱼腥草、白花蛇舌草、桑白皮等清热解毒之品。亦可配伍玄参、夏枯草等清热解毒、散结养阴之品。

14. 百合

【来源】百合首载于《神农本草经》:"主邪气腹胀、心痛。利大小便,补中益气。"为百合科植物卷丹 *Lilium lancifolium* Thunb. 百合 *Lilium brownie* F.E. Brown var.*viridulum* Baker 或细叶百合 *Lilium pumilum* DC. 的干燥肉质鳞叶。

【性味归经】甘、微苦,平。归心、肺经。

【功效】润肺止咳,清心安神。

【主治】用于阴虚久咳,痰中带血,虚烦惊悸,失眠多梦,精神恍惚。

【临床应用】《慎斋遗书》中记载有百合固金汤,云:"治背心前胸肺慕间热,咳嗽咽痛,咯血,恶寒,手大拇指循白肉际间上肩背至胸前如火烙。"本方证由肺肾阴亏所致。方中取百合滋阴清热,润肺止咳之效。罗玲主任医师治疗慢性阻塞性肺疾病伴有肺金不足之表现常选用百合固金汤为主方以养肺阴。又认为慢性阻塞性肺疾病患者多伴有阴虚的表现,结合患者咳嗽、咳痰等临床表现,也常单独或合用百合以润肺止咳。

15. 葶苈子

【来源】葶苈子首载于《神农本草经》:"主癥瘕积聚结气,饮食寒热,破坚逐邪,通利水道。"其为十字花科植物独行菜 *Lepidium apetalum* Willd. 或播娘蒿 *Descurainia sophia*(L.)Webb ex Prantl 的干燥成熟种子。

【性味归经】辛、苦,大寒。归肺、膀胱经。

【功效】泻肺平喘,行水消肿。

【主治】用于肺壅喘急,痰饮咳嗽,水肿胀满。

【临床应用】《本草经疏》记载:"葶苈,为手太阴经正药,故仲景泻肺汤用之,亦入手阳明、足太阳经。肺属金,主皮毛,膀胱属水,藏津液,肺气壅塞则膀胱与焉,譬之上窍闭则下窍不通,下窍不通,则水湿泛溢为喘满、为肿胀、为积聚,种种之病生矣。"

罗玲主任医师治疗慢性阻塞性肺疾病肺脾两虚、痰湿蕴肺证,常处方香砂六君子汤加减,以健脾益肺、化痰降气通络,对于痰多,而且表现胸满难以平卧之患者,则常合用葶苈子、白芥子、莱菔子增强其化痰降气之功效。对于患者胸闷、喘满较重之患者,常用葶苈大枣泻肺汤以利水平喘。方中之葶苈子可宣降肺气且利水,肺气通利,则喘促可改善。

16. 蛤壳

【来源】蛤壳首载于《神农本草经》:"主咳逆上气,喘息,烦满,胸痛寒热。"为帘蛤科动物文蛤 *Meretrix meretrix* Linnaeus 或青蛤 *Cyclina sinensis* Gmelin 等

132

的贝壳。

【性味归经】咸,平。归心、肾经。

【功效】清热化痰、软坚散结。

【主治】用于热痰喘嗽,水肿,淋病,瘿、瘤、积聚,血结胸痛,血痢,痔疮,崩漏,带下。

【临床应用】《本草纲目》记载:"清热利湿,化痰饮,消积聚,除血痢,妇人血结胸,伤寒反汗,搐搦,中风瘫痪。"罗玲主任医师认为因慢性阻塞性肺疾病病程较长,常见痰饮内停,郁而化热、化瘀之表现,故常予以蛤壳可清热化痰,散内停之痰浊,尤其擅长化稠痰。

对于慢性阻塞性肺疾病患者常表现的肺气不降,肝火上炎,即所谓"木火刑金"的病理现象,方选泻白散加减,合用蛤壳清肝泻肺,化痰止咳,疗效颇佳。若痰浊已化热,痰热内蕴,予以蛤壳配伍有助于清热化痰散结。

17. 太子参

【来源】太子参首载于《本草从新》:"大补元气。"本品为石竹科植物孩儿参 *Pseudostellaria heterophylla*(Miq.)Pax ex Pax et Hoffm. 的干燥块根。

【性味归经】味甘、微苦,平。归脾、肺经。

【功效】益气健脾,生津润肺。

【主治】用于脾虚体倦,食欲不振,病后虚弱,气阴不足,自汗口渴,肺燥干咳。

【临床应用】罗玲主任医师于临床观察发现,慢性阻塞性肺疾病发展至后期发生肺源性心脏病等,常可见有气阴两虚夹血瘀的症状,故对于肺源性心脏病常从瘀论治,因为虚与瘀贯穿疾病发展全过程,故常予生脉散合血府逐瘀汤加用泽兰以活血化瘀,养阴利水消肿疗效较好,而生脉散中人参以太子参替换,取其生津润肺之效。又慢性阻塞性肺疾病发展至后期可至肺、脾、肾三脏皆虚,故罗玲主任医师常予太子参配伍山药以补益肺脾,同时亦常配伍熟地、山茱萸之品以补益肝肾。

18. 云芝

【来源】云芝,可能是青芝的代表,首载于《神农本草经》:"味酸,平。主明目,补肝气,安精魂,仁恕。久食,轻身,不老延年。"本品为多孔菌科真菌赤芝 *Ganoderma lucidum*(Leyss.ex Fr.)Karst. 或紫芝 *Ganoderma sinense* Zhao,Xu et Zhang 的干燥子实体。

【性味归经】甘、淡,微寒,归肝、脾、肺经。

【功效】清热解毒、止咳平喘、健脾燥湿化痰。

【主治】用于抗肿瘤、咽喉肿痛等。

【临床应用】云芝为罗玲主任医师常用中药之一。因患者久病肺、脾、肾三脏皆虚,水液无以运化,内停而为痰浊,肺气不利则发咳嗽、咳痰、喘满等表现。故应用此药以止咳平喘、健脾燥湿化痰。根据现代的研究发现,服用复方云芝(云芝为主药,与鱼腥草、地龙、陈皮配伍)对于治疗慢性支气管炎有较好疗效,提示云芝具有扶正固本的作用。

19. 五味子

【来源】五味子首载于《神农本草经》:"主益气,咳逆上气,劳伤羸瘦,补不足,强阴,益男子精。"本品为木兰科植物五味子 *Schisandra chinensis*(Turcz.)Baill. 的干燥成熟果实。

【性味归经】酸,温。归肺、肾经。

【功效】收敛固涩、益气生津、补肾宁心。

【主治】用于久嗽虚喘,梦遗滑精,遗尿尿频,久泻不止,自汗,盗汗,津伤口渴,短气脉虚,内热消渴,心悸失眠。

【临床应用】五味子为罗玲主任医师常用之生脉散的组成之一。《唐本草》云:"其果实五味,皮肉甘、酸,核中辛、苦,都有咸味,此则五味俱也。"《用药心法》云:"收肺气,补气不足,升也,酸以收逆气。肺寒气逆,则以此药与干姜同用治之。"五味子可用于收敛肺气。因肺胀本有肺气虚损,且又需再用寒凉或宣肺之品,故肺气更虚,此时必须予以敛肺之品。故罗玲主任医师在治疗上常常合用五味子以收敛肺气、益气生津。此外因肺脾肾三脏虚损,故亦常配伍菟丝子、补骨脂、杜仲、山萸肉等药物以固护肾气,促进肾主纳气之功能。

20. 浙贝母

【来源】贝母首载于《神农本草经》:"气味辛、平,无毒,主伤寒烦热,淋沥邪气,疝瘕,喉痹,乳难。"为百合科植物浙贝母 *Fritillaria thunbergii* Miq. 的干燥鳞茎。

【性味归经】苦,寒。归心、肺经。

【功效】清热散结,化痰止咳。

【主治】用于风热犯肺,痰火咳嗽,肺痈,乳痈,瘰疬,疮毒。

【临床应用】《本草纲目拾遗》云:"解毒利痰,开宣肺气,凡肺家夹风火有痰者宜此。"罗玲主任医师认为痰饮、痰浊均因为津液运行不畅、停积体内而成。而痰饮、痰浊潴留体内,以至于滞塞气机,阻塞气道,肺之宣发肃降失职,肺气胀满不能敛降。若患者平素不重养生,不慎外感六淫之邪,其症状可明显加重。故此时合用浙贝母以清热散结、化痰止咳。贝母常用有川贝母、浙贝母等。因川贝母价格较贵,其苦寒性较小,清热力不足,清热散结之力不如浙贝。而慢性阻塞性肺疾病多为久病之人,痰多热甚,故常用浙贝母。此外,浙贝母合用杏仁共奏化痰降逆之功,疗效亦可。

21. 肉桂

【来源】肉桂首载于《神农本草经》："主上气咳逆,结气喉痹吐吸,利关节,补中益气。"为樟科植物肉桂 Cinnamomum cassia Presl 的干燥树皮。

【性味归经】辛、甘,大热。归肾、脾、心、肝经。

【功效】补火助阳,引火归元,散寒止痛,活血通经。

【主治】用于阳痿,宫冷,腰膝冷痛,肾虚作喘,阳虚眩晕,目赤咽痛,心腹冷痛,虚寒吐泻,寒疝,奔豚,经闭,痛经。

【临床应用】《景岳全书》中有名方右归丸,其原文记载："治元阳不足,命门火衰,脾胃虚寒,饮食少进,或呕恶膨胀;或翻胃噎膈,或怯寒畏冷,或脐腹多痛,或大便不实,泻痢频作,或小溲自遗,虚淋寒疝,或寒侵溪谷而肢节痹痛,或寒在下焦而水邪浮肿,及真阳不足之神疲气怯,心跳不宁,四体不收,阳衰无子等证。"罗玲主任医师认为肺胀患者后期多为肺、脾、肾三脏皆虚,肾不纳气而气逆,故见咳嗽、咳痰,喘累不适。《医学启源》云："补下焦不足,治沉寒痼冷及表虚自汗。"故常用肉桂温补下焦,同时以促进肾主纳气之效,改善患者喘促之症状。

22. 蛤蚧

【来源】蛤蚧首载于《雷公炮炙论》："凡使须认雄雌,若雄为蛤,皮粗、口大、身小、尾粗;雌为蚧,口尖、身大、尾小。"本品为壁虎科动物蛤蚧 Gekko gecko Linnaeus 的干燥体。

【性味归经】咸,平。归肺、肾经。

【功效】补肺益肾,纳气定喘,助阳益精。

【主治】用于虚喘气促,劳嗽咳血,阳痿遗精。

【临床应用】《开宝本草》云："主久肺劳,疗咳嗽,下淋沥,通水道。"《本草衍义》："补肺虚劳嗽有功。"《本草纲目》云："补肺气,益精血,定喘止嗽,疗肺痈消渴。助阳道。"由此可知,蛤蚧对于治疗久病伤及肺气有一定作用,且《本草纲目》尚有记载："昔人言补可去弱,人参羊肉之属。蛤蚧补肺气,定喘止渴,功同人参;益阴血,助精扶羸,功同羊肉……何大英云:定喘止嗽,莫佳于此。"

罗玲主任医师治疗慢性阻塞性肺疾病肺肾两虚证,常予补肺汤加减以补肺益肾,常合用蛤蚧增强其补肺益肾之功效。若患者表现为动则气喘,则酌情配伍以肉桂、蛤蚧或熟地、五味子等增强纳气之功能。上已分析,慢性阻塞性肺疾病之患者久病以后常有肺肾两虚之表现,故罗玲主任医师也常配伍此以增强补肺益肾,纳气平喘之功。

23. 桔梗

【来源】桔梗首载于《神农本草经》："主胸胁痛如刀刺,腹满,肠鸣幽幽,惊恐悸气。"本品为桔梗科植物桔梗 *Platycodon grandiflorum*（Jacq.）A.DC. 的干燥根。

【性味归经】苦，辛，平。入肺、胃经。

【功效】宣肺、消痰、利咽、排脓。

【主治】用于咳嗽痰多，胸闷不畅，咽痛，音哑，肺痈吐脓，疮疡脓成不溃。

【临床应用】《金匮要略》中有桔梗汤，其云："治肺痈，咳而胸满，振寒脉数，咽干不渴，时出浊唾腥臭，久久吐脓如米粥者，桔梗一两，甘草二两。上二味，以水三升，煮取一升，分温再服，则吐脓血也。"《日华子本草》云："下一切气，止霍乱转筋，心腹胀痛，补五劳，养气，除邪辟温，补虚消痰，破癥瘕，养血排脓，补内漏及喉痹。"

罗玲主任医师常用桔梗增强宣肺，消痰之效，对于咽部有痰附着之患者，更为合适。若以桔梗配伍枳壳可有宽胸理气行血之功，效果益佳。

24. 补骨脂

【来源】补骨脂首载于《雷公炮炙论》："凡使，性本大燥，毒，用酒浸一宿后，漉出，却用东流水浸三日夜，却，蒸，从巳至申，出，日干用。"本品为豆科植物补骨脂 *Psoralea corylifolia* L. 的干燥成熟果实。

【性味归经】辛，温。归肾经。

【功效】补肾助阳。

【主治】用于阳痿遗精，遗尿尿频，腰膝冷痛，肾虚作喘，五更泄泻；外用治白癜风，斑秃。

【临床应用】《开宝本草》云："主五劳七伤，风虚冷，骨髓伤败，肾冷精流及妇人血气堕胎。"《本草纲目》云："治肾泄，通命门，暖丹田，敛精神。"上已论述，慢性阻塞性肺疾病患者至后期肺脾肾三脏皆虚。而补骨脂可温补肾阳，对于肾虚不能纳气之患者可改善其气喘等症状。

25. 麻黄

【来源】麻黄始见于《神农本草经》："主中风、伤寒头痛，温疟。发表出汗，去邪热气，止咳逆上气，除寒热，破癥坚积聚。"列为中品，为麻黄科植物草麻黄 *Ephedra sinica* Stapf、中麻黄 *Ephedra intermedia* Schrenk et C.A.Mey. 或木贼麻黄 *Ephedra equisetina* Bge. 的干燥草质茎。

【性味归经】温，辛，微苦，归肺、膀胱经。

【功效】发汗散寒，宣肺平喘，利水消肿。

【主治】用于风寒感冒，胸闷喘咳，风水浮肿；支气管哮喘。

【临床应用】罗玲主任医师常用于治疗慢性阻塞性肺疾病患者伴有咳喘、或外感风寒之患者，常与杏仁相伍，增强止咳平喘之功。又与地龙相伍，其中麻黄发散表邪，宣肺利气，止咳平喘，利尿消肿。地龙通经活络，解痉平喘，二药合用以宣肺通络,止咳平喘。也常见麻黄、五味子、半夏三药配伍,此三药亦是射干麻黄汤、小青龙汤等经典方剂之配伍。方中麻黄发汗解表,宣肺平喘;五味子敛肺止咳,生津敛汗,且防麻黄发散太过,徒伤肺气及津液;半夏燥湿化痰、降逆止呕。三药共奏化痰敛肺止咳之功。

《医学衷中参西录》记载:"受风水肿之症,《金匮》治以越婢汤,其方以麻黄为主,取其能祛风兼能利小便也。愚平素临症用其方,服药后果能得汗,其小便即顿能利下,而肿亦遂消。"对于慢性阻塞性肺疾病发展至后期引发肺源性心脏病及心力衰竭者,适量麻黄相伍亦有利水消肿之功。

26. 地龙

【来源】地龙首载于《神农本草经》:"主蛇瘕,去三虫,杀长虫。"本品为巨蚓科动物参环毛蚓 *Pheretima aspergillum*(E.Perrier)、通俗环毛蚓 *Pheretima vulgaris* Chen、威廉环毛蚓 *Pheretima guillelmi*(Michaelsen)或栉盲环毛蚓 *Pheretima pectinifera* Michaelsen 的干燥体。

【性味归经】咸,寒,归肝、脾、膀胱经。

【功效】清热定惊,息风止痉,平喘利尿。

【主治】用于高热神昏,惊痫抽搐,关节痹痛,肢体麻木,半身不遂,肺热喘咳,尿少水肿,高血压。

【临床应用】罗玲主任医师治疗慢性阻塞性肺疾病,对于咳嗽、气喘等症状比较重,并且不能平卧的患者,常予地龙配伍葶苈子等泻肺之品以泻肺定喘。因久病必瘀,也可予以地龙配伍桃仁、红花行活血化瘀。亦常用地龙以平喘通络利尿,而地龙常与麻黄相伍应用。

二、药对

药对是由两味药成对相配,是临床当中最常用的且又相对固定的药物配对组合,是中药配伍当中的最小单位,具有协同增效或减毒作用,其组成虽简单,却具备中药配伍的特点。药对作为药物配伍中的雏形,结合中药单药的具体分析,是探讨组方规律、组方思维最重要的部分之一。通过相关分析所得,罗玲主任医师治疗慢性阻塞性肺疾病的常用药对介绍如下:

1. 麻黄 + 杏仁　麻黄宣肺平喘止咳,杏仁降气平喘止咳。一升一降,协同恢复肺的宣肃功能。同用具有宣肺止咳平喘之功效。主治伤寒咳嗽,寒伤肺,无郁热,恶寒无汗,头痛喘咳,脉浮紧者。药理学研究发现:麻黄的主要成分是麻黄类生物碱,杏仁的主要成分是苦杏仁苷,二者在体内的主要作用均为平喘。而在两药合煎的情况下,麻黄类生物碱及杏仁苷的含量均有提升且对于降低苦杏仁的毒性亦有作用。

2. 桑白皮 + 杏仁　桑白皮泻肺平喘、利水消肿、补虚活血、化痰止嗽、平喘止咳;杏仁降气止咳平喘,润肠通便。合用治疗咳嗽气喘,胸满痰多合并便秘等症。

3. **当归 + 杏仁** 当归补血、活血、和血,具有调经止痛,润燥滑肠;杏仁降气止咳平喘,润肠通便。用于肺阴血不足或兼气滞血瘀之咳嗽、及便秘尤为适。因"肺与大肠相表里",大肠的正常传化功能有赖于肺的宣发肃降。腑气通降,上逆之肺气自平,气机升降出入恢复,则喘咳、胸闷诸症自除。

4. **阿胶 + 紫菀** 阿胶补血、滋肾、润肺、止血;阿胶益肺气,肺虚极损,咳嗽唾脓血,非阿胶不补,仲景猪苓汤用阿胶,滑以利水道;紫菀润肺下气、消痰止咳。共奏润肺止咳、止血养血之功,用于虚劳咳血等证。《卫生宝鉴》有紫菀散一方,主治肺虚咳嗽,唾中有脓血,及肺痿变痈者。方中含阿胶、紫菀配伍,尚有后面将要叙述的甘草、桔梗配伍。肺胀本为肺、脾、肾三脏虚损,此配伍予以养肺阴、止咳喘实为适合。

5. **补骨脂 + 蛤蚧** 补骨脂补肾壮阳、温肾纳气;蛤蚧补肺气、肾气,定喘止咳。配伍应用,止咳平喘力强。慢性阻塞性肺疾病患者肺脾肾三脏不足,益肺健脾补肾为其正治之法。《太平惠民和剂局方》中有一名方青蛾丸,方中选用补骨脂等品治肾气虚弱;《太平圣惠方》中记载有蛤蚧丸,可治虚劳咳,肺壅上气,是治疗多种虚证咳嗽的选择。二药合用对于补益肾气、纳气平喘效果较好。

6. **半夏 + 旋覆花** 此二药配伍有类似旋覆代赭汤之用意,半夏燥湿化痰、降逆止呕,旋覆花降逆下气消痰,《本草经疏》记载旋覆花云:"其味首条之以咸,润下作成,成能软坚……冷利,润下,消痰饮除水之功也"。相伍一燥一宣,又如柯韵伯云:"旋覆半夏作汤,调代赭末,治顽痰结于胸膈,或涎沫上涌者最佳。"二者均有降逆之性,对于咳痰清稀者效果颇佳。

7. **山药 + 牛蒡子** 山药健脾胃,质润液浓,补而不腻;牛蒡子苦寒、疏风清肺、清热解毒、祛痰止咳。山药配牛蒡子作为药对最早见于《医学衷中参西录》一书,张锡纯云:"山药入肺,宁嗽平喘,牛蒡子辛凉清宣,利肺止咳,二药并用,最善止嗽。"由上述单药描述中可知,山药归肺、脾、肾经,其入肺可益肺养阴;入脾则健脾益气;入肾则有补肾气之功。牛蒡子入肺、胃二经,其功效主要以祛邪止咳为主,故二药配伍应用一补一清,可用于虚证咳嗽不甚者。

8. **半夏 + 厚朴** 半夏化痰散结、散寒逐饮,厚朴降气止咳嗽,合用降逆化痰散结、止咳嗽。半夏厚朴汤原治梅核气,罗玲主任医师活用于痰阻气逆之慢性阻塞性肺疾病,兼咳嗽、痰多,气逆而喘。现代药理学研究发现:半夏的主要药理成分为生物碱,抑制咳嗽中枢产生镇咳作用并兼顾化痰作用;而厚朴的有效成分厚朴酚能抑制炎性因子的生成从而降低炎症对于肺组织的损伤。

9. **沉香 + 肉桂** 肉桂辛甘热,能补肾助阳,暖肝散寒。沉香温中散寒,行气止痛,温肾纳气,降气平喘。二药合用,能温中下焦,暖脾肝肾而散寒行气,通脉止痛,顺气降逆,助肾纳气而平喘。

10. 沉香 + 补骨脂 补骨脂补肾壮阳,固精缩尿,温脾止泻,纳气平喘与沉香同用增强补肾纳气平喘。

11. 桔梗 + 生甘草 桔梗宣肺,利咽,祛痰,排脓,用于咳嗽痰多,胸闷不畅,咽痛,音哑,肺痈吐脓,疮疡脓成不溃;生甘草缓急止痛,润肺止咳,泻火解毒,用于倦怠食少,咳嗽气喘,咽喉肿痛,痈疮肿痛等。桔梗配伍甘草常用于咳嗽、痰多、气喘、咽喉肿痛等。如《伤寒论》云:"少阴病,二三日,咽中痛者,可与甘草汤;不差,与桔梗汤。"桔梗汤的组成就是桔梗与生甘草 1∶2 的配伍,对于咽痛疗效佳,且此二药药性平稳,无大寒大热之象,对于病至后期可能证属六经辨证中的少阴证亦较安全。

12. 皂角刺 + 桔梗 皂角刺消肿托毒,排脓,杀虫;桔梗宣肺,利咽,祛痰,排脓。两药协同增效,排脓力强,常相须为用,常用于脓成未溃或排脓不畅之肺痈,也用于慢性阻塞性肺疾病排痰不爽之顽痰、老痰,力宏且专。

(任 毅 祝海毅)

第二节 常用方剂

1. 苏子降气汤

【来源】本方最早见于《太平惠民和剂局方》。

【组成】紫苏子、半夏、厚朴、前胡、肉桂、当归、生姜、苏叶、甘草、大枣(一本有陈皮)。

【功效】降气疏壅,引火归元,祛痰止咳。

【主治】治疗"上实下虚""虚实夹杂"咳喘证的经典方,症见咳喘短气,痰涎壅盛,痰质稀色白,胸膈满闷,或腰痛脚弱,肢体浮肿,舌苔白滑或白腻。

【方解】苏子、半夏降气化痰,止咳平喘;厚朴、前胡、陈皮助苏子、半夏降气祛痰;肉桂温肾纳气,治下元亏虚;当归、生姜养血润燥、宣肺止咳;生姜、苏叶散寒宣肺;甘草调和诸药。

【加减】若兼见表证者,加麻黄、桂枝;见痰多、胸部憋闷不适者,可合用葶苈大枣泻肺汤;见兼气虚者,加黄芪、防风、党参益气;见痰浊、唇甲紫黯者,加丹参、桃仁、红花等。

【罗玲主任医师的认识】肺胀本虚为肺脾肾虚,故应益气固本,补肺气、健脾气、调肾气。标实为痰浊、水饮及血瘀,治疗上亦化痰降浊、利水逐瘀。肺胀的患者,若辨证为上盛下虚证,其临床症状主要表现为喘累,动则加重,伴胸闷气紧,痰多,白色黏痰或泡沫痰、或黄痰,乏力,舌黯红,苔薄白或白腻,脉弦。罗玲主任医师常应用苏子降气汤降气平喘祛痰为重。

根据患者的常有临床症状,罗玲主任医师在苏子降气汤的基础上化裁拟定了苏子沉香五味降气汤,为苏子降气汤合用沉香、五味子等。《本草纲目》中记载沉香"治上热下寒,气逆喘息,大肠虚闭,小便气淋,男子精冷"。《本草备要》云:"沉香性温,诸木皆浮,而沉香独沉,故能下气而堕痰涎,能降亦能升。怒则气上,能平则下气。香入脾,故能理诸气而调中。其色黑,体阳,故入右肾命门,暖精助阳。行气不伤气,温中不助火。"充分阐释了沉香在调节人体阴阳平衡上的独特作用。对于治疗因肾虚寒而致气逆的哮喘,用之温肾纳气,效果颇佳。《诸病源候论·咳逆短气候》云:"肺虚为微寒所伤则咳嗽,嗽则气还于肺间则肺胀,肺胀则气逆,而肺本虚,气为不足,复为邪所乘,壅否不能宣畅,故咳逆短乏气也。"是故肺胀久咳伤肺气已毫无争论。故罗玲老师在治疗上常常合用五味子以收敛肺气。五味子于《神农本草经》记载:"味酸温。主益气,咳逆上气,劳伤羸瘦,补不足,强阴,益男子精。"李杲谓之:"生津止渴。治泻痢,补元气不足,收耗散之气,瞳子散大。"

本方具有寒热并用的特点。肺胀除了上盛下虚的特征以外亦常有寒热错杂,因此治疗时将苦寒药及湿热药同用,即为寒热并用。如慢性阻塞性肺疾病,常因受凉而诱发,而平常稳定时久病又常见阴虚的表现,阴虚则生内热,因此临床表现上,既可有外感的表现如畏寒、流清涕,又可有发热汗出发生,表现为寒热错杂,因此治疗时罗玲教授常寒热并用。方中的半夏、陈气、肉桂辛温,配伍以黄芩等苦寒之品,寒热调和医治肺胀。

2. 葶苈大枣泻肺汤

【来源】本方最早见于《金匮要略》。

【组成】葶苈子、大枣。

【功效】泻肺行水,下气平喘。

【主治】治疗痰水壅实之咳喘胸满证的良方,症见邪实气闭、喘不得卧,咳嗽,咳喘,胸中憋闷感。

【方解】方中葶苈子破水泻肺,开结利水,因其药力峻猛,故佐以大枣,护脾通津,两药合用,攻邪而不伤正。

【加减】因痰涎壅盛症状常伴有其他兼症,兼气虚者,可加黄芪、人参等补气;兼血瘀者,可加丹参、红花等活血化瘀。

【罗玲主任医师的认识】葶苈大枣泻肺汤主治胸中胀满,痰涎壅塞,气喘难卧,或者伴有全身面目浮肿,鼻塞流涕等症状。临床上见肺胀患者多由水液代谢异常,肺胀本为肺、脾、肾三脏皆虚,三脏腑与水液代谢均密切相关,水液运行不畅,故而痰浊内生,本方可泻肺利水平喘。本方配伍简单,葶苈子之功效亦无需赘述,但对于大枣而言,《神农本草经》:"主心腹邪气,安中养脾,助十二经,平胃气,通九窍,补少气少津,身中不足,大惊,四肢重,和百药。"固护脾胃同时又可调和药性,实为恰当。结合现代药理学的研究发现,葶苈子的有效成分芥子苷具有止咳平喘的作用。葶苈子的另一有效成分在增加实验动物狗的左心室收缩力方面具有效用,可增加冠脉的血流量。此外,葶苈子醇为葶苈子的另一种成分,可使猫心的收缩功能增强,并减慢心率。

罗玲主任医师认为,本方多用在急则治其标,以及标本并治之时,即合并应用其他的补肺健脾纳肾之品以泻肺平喘。临床上对于喘促较甚的患者也常合用三子养亲汤等,取三子养亲汤中的紫苏子、白芥子、莱菔子三子共奏降气平喘之功,其中芥子功擅以豁痰,紫苏子功擅以降气,莱菔子功擅以消食。所谓喘不得卧,可能是肺胀的临床表现,也可能是发展为肺源性心脏病导致的心力衰竭,两病均可以葶苈大枣泻肺汤泻肺平喘。

3. 三子养亲汤

【来源】本方最早见于《韩氏医通》。

【组成】紫苏子、莱菔子、白芥子。

【功效】温肺化痰,降气消食。

【主治】治疗痰壅气逆食滞证的常用方,症见咳嗽喘逆,痰多胸闷,食少难消,舌苔白腻,脉滑。

【方解】方中紫苏子降气化痰、止咳平喘,莱菔子消食导滞、下气祛痰,白芥子温肺化痰、利气散结。

【加减】本方作为治疗痰壅气逆食滞证的常用方,可与二陈汤合用,加强燥湿祛痰之功;若兼表寒症状,可加三拗汤。在临床上,遵循仲景"观其脉证,知犯何逆,随证治之"的临床治疗原则,针对病情治疗,效果显著。

【罗玲主任医师的认识】罗玲主任医师认为上述的苏子降气汤降气平喘,祛痰止咳,并可助肾纳气为主,然而治疗肺胀之时常可合用三子养亲汤加强温肺化痰、降气平喘的功效,主要考虑肺胀患者常伴有咳嗽、咳痰、气喘、纳差等临床表现,而三子养亲汤证的基本病机为痰壅、气逆、食滞,用之恰到好处。对于三子养亲汤,原义乃治疗老年咳嗽伴胃痞等患者。因患者年高而脾胃亏虚,脾胃运化失职,常出现痰浊内盛而壅肺,进一步可致肺失宣降,故临床上见有咳嗽喘逆,痰多胸痞,食少难消等症,也符合肺胀患者常见之病机。同时假若患者喘累较甚,还可以加用葶苈大枣泻肺汤,增强泻肺平喘的功效。

就三子养亲汤一方而言,对于肺胀气实痰盛,临床主要表现为咳嗽喘逆,痰多胸痞,食呆难消,舌苔白腻,脉滑等均可应用。现代研究证明,三子养亲汤的有效成分对咳嗽、痰多均有明显的药理作用。故临床上本方对于表现为咳嗽痰多,色白或成泡沫,短气喘息,伴有头痛或头晕,胸闷,气短,身困肢重,纳少倦怠,夜寐欠安,舌质淡,苔白腻,脉滑等症状,辨证为痰湿蕴肺证的患者疗效较佳。

罗玲主任中医师认为,"百病皆由痰作祟",痰是肺系疾病常见的临床表现。肺胀可为多种肺病迁延不愈而发生,此时肺气已虚,累及脾肾等脏腑,津液代谢失常而致痰多,故痰浊内蕴可贯穿于肺胀病程的始终,痰浊内蕴阻碍气机,反过来又可以进一步加重脏腑的虚损。因此,肺胀的治疗不可不治痰,而治疗痰的根本又在补益肺脾肾三脏。三子养亲汤具有较好的祛痰止咳作用,因此在治疗中常联用四君子汤等方药以治痰。

4. 二陈汤

【来源】本方最早见于《太平惠民和剂局方》。

【组成】半夏、橘红、茯苓、生姜、乌梅、甘草。

【功效】燥湿化痰,理气和中。

【主治】症见咳嗽痰多,色白易咳,恶心呕吐,胸膈痞闷,肢体困重,或头眩心悸,舌苔白滑或腻,脉滑。

【方解】方中半夏燥湿化痰,和胃降逆,橘红理气化痰,茯苓健脾渗湿,加用生姜,一则为除半夏毒性,二则助半夏化痰,和胃止呕,加少许乌梅,收敛肺气,甘草调和诸药。

【加减】可加苍术、厚朴增强燥湿化痰之功;治热痰,加瓜蒌、胆南星清热化痰;治寒痰,加干姜、细辛温化寒痰;治风痰眩晕,加僵蚕、天麻息风化痰;治食痰,加麦芽、莱菔子消食化痰;治郁痰,加香附、青皮、郁金解郁化痰;治痰流经络之瘰疬、痰核,加海藻、昆布、牡蛎软坚化痰。

【罗玲主任医师的认识】二陈汤是罗玲主任医师在临床上十分常用的处方之一。二陈汤的前身为《备急千金要方》的温胆汤,被认为是治疗湿痰证的代表方剂,临床上加减运用可治疗多种痰证。原方配伍严谨,有散有收,体现了燥湿化痰,理气和中的功效。历代医家通过对二陈汤进行化裁,亦产生了较多的名方,如导痰汤可用治痰厥证,主要临床表现为头目眩晕,或痰饮壅盛,胸膈痞塞,胁肋胀满等;又如涤痰汤可用治中风痰迷心窍证,主要临床表现为舌强不能言,喉中痰鸣,漉漉有声,舌苔白腻,脉沉滑或沉缓;尚可化裁为金水六君煎等临床常用的方剂。可见二陈汤作为治疗痰证的代表方剂,其所蕴含的能量是巨大的。

罗玲主任医师用二陈汤治疗的所有疾病主要表现均有咳喘、咳痰等,其病机与痰的关系密切,痰饮内伏,气机不畅,肺气上逆,故而喘咳,此时为应用二陈汤加减的良好时机。现代药理研究证明,二陈汤有明显止咳、平喘、祛痰作用。尤其对于寒痰而言,罗玲主任医师常用二陈汤或三子养亲汤以温化痰饮;反之若为热痰需治以清化热痰,罗玲主任医师常用清金化痰汤、苇茎汤等。

此外对于慢性阻塞性肺气肿、冠心病及恶性肿瘤等临床常见的慢性疾病中,所谓久病必瘀,故在慢性疾病中需注重化痰化瘀方法,痰瘀一并治疗效果颇佳。在临床具体的应用上,罗玲主任医师常以化痰祛湿和行气化瘀等治法配合一起使用。从具体上来说,二陈汤为常用方,配伍以桃红四物汤、血府逐瘀汤、少腹逐瘀汤等方。

5. 定喘汤

【来源】本方最早见于《摄生众妙方》。

【组成】麻黄、白果、紫苏子、杏仁、半夏、款冬花、桑白皮、黄芩、甘草。

【功效】宣降肺气,清热化痰。

【主治】治疗风寒外束,痰热内蕴证的代表方;证见咳嗽痰多气急,质稠色黄等症状。临床常加减运用治疗支气管哮喘、慢性支气管炎等证。

【方解】方中麻黄、白果定喘祛痰,紫苏子、杏仁、半夏、款冬花润肺止咳化痰;桑白皮、黄芩清泄肺热,止咳平喘,甘草调和诸药。诸药合用,使肺气宣降,痰热得清,风寒得解,则喘咳诸证自除。

【加减】临床常加减运用对症治疗:若无表证者,以宣肺定喘为主,可酌情减麻黄剂量;痰多难咯者,加瓜蒌、胆南星助清热化痰之功;肺热偏重者,加石膏、鱼腥草清泄肺热。

【罗玲主任医师的认识】罗玲主任医师偶有应用定喘汤治疗肺胀,本方的配伍特点为麻黄、白果两药合用,二药散收共用,白果可敛肺止咳平喘,故合用既能增强平喘之功,又可防麻黄辛散太过耗伤肺气。《医方集解》记载:"此手太阴药也。表寒宜散,麻黄、杏仁、桑白皮、甘草,辛甘发散,泻肺而解表,里虚宜敛,款冬花温润,白果收涩,定喘而清金,苏子降肺气,黄芩清肺热,半夏燥湿痰,相助为理,以成散寒疏壅之功。"肺胀之表现为肺气不降,壅滞于肺,故选用本方以行"疏壅"之功实为相合。现代药理研究认为,定喘汤中的款冬花有效成分款冬花醚可缓解支气管痉挛;杏仁、半夏的镇咳作用已经得到较多医家的认同;黄芩煎剂具有较强抗炎、抗病毒、抗过敏的作用;甘草能稀释支气管黏液分泌,使痰易于排出。而通过定喘汤的原方组成水煎剂进行研究发现,此方对于血清 TNF-α、IL-8 等参与慢性阻塞性肺疾病发病的多种炎症因子表达水平及炎症发生的通路均有明显的抑制效果,可能通过抑制炎症反应以达到缓解慢性阻塞性肺疾病的临床症状。

罗玲主任医师选用定喘汤多用于治疗哮证,哮证包括急性发作期及稳定期。若目前处于急性发作期,主要病因为外邪侵袭,痰气搏结,阻滞气道,气机失调。临床多表现为喘促、胸闷、气紧等。久病必瘀,且支气管哮喘患者常有口唇发绀等表现,此属瘀血的范畴。故治疗上常处方定喘汤合三子养亲汤加减。

6. 小青龙汤

【来源】本方最早见于《伤寒论》。

【组成】麻黄、芍药、细辛、干姜、甘草、桂枝、五味子、半夏。

【功效】解表散寒,温肺化饮。

【主治】治疗外寒里饮证,是散寒蠲饮,表里双解之方,证见恶寒发热,头身疼痛,无汗,咳喘,痰涎清稀量多,胸痞,或干呕,或痰饮咳嗽,不得平卧,或身体疼痛,头面四肢浮肿,舌苔白滑,脉浮。

【方解】方中麻黄发汗解表,宣肺平喘,利水,配桂枝以增强解表通阳散寒,细辛,干姜温化寒饮,半夏降逆化饮,配以干姜,温化中焦水寒之邪。前诉诸药,皆为辛温之味,为防辛散伤阴耗阴,配以五味子敛肺止咳,甘草和中护正,调和诸药;芍药酸敛护阴,伍以桂枝,"辛甘化阳",在温散寒饮时,不伤正气,在外散风寒的同时,内除水饮。仲景治寒饮证时,常合用干姜、细辛,五味子,正体现"病痰饮者,当以温药和之"之意;干姜,细辛散水寒之邪,五味子收敛肺气,一散一收,散中有收,兼顾正邪,治疗咳嗽。且五味子敛肺滋肾,伍以麻黄,散寒与收敛并举。诸药合用,配伍严谨,散中有收,开中寓合,使风寒解而水气去,诸证皆平。

【加减】外感寒邪,水气内停,可见多种伴随症状,在临床运用中多加减配伍,以达到更好的临床疗效,若外寒证轻者,去桂枝,改麻黄为麻黄绒;见有热象而出现烦躁者可加生石膏、黄芩以清郁热;如闻及喉中痰鸣者,加杏仁、射干、款冬花以化痰降气平喘;若鼻塞流清涕者,加苍耳,辛夷宣通鼻窍;兼水肿者,加茯苓,猪苓利水消肿。

【罗玲主任医师的认识】小青龙汤证的病机是"外寒内饮"。肺胀患者往往由不慎外感风寒等而导致急性发作,可见发热、咳喘,若至后期可见少腹满、"咳逆倚息不得卧"等临床表现。《金匮要略心典》云:"水饮伪结上附于肺"可知上述条文写的"心下"应当指代西医学认为的肺。肺中有水饮停聚,若不慎再感受外邪,则可见咳嗽、咳痰、发热等临床症状。现代药理学研究发现,小青龙汤的水煎剂在动物实验中具有良好的平喘和解除平滑肌痉挛功能,对于慢性阻塞性肺疾病急性发作期具有良好的解痉平喘作用。

罗玲主任医师常应用小青龙汤治疗哮证,支气管哮喘多数由外寒内饮,痰阻气逆,拟小青龙汤合用沉香降逆平喘。对于慢阻肺患者常有肺肾阳虚,可用于平喘。另外若患者咳嗽且合并有咽部异物感、咽痒或清嗓等表现,亦常配伍半夏厚朴汤以行气散结,降逆化痰。若患者有内热如咳嗽伴口干、口渴,舌红苔黄等临床表现,则适量合用石膏,清除阳明内热。

7. 射干麻黄汤

【来源】本方最早见于《金匮要略》。

144

【组成】射干、麻黄、生姜、细辛、紫菀、款冬花、大枣、半夏、五味子。

【功效】宣肺祛痰、下气止咳。

【主治】痰饮郁结,肺气上逆者,风寒表证较小青龙汤轻者,症见:咳嗽、气喘,喉间痰鸣似水鸡声,或胸中似水鸣声,或胸膈满闷,或吐痰涎,苔白腻,脉弦紧或沉紧。

【方解】射干祛痰利肺,麻黄、细辛外散风寒,内蠲水饮,止咳平喘,紫菀、款冬花降气化痰,半夏燥湿化痰,生姜和胃化痰,五味子收敛肺气,大枣和胃健脾。诸药合用,是为温肺化饮,下气祛痰之良剂。

【加减】若气虚者,加黄芪、人参补益正气;见饮邪明显者,加桂枝,百部温阳化饮;见胸满者,加陈皮、厚朴行气宽胸;见气喘盛者,加苏子、葶苈子降气止咳。

【罗玲主任医师的认识】罗玲主任医师应用射干麻黄汤常为治疗肺胀或哮证。射干麻黄汤的功效为温肺化饮,下气祛痰。对于上述功效,方中紫菀、款冬花与射干起到了重要作用。《神农本草经》记载云:紫菀:主治咳逆上气,胸中寒热结气;款冬花:主治咳逆上气;射干:主治咳逆上气,喉痹咽痛。按照单味药物的功效来看,即已具备了治疗肺胀的功效,配伍其他药物可使上述功效得到进一步的扩增。肺胀患者的早期常伴有痰浊壅盛,若未及时干预则可迁延加重,终至水饮、血瘀等邪气相互夹杂。肺胀的病位在肺、脾、肾三脏及久病必瘀的论点已多次叙述,故暂不赘述。临床上应用此方的患者临床症状可见咳嗽,咳痰,多为清稀白痰或白色黏痰,喉中喘鸣,胸闷、气短,或有畏寒怕冷,舌淡苔白滑,脉浮紧而滑等。但是同小青龙汤相比,此方应用于患者无明显表证或者表证尚轻,否则不应当选用此方。此方的辨证更应倾向于患者"喉中水鸡声",即考虑为痰液较多,痰浊壅盛。

由方药的组成可知本方主要治疗寒饮伏肺。射干麻黄汤治疗痰多的患者疗效尤佳,患者若是痰少,应用此方效果恐欠佳,甚则因药物的温燥之性而伤及津液。在西医学中对于射干麻黄汤的研究认为,其中的有效成分具有舒缓支气管痉挛、抗炎、抗菌等多项临床作用,能改善 SpO_2、PaO_2、$PaCO_2$ 等氧合情况及 IL-8、hs-CRP、TNF-α 等炎症因子水平。

8. 泻白散

【来源】本方最早见于《小儿药证直诀》。

【组成】地骨皮、桑白皮、甘草、粳米。

【功效】清泻肺热,止咳平喘。

【主治】肺热喘咳证,证见气喘咳嗽,皮肤蒸热,舌红苔黄,脉细数。

【方解】桑白皮,甘寒性降,入肺经,清泻肺热;地骨皮甘寒,助桑白皮清降肺中伏火;炙甘草、粳米养胃和中,以扶肺气。四药并用,清中有润,泻中有补。

清泻肺中郁热的同时不伤正气。

【加减】若见肺经热重者,可加黄芩、知母增强清泄肺热之功;燥热咳嗽者,加瓜蒌皮,川贝母润肺止咳;阴虚潮热者,加银柴胡、鳖甲滋阴退热;热伤阴液,烦热口渴者,加天花粉、芦根清热生津。

【罗玲主任医师的认识】本方为治疗肺热咳喘的经典方剂,故罗玲主任医师常用泻白散治疗肺炎喘嗽及肺胀等。《幼科发挥》云:"肺主喘,实则闷乱喘促……虚则哽气、长出气。实则泻白散、葶苈丸泻之;虚则阿胶散、生脉合甘桔汤以补之"。肺炎喘嗽临床表现主要为高热、喘咳等。现代药理学认为:桑白皮中含桑白皮苷、桑白皮总黄酮等多种活性成分,具有较强的镇咳及止咳平喘功效;地骨皮主要含有有机酸类、二酰胺类等化合物,具有抗菌消炎等功效。泻白散水煎剂的药理作用则主要包括抗病原体及加速肺部炎症吸收,从而有效缓解咳嗽喘促的症状。

对于辨证伴有肺热的咳喘患者应用本方效果显著。若为情志太过,肝失条畅,郁而化火,火邪上逆犯肺亦可致咳喘。亦可为不节饮食,过食肥甘厚味,脾失健运,痰浊内生,肺气上逆而咳喘。方中地骨皮、桑白皮泻肺火、降肺气,地骨皮入肺经血分,降肺中伏火,桑白皮入肺经气分,泻肺中实火。根据患者具体病情可合用百部、百合润肺止咳。玄参清热凉血,配合金果榄、诃子、桔梗清热解毒利咽。百药煎润肺化痰,解热生津。桃仁活血化瘀。总体而言,对于实热导致的咳嗽宜用白虎汤以治其标,若为虚火导致的咳嗽则用生脉散以治其本,对于正气尚可,耐受苦寒之品的患者,则用泻白散清肺调中标本兼治。

9. 香砂六君子汤

【来源】本方最早见于《古今名医方论》。

【组成】人参、白术、茯苓、陈皮、半夏、砂仁、木香、生姜、甘草。

【功效】补中益气,健脾化痰。

【主治】是治疗脾胃气虚,痰阻气滞证的常用方,症见呕吐痞闷、不思饮食、脘腹胀痛、消瘦倦怠、或气虚肿满等,具有行气的功效。

【方解】人参补益脾气,白术健脾益气、燥湿利水,茯苓健脾渗湿,法半夏燥湿化痰,砂仁和胃醒脾、行气调中,木香健脾行气、消食止痛,陈皮理气健脾,甘草调和诸药。诸药合用,共奏补中益气,健脾和胃的功效。

【加减】若伴有脘腹痛者,可合用吴茱萸、高良姜等散寒止痛;若辨证寒湿较重者,可合用肉桂、干姜等温阳散寒;对于伴有反酸等表现,加煅瓦楞子、海螵蛸。

【罗玲主任医师的认识】罗玲主任医师治各种疾病均重视固护脾土。古籍均有明确的记载:固护脾胃,对于补充及调理患者的正气大有裨益。从另一方面来看,《临证指南医案》云:"从来久病,后天脾胃为要。咳嗽久,非客症。

治脾胃者,土旺以生金,不必穷究其嗽。"此处提出用培土生金法治咳喘。脾为肺之母,肺为脾之子,因此在治疗各种原因导致的咳喘时,亦应注意固护脾胃,使脾胃健运。罗玲主任医师临证处方过程中常规配伍山药、党参;对于纳差的患者则更是需加用鸡内金、麦芽或直接配伍以参苓白术散及香砂六君子汤等健脾消食。

罗玲主任医师治疗咳喘以固护脾胃贯穿始终。脾胃亏虚在临床上常表现为汗出恶风、咳嗽咳痰、乏力纳差等,故治疗上常需从肺脾而治。疑难杂症的发生亦与脾胃有关。人体脏腑的和调,离不开脾的运化及胃的腐熟,离不开肺对水谷精微的输布。而"百病皆由脾胃衰而生",更是说明无论何种疾病的发生,均是因为脾胃虚弱所致。

10. 真武汤

【来源】本方最早见于《伤寒杂病论》。

【组成】茯苓、芍药、白术、生姜、附子。

【功效】温阳利水。

【主治】治疗脾肾阳虚,水湿泛滥的代表方,有温阳利水之功效,主治阳虚水泛证,证见畏寒肢厥,小便不利,心下悸动不宁,头目眩晕,身体肌肉眴动,站立不稳,四肢沉重疼痛,浮肿,腰以下为甚,或腹痛,泄泻;或咳喘呕逆。舌质淡胖,边有齿痕,舌苔白滑,脉沉细。

【方解】方中附子温肾助阳,化气行水,茯苓健脾利水,白术燥湿健脾。生姜合附子温阳散寒,合苓、术宣散水湿,白芍利小便行水气,柔肝缓急以止腹痛、敛阴舒筋解肌肉眴动,且防止附子燥热伤阴。诸药合用,共奏温阳利水之功。

【加减】若水寒射肺而咳者,加干姜、细辛温肺化饮,五味子敛肺止咳;阴盛阳衰而下利甚者,去芍药加干姜助温里散寒;见因寒而呕者,加重生姜以和胃降逆,也可加吴茱萸、半夏温胃止呕。

【罗玲主任医师的认识】真武汤是治疗脾肾阳虚,水湿泛滥的基础方。肺胀一病本已为肺、脾、肾三脏皆虚损,若不慎感外邪,其三脏之功能进一步恶化。如肾阳渐衰则可致患者出现水气不化和水邪泛滥,患者表现为小便不利以及面肢浮肿等。水液内停,阳气虚衰,继而心阳不振,心气亏虚无以行血脉,血脉不畅,心失所养则可出现心悸以及胸闷等临床表现。即类似于西医学的肺源性心脏病,其发病机制在于各类慢性病变造成肺结构和功能的改变,肺动脉压力增大,进而导致右心室肥大,最终发展为肺源性心脏病,主要以右心功能不全、肺动脉高压和右心室增大为临床特征,严重影响患者生活质量,本病多由慢性阻塞性肺疾病迁延发展而来。西医学认为肺心病的基础病理改变是肺动脉高压。因支气管、肺组织的慢性病变引起支气管动脉和肺小动脉等的内膜增厚、纤维化,以及免疫球蛋白 G 的沉积,导致肺小动脉管壁增厚狭窄。由于持续严重的肺动脉高压,右心负担加重,导致右心室扩大或肥厚,造成右心衰竭,最终形成肺心病。

肺心病在急性发作期多合有心力衰竭,预后欠佳。此时罗玲主任医师应用真武汤有助于缓解患者水肿及喘咳等相关症状,或合用苓桂术甘汤共奏健脾祛湿、温阳化饮之功。根据相关临床研究,真武汤有助于降低患者脑钠钛（BNP）及改善患者预后情况。

11. 苓桂术甘汤

【来源】本方最早见于《金匮要略》。

【组成】茯苓、桂枝、白术、甘草。

【功效】温阳化饮,健脾利湿。

【主治】中阳不足之痰饮病,是治疗中阳不足痰饮病的代表方。证见胸胁支满,目眩心悸,短气喘咳,舌苔白滑,脉弦滑或沉紧等症。

【方解】方中茯苓健脾利水,渗湿化饮,桂枝温阳化气,平冲降逆,二者合用为温阳利水,平冲降逆常用药,白术健脾燥湿,苓、术并用,健脾祛湿,术、桂相须,温阳健脾。炙甘草调和诸药,且与桂枝辛甘化阳,温补中阳,与白术搭配,健脾益气,"培土制水"。诸药合用,有温阳化饮,健脾利湿之功效。

【加减】对于咳嗽痰多的患者,可合用二陈汤等以燥湿化痰;若患者心下痞满,可合用枳实、生姜以消痞。

【罗玲主任医师的认识】罗玲主任医师运用苓桂术甘汤同真武汤有类似之处,多用于肺胀患者水肿明显或后期的心功能下降时。患者心气不足、心肾阳虚引起痰凝水泛,乃本虚标实之证,患者在临床上主要表现出喘咳、平卧困难、心悸、畏寒、下肢水肿及脉象沉细无力等。故在治疗方面应注重益气温阳利水。苓桂术甘汤、真武汤及上述的葶苈大枣泻肺汤均为张仲景创立的方剂,对于"心水"以及"支饮"等痰饮病具有治疗效果。苓桂术甘汤具有温阳化饮,健脾利湿之功。四药配伍温而不燥,利而不峻,为治疗痰饮病之和剂。总体而言,苓桂术甘汤具有补益脾气、甘淡利水以及宁心安神三个方面的功效。对于后期肺心病的患者尤为合适。

本方广泛用于各种原因导致的心衰病之痰饮阻肺的治疗。罗玲主任医师应用苓桂术甘汤常联合真武汤,取真武汤方中人参补元气,制附子温阳来配伍苓桂术甘汤。根据药理学研究,苓桂术甘汤的主要成分包括甘草苷、甘草酸铵、肉桂酸、桂皮醛、茯苓酸等。可以有效地扩张血管,增强患者心肌收缩能力,降低患者外周血管阻力,增加患者心输出量和冠状动脉血流量等功效,对于改善患者心功能具有意义。

12. 参苓白术散

【来源】本方最早见于《太平惠民和剂局方》。

【组成】人参、白术、茯苓、山药、莲子肉、白扁豆、薏苡仁、砂仁、桔梗、甘草。

【功效】益气健脾，渗湿止泻。

【主治】脾虚湿盛证，证见饮食不化，胸脘痞闷，肠鸣泄泻，四肢乏力，形体消瘦，面色萎黄，舌淡苔白腻，脉虚缓。临床常用于治疗慢性胃肠炎，贫血，慢性支气管炎，慢性肾炎以及妇女带下病属脾虚湿盛者。

【方解】方中人参、白术、茯苓益气健脾、渗湿，山药、莲子肉健脾益气、止泻，白扁豆、薏苡仁助苓术健脾渗湿，砂仁醒脾和胃，行气化湿，桔梗宣肺，通利水道，载诸药上行，以培土生金，甘草健脾和中，调和诸药。且本方由四君子汤加减而来，在治疗脾虚湿盛的基础上兼有渗湿行气保肺之功，很好地体现了"培土生金"之法。

【加减】若辨证兼有里寒主要表现为腹痛者，可配伍干姜、肉桂等温热之品以温中驱寒止痛。

【罗玲主任医师的认识】罗玲主任医师认为肺胀患者常有腹胀、纳呆、乏力、大便稀溏等消化道症状，即中医之脾气虚弱之证。故常给予患者补益之品，或给予参苓白术散以健脾益气，肺脾同治。从另一方面来看，脾居中焦，受纳腐熟水谷，输布精微于全身，《脾胃论》提出"内伤脾胃，百病由生"，可见在治疗疾病时，固护脾胃至关重要。肺脾为子母之脏，若病情进一步发展，肺病及脾，子病及母，子盗母气，导致脾失健运，则可出现肺脾两虚的证候；脾运的强弱也决定了肺气的盛衰。故在治疗上可通过补益脾气，使脾的功能强健，从而强壮肺气，使肺的生理功能得到提高。

肺气亏虚为慢阻肺发病的基础，肺失卫外，腠理疏松，卫表不固，外邪易感。肺气虚患者平时表现为自汗、恶风、易感冒等症状；当外邪从皮毛、口鼻而入，侵袭于肺时，则致肺气宣发肃降功能失常，而出现咳嗽、喘息、气促等症状，导致 COPD 病情反复发作。肺气的强弱直接影响机体的防御抗病能力，补益肺气就能固护卫气，抵御外邪的侵袭。因此，补益肺气能提高机体免疫功能，增强皮肤黏膜的屏障作用，减少和控制呼吸道感染，防止病情进一步加重和减少疾病的复发次数。培土生金法，脾虚者多夹有湿，在益气的基础上常加用化湿之品，多以苍术、厚朴相须为用，运脾燥湿。若湿困中焦，见胸脘痞闷，四肢困重，舌面水滑边有齿痕，属湿重者，宜参苓白术散加减。

13. 生脉散

【来源】本方最早见于《医学起源》。

【组成】人参、麦冬、五味子。

【功效】益气生津,敛阴止汗。

【主治】温热、暑热、耗气伤阴证或治疗久咳伤肺,气阴两虚证,见汗多神疲,体倦乏力,气短懒言,咽干口渴,干咳少痰,短气自汗,口干舌燥等症。

【方解】人参甘温,益元气,补肺气,生津液,麦冬养阴清热,润肺生津,两者合用,益气养阴之功倍增,五味子酸温,敛肺止汗,生津止渴。三药合用,一补一润一敛,益气养阴,生津止渴,敛阴止汗,气复津生,汗止阴存。久咳伤肺,气阴两虚者,益气养阴,敛肺止咳,气阴两复,肺润津生,则咳喘自平。

【加减】人参性温,对于阴虚有热者,可用西洋参代替。

【罗玲主任医师的认识】生脉散是益气养阴的名方。上已叙述,肺胀之患者常伴有阴虚的表现,故本方是罗玲主任医师的常用方。肺胀患者肺、脾、肾三脏亏虚,脏腑气化不能,故治疗不外乎补益三脏。气阴两虚的咳嗽常表现为干咳少痰甚则无痰,痰液难以咳出,此时当用生脉散加减以益气养阴,因肺脾肾三脏亏虚,故常予以合用补肺健脾补肾之药,如肺气虚可加用黄芪等,脾气虚可加用太子参、白术、山药等,肾气虚可加用菟丝子或补骨脂等。

久病必瘀,阴虚血瘀证是肺胀患者常见的证型,其治则不外乎养阴活血化瘀。罗玲主任医师在生脉散上加用活血化瘀药。养阴之品单纯,此方恐药力不足,故罗玲主任医师常在处方生脉散益气养阴的同时,合用天冬或者石斛以养肺胃之阴,合用玄参或者百合滋阴润肺,合用芦根生津排痰。罗玲主任医师亦常用女贞子、旱莲草等品裨益肾阴。若见肺胀患者表现喘累明显,动则喘累,汗多,气短,痰液难以咳出,考虑为气阴两虚,处方常以苏子降气汤合生脉散为基本方,生脉散可益气养阴,因久病必瘀,故常于方中加泽兰活血化瘀、利水消肿。若患者已有阴虚化热之象,常加用清热化痰药,包括有鱼腥草、金荞麦等品,合用皂角刺以化久病之瘀亦为常见。

“善补阳者,必于阴中求阳,则阳得阴助,而生化无穷;善补阴者,必于阳中求阴,则阴得阳生,而泉源不竭”。肺胀患者到了后期常有阴阳两虚之象,故处方常需同时予以补阴药及补阳药。罗玲主任医师就常用生脉散加减,配伍补骨脂及肉桂,补益阴阳之亏虚,使得机体阴平阳秘。

（任　毅　王　洁）

第五章

罗玲对慢性阻塞性肺疾病的预防和康复经验

第一节 预防调摄

目前临床上尚无根治慢性阻塞性肺疾病的特效药物,西医学治疗主要以抗炎、舒张支气管等对症支持治疗为主;中医药在协同预防、调摄及治疗慢性阻塞性肺疾病及改善预后方面效果确切,有助于避免慢性阻塞性肺疾病最终形成或病情反复发作。

《黄帝内经》云:"圣人不治已病治未病,不治已乱治未乱,此之谓也。夫病已成而后药之,乱已成而后治之,譬犹渴而穿井,斗而铸锥,不亦晚乎。"《金匮要略》亦云:"问曰:上工治未病,何也? 师曰:夫治未病者,见肝之病,知肝传脾,当先实脾。四季脾王不受邪,即勿补之。中工不晓相传,见肝之病,不解实脾,惟治肝也。夫肝之病,补用酸,助用焦苦,益用甘味之药调之。酸入肝,焦苦入心,甘入脾。脾能伤肾,肾气微弱,则水不行;水不行,则心火气盛,则伤肺;肺被伤,则金气不行;金气不行,则肝气盛。故实脾,则肝自愈。此治肝补脾之要妙也。肝虚则用此法,实则不在用之。经曰:虚虚实实,补不足,损有余。是其义也。余脏准此。"至于《丹溪心法》还有记载:"是故已病而后治,所以为医家之法;未病而先治,所以明摄生之理。"从上古开始,很多医家都有共同的思维,治病要未病先防,不治已病治未病,故积极的预防疾病的发生实为重要。

一、未病先防

(一)调理情志

《素问·阴阳应象大论》云:"人有五脏,化五气,以生喜怒悲忧恐。"人之五脏与情志密切相关。《灵枢·百病始生》云:"喜怒不节则伤脏,脏伤则病起于阴也。"可知情志不节亦可致病。反而言之,脏腑之功能亦可影响气机,如《素问·举痛论》云:"余知百病生于气也,怒则气上,喜则气缓,悲则气消,恐则气下,寒则气收,炅则气泄,惊则气乱,劳则气耗,思则气结。"故情志与脏腑功能乃相互影响。基于此,罗玲主任医师多建议患者日常生活需"恬淡虚无,真气从之,精神内守,病安从来"。即减少欲望,提升个人修养,保持心灵的恬淡,增宽个人胸怀,减少斤斤计较的情形。同时于精神方面也要求保持宁静,尽量减少为外界所影响。

(二)注意生活起居,避风寒

《素问·上古天真论》云:"上古之人,其知道者,法于阴阳,和于术数,食饮有节,起居有常,不妄作劳,故能形与神俱,而尽终其天年,度百岁乃去。"讲述生活起居应当法于阴阳。后面于《素问·四气调神大论》详述:"春三月……夜卧早起,广步于庭……养生之道也。""夏三月,此谓蕃秀,天地气交,万物华实,夜卧早起……无厌于日,使志无怒,使华英成秀,使气得泄,若所爱在外,此夏气之应,养长之道也。""秋三月,此谓容平,天气以急,地气以明,早卧早起,与鸡俱兴,使志安宁,以缓秋刑,收敛神气,使秋气平,无外其志,使肺气清,此秋气之应,养收之道也。""冬三月,此谓闭藏,水冰地坼,无扰乎阳,早卧晚起,必待日光,使志若伏若匿,若有私意,若已有得,去寒就温,无泄皮肤,使气亟夺,此冬气之应,养藏之道也。"罗玲主任医师在门诊治疗患者的同时,往往也会根据季节的变化而指导患者调整作息时间。

又风为阳邪,易袭阳位,风又为百病之长,易犯肺脏。《素问·风论》云:"风气藏于皮肤之间,内不得通,外不得泄……腠理开则洒然寒,闭则热而闷。"由于风邪是引发肺脏的重要诱因之一,所以要积极预防,即《素问·上古天真论》提出的:"虚邪贼风,避之有时。"罗玲主任医师也常提醒患者于生活中要防止受风、注意保暖,切断疾病的传播途径。

(三)适量运动

适量运动对于预防各种疾病有促进作用,但是运动应当建立于安全、有效之上。《黄帝内经》主张生命在于运动,但"动"应有度,"动"应有节,这个度正如《素问·上古天真论》所言"形劳而不倦""不妄作劳",如果过劳,也会引发疾病,所以《素问·经脉别论》提出"春秋冬夏,四时阴阳,生病起于过用,此为常也"过劳会耗损人体的气血、筋骨、脏腑等,如《素问·举痛论》说:"劳则气耗","劳则喘息汗出,外内皆越,故气耗矣"。然而不运动亦非合理之举,《素问·宣明五气》云:"久视伤血、久卧伤气",《素问·宣明五气》云:"久坐伤肉、久立伤骨、久行伤筋"。基于上述理由,无论过于运动或是长期久坐久卧不运动等情况,均对于人们健康不利,故罗玲主任医师常建议患者日常进行适量运动。

(四)远离烟草、粉尘等有害物质

从西医学角度来看,未病先防即所谓的一级预防。目前已明确慢性阻塞性肺疾病与有害气体或颗粒相关,那么于个人而言,预防慢性阻塞性肺疾病的发生,最简单、经济、有效的,而且又是最为重要措施就是拒绝吸烟,减少二手烟环境的暴露。首先吸烟是导致慢性阻塞性肺疾病的最主要的危险因素。吸烟能使支气管上皮纤毛变短、不规则、倒伏、脱落,以致纤毛运动发生障碍,局部免疫受损,肺泡吞噬细胞的吞噬、灭菌作用受到破坏,且烟草燃烧过程中的产物又能直接引起支气管痉挛,从而进一步增加气道阻力,诱导呼吸道炎症生成并直接损害肺脏,从而导致慢性阻塞性肺疾病的发生,因此戒烟和避免被动吸烟同样重要。至于大气污染,由二氧化硫、一氧化氮、颗粒物质引起的慢性阻塞性肺疾病,个人所能做到的就是减少废气排放,即所谓的绿色出行。而在临床中不难发现,不少患者慢性阻塞性肺疾病的发生与职业性因素密切相关,即所谓的生产性粉尘。生产性粉尘所致慢性阻塞性肺疾病的作用机制主要包括促进炎性因子大量释放,造成气道损伤,引发高气道反应的形成;通过激活肺部的氧化应激反应,脂质过氧化和细胞凋亡;通过激发蛋白酶-抗蛋白酶失衡,诱导自噬的发生,从而引起肺气肿。目前较为明确长期接触硅可引起慢性阻塞性肺疾病,此外,煤矿工人、石匠、木匠等职业在罗玲主任医师的门诊也较为常见。存在生产性粉尘环境的职业均需做好个人防护或远离此环境,避免呼吸道的损伤。此外因为儿童期呼吸系统感染是慢性阻塞性肺疾病发生的重要危险因素之一,儿童期反复的气道感染可导致气道高反应性,对成年后发展成慢性支气管炎起到重要的促进作用,故对于儿童而言积极预防呼吸道疾病,早期治疗呼吸道感染,防止疾病演变为慢性阻塞性肺疾病。

(五) 合理饮食

慢性阻塞性肺疾病患者的营养代谢异于常人,其特点为高代谢、高消耗、负氮平衡。故在合理饮食方面需要注意均衡的进食水果、蔬菜、乳制品、肉类、豆类、淀粉类、油等,保证充足的能量、电解质、维生素和矿物质等供应。建议多进食纤维素含量高的食物以养成规律排便的习惯。不过需要注意尽量低盐饮食,避免液体潴留增加心脏负荷或导致水肿的发生。但因为水的摄入不足会导致痰液黏稠、难以咳出,又可导致皮肤、口腔黏膜干燥等情况,故平常需要摄入适量的水,尤其存在感染或发热等情况下,需增加摄入量。若患者伴有心力衰竭等情况需控制入量的情况,则需严格控制入量。此外,因为食物消化可产生气体,故需减少进食易产气的食物,避免引起患者气促的发生。

(六) 药膳同源

"药膳同源",许多食物也是药物,同样可以利用中药的性味理论,日常调理饮食可起到未病先防、既病防变之功。慢性阻塞性肺疾病常为肺、脾、肾三脏虚损,罗玲主任医师建议患者可平素将粳米、山药、大枣等益气健脾护胃之品煮粥,可运化痰湿,减少病理产物的产生,同样能减少慢性阻塞性肺疾病发作的次数。对于有阴虚表现的患者,平素可以太子参、麦冬等煮汤可有益气养阴之功。对于气虚表现之患者,以黄芪、人参等补益之品煮汤亦可起到益气功效。此外以莱菔子末与粳米同煮粥,早餐与晚餐各温服一次,具有化痰平喘、行气消食之功效。亦可用粳米煮粥,待粥将成时加入贝母粉,改文火稍煮片刻,早餐与晚餐各温服一次,具有化痰止咳、清热散结的功效。

(七) 欲病救萌

慢性阻塞性肺疾病在发病之前存在相当长的时间内,有反复咳嗽、咳痰病史,不伴有呼吸困难,且肺功能检查正常,若患者有反复呼吸道感染史及慢性阻塞性肺疾病危险因素的接触史。对于此类患者主要是预防其最终形成慢性阻塞性肺疾病并反复发作。《素问遗篇·刺法论》云:"正气存内,邪不可干",固护人体正气显得尤为重要,上述所言已描述正气如何固护,而"邪气"则是指致慢性阻塞性肺疾病发病的危险因素等。此时患者应当已有邪气侵袭,故罗玲主任医师常根据患者体质,遣方用药,如患者平素气虚则处方时予以四君子汤、补中益气汤等益气健脾;患者平素痰湿内蕴则予三子养亲汤等方剂以温肺化痰。

对于此阶段患者,运动同样十分重要。然而罗玲主任医师认为不同的体质仍需选用不同的锻炼方式。如平素气虚的患者不妨选择较为柔缓的传统健身功法,如八段锦等健身气功、太极拳、太极剑等进行锻炼。若为痰湿重者,根据《诊家正眼》云:"肥人多中风,以形浓气虚,难以周流,气滞痰生,痰则生火,故暴厥也。瘦人阴虚,血液衰少,相火易亢,故多劳嗽。"痰湿重者多体胖,此时应当选择的运动包括散步、游泳等,在锻炼的同时也避免损伤关节。选择了合适的运动方式后,运动应当循序渐进、持之以恒,切勿盲目冒进或半途而废。

二、既病防变

(一) 扶正补虚,补益肺脾肾

罗玲主任医师认为慢性阻塞性肺疾病总属本虚标实,其核心病机为肺气虚损,宣肃失司,痰浊瘀聚。本病病位在肺,后期可累及脾肾,引起肺、脾、肾三脏皆虚。慢性阻塞性肺疾病稳定期中,患者临床表现可能相对较少,咳嗽、咳痰、喘息症状较轻,此时并非疾病痊愈,而是邪伏于内,《诸病源候论·咳逆上气候》云:"邪伏则气静,邪动则气奔上,烦闷欲绝。"若不慎外感邪气,引动伏邪,则可发生慢性阻塞性肺疾病急性加重。中医学认为"实则治其标,缓则治其本"。此阶段之患者正处于"缓"之时,治病求本正当时。可知肺主气,脾为气血生化之源。脾属土,主运化,为后天之本;土生金,脾肺之间为母子关系,脾之功能直接影响肺之功能,所谓"虚则补其母,实则泻其子"。肺的宣发肃降与脾胃运化相辅相成,一并维持人体正常的生长发育和生理活动。因此,肺主一身之气是以脾为气血生化之源为前提的。又所谓"脾为生痰之源,肺为贮痰之器"。在病理状态下,肺与脾主要表现在气和水液代谢方面。脾气虚弱,生化不足,五脏六腑濡养不足,则肺气虚,最终导致脾肺两虚。且脾失健运,水湿不运,内停而为痰浊,上逆犯肺,肺失宣降,则出现胸闷、咳嗽、咳痰、喘促等痰浊壅肺的表现;若水气内停,上逆犯肺,肺失肃降而出现气喘、浮肿。罗玲主任医师注重固护脾胃,脾胃为后天之本,罗玲主任医师合用参苓白术散、四君子汤等补益脾胃,且用药时时刻刻关注患者脾胃及二便状态,以相应药物予以改善。肺胀患者进展至后期,多可见肺、脾、肾三脏不足,此时则需肺、脾、肾三脏同治,罗玲主任医师擅长应用苏子降气汤上下兼顾,且又善用沉香温肾纳气;根据患者病情需要,合用六味地黄丸、左归丸、右归丸等补益肾之阴阳。罗玲主任医师认为治疗之外,尚可辨证施膳,选择合适的补益肺脾肾三脏之食物。

(二)戒烟避尘

从西医学的角度来看,此环节类似于西医所谓的二级预防,即在疾病出现症状之前将其查出并给予处理以改变其病程。简而言之就是早发现、早诊断、早治疗。因目前诊断慢性阻塞性肺疾病需依靠肺功能检查,故可于定期体检中加入肺功能检查,有助于早期发现慢阻肺,尽早进行干预,避免肺功能进一步恶化。然而肺功能检查成本较高,特异性及敏感性稍有欠缺,故可能需多次检查或提高检查技术。而对于此阶段患者,若患者既往有明确吸烟史或粉尘接触史,罗玲主任医师往往劝告患者戒烟及尽可能避免粉尘接触。此外,建议患者于家中进行长期的氧疗治疗,因长期家庭氧疗能够有效改善患者的日常生活,使患者的耐受力提高,提高慢阻肺患者缓解期的生存率。

(三)预防感染

对于医者而言,可通过进一步深入研究其发病机制,患者发病此阶段的病理、病理生理改变,进而对症处理。如目前有研究表明慢性阻塞性肺疾病患者急性发作间隔越短,其肺功能恶化越快。研究表明几乎所有的慢性阻塞性肺疾病急性加重都与传染性病原体(病毒或细菌)有关。故预防感染是避免慢性阻塞性肺疾病急性发作的重要方案。接种疫苗是预防传染病的一个重要手段工具。GOLD 指南早已建议慢性阻塞性肺疾病患者接种流感疫苗和肺炎球菌疫苗。罗玲主任医师在秋冬季节慢性阻塞性肺疾病急性发作较为严重之时,则提醒患者可接种疫苗以防加重。从中医方面而言,急则治其标,缓则治其本。在慢性阻塞性肺疾病稳定期即是治疗本的时机。中医讲究辨证论治,根据五脏、气血阴阳之虚实情况辨证治疗。如肺气虚,常表现为肺卫不固,易受外邪侵袭则需补肺气、调和营卫,方选玉屏风散等加减;如脾气虚,常表现为咳嗽痰多、神疲乏力、大便稀溏等则需健脾利湿,方选六君子汤等加减;若肾气虚,患者咳喘较甚、呼多吸少、腰膝酸软等,尚需根据其肾阴、肾阳、肾气等具体何方面不足,予以处方。总而言之,中医方面不离"扶正固本"之原则,所谓"正气存内,邪不可干。"

(四)康复训练

此外,患者需进行肺康复训练。全面的肺康复计划包括:运动训练、呼吸肌训练、健康教育、心理和行为干预及其效果评价,其中运动训练是肺康复的核心。各阶段慢性阻塞性肺疾病患者均可从康复治疗中获益,肺康复可改善患者活动耐量,减轻其呼吸困难,提高患者生活质量,降低住院率及缩短住院时间,提高生存率。罗玲主任医师在门诊亦建议患者在家里积极进行肺康复训练,尤其注重呼吸肌的锻炼,具体如日常训练腹式呼吸、缩唇呼吸等均可起到锻炼呼吸肌的作用。而运动训练康复较为多样,根据患者自身情况可选择快走、或慢跑、或骑自行车等日常训练,所选择的运动方式亦应该由简单逐渐过渡到复杂,适宜的运动量判断标准为患者在锻炼过程中自觉气促或者心率较快为止。

综上所述,目前慢性阻塞性肺疾病的发病机制尚不明确,但部分诱因已经明确。作为未发之病,建议避免或尽量减少接触诱因,早期反复的呼吸道感染需尽早控制。作为已发之病,则需要从多个方面进行康复及预防。中医方面,遵循"正气存内,邪不可干"原则,对于未病先防及既病防变均具有重要意义,中西医结合预防慢性阻塞性肺疾病的发生及其急性发作,对于提高人们生活质量具有重要意义。

（祝海毅）

第二节　非药物疗法

产生疾病不仅仅是生物原因,还包含多方面的原因,世界卫生组织已经提出,医学从过去的生物医学模式转变为生活、社会、环境、心理相结合的模式。非药物疗法是指除药物治疗以外的治疗方法,对人体疾病进行预防、治疗,可以使疾病得以缓解,或者是痊愈的方法,与药物疗法相辅相成,相得益彰。慢性阻塞性肺疾病是肺部慢性疾病,难以治愈,非药物疗法在疾病的过程中起到重要作用,特别是对于慢性阻塞性肺疾病的稳定期有着不可取代的地位,包括针刺、艾灸、温针灸、推拿、拔罐、耳穴压豆、穴位贴敷、穴位埋线、穴位注射、饮食疗法、情志疗法、自然疗法等。

一、针刺疗法

古代治病,始为祝由,继乃砭石导引,而汤药在于砭石之后。砭石已失传,今之针灸之术即砭石之遗留。《灵枢·九针十二原》云:"余欲勿使被毒药,无用砭石,欲以微针通其经脉,调其血气,营其逆顺出入之会。"用针刺之法疏通经脉调和气血,调整经脉气血的顺逆出入,从而祛邪外出,以治疗他们的疾病,解除他们的痛苦。

　　慢阻肺属中医"肺胀"范畴。《灵枢·胀论》云："肺胀者,虚满而喘咳。"《灵枢·经脉》云："肺手太阴之脉……是动则病,肺胀满,膨膨而喘咳。"肺主气,主宣发、肃降,司呼吸,久病必虚。咳、喘日久,肺气虚损,宣发肃降无力而气机不畅,以致清气难入,浊气难出,气滞于胸中,壅塞于肺,从而肺胀。《灵枢·五乱》云："清气在阴,浊气在阳,营气顺脉,卫气逆行,清浊相干,乱于胸中,是谓大悗……乱于肺,则俯仰喘喝,按手以呼。"

　　肺胀者,多为本虚标实,以外感实邪诱发加重,咳嗽喘累为主症,针刺多采用宣通肺气,泻实补虚之法。针刺主穴:风门、肺俞、尺泽、孔最、膻中。操作方法:风门、肺俞针入三分,留捻二分,施补法,尺泽、孔最针入五分,留捻三分,施泻法,膻中以胸骨平刺一寸,令针感向胸骨下放射,留捻三分,施泻法。风门属足太阳膀胱经,为督脉、足太阳之会。针刺风门益气固表,防止外邪进一步侵袭人体。肺俞亦属足太阳膀胱经,通肺脏,是治疗肺脏疾病的要穴,与风门相配,共达宣通肺气,止咳平喘之效。尺泽为肺经合穴,实则泻其子,泻尺泽穴可达泻肺平喘之效。孔最为肺经的郄穴,此穴是肺经脉气所发,经气深聚之处,具有肃降肺气,清泻肺热之效。膻中穴泻之,有宽胸利膈,肃降气逆的作用,进一步增强平喘功效。此配穴可起到祛邪补虚,标本兼顾的作用。

　　若痰湿阻肺者,加足三里、丰隆。足三里针入八分,留捻二分,施补法。所谓"脾为生痰之源,肺为贮痰之器。"脾失所运,痰湿不化,痰液中阻导致咳喘。足三里为足阳明胃经合穴,可生发胃气,加强脾脏运化。丰隆针入八分,留捻二分,施泻法,此为祛痰要穴,用以利湿祛痰。痰热阻肺者,加合谷、曲池、丰隆。合谷针入五分,留捻一分,施泻法。该穴为手阳明大肠经原穴,属阳主表,取清走衰,宣泄气中之热,升清降浊,疏风散表。而肺和大肠相表里,通过泻大肠经原穴以达泻肺热之效。曲池针入五分,留捻一分,施泻法。此穴属于手阳明大肠经之合穴,有清热解表,疏经通络的作用。与合谷同用共达清热泻肺之效。肺脾肾虚者,加用脾俞、肾俞、太溪。脾俞针入八分,留捻两分,施补法。此穴为脾之背俞穴。肾俞针入八分,留捻两分,施补法,为肾之背俞穴。肺俞、脾俞、肾俞,三俞穴同刺,激发肺脾肾三脏经气,共补三脏之原。太溪针入五分,留捻两分,施补法。此穴为足少阴肾经原穴,有滋阴益肾、固本纳气之效。气阴两虚者,加用阴陵泉、太渊。阴陵泉针入八分,留捻两分,施补法。此穴为足太阴脾经合穴,健脾利水滋阴制阳。太渊针入三分,留捻两分,施补法。此穴为手太阴肺经原穴,八会穴之脉会,集全身脉气会于此处,故能补气、宣肺平喘。痰瘀互结者,加丰隆、血海。丰隆针入八分,留捻二分,施泻法,此为祛痰要穴,用以利湿祛痰。血海针入一寸,留捻二分,施泻法,此属足太阴脾经,为活血化瘀之要穴。两穴均属脾经之穴,增强脾主运化之功,以达祛痰化瘀之效。

二、艾灸疗法

艾灸疗法是以艾绒为主要材料制成艾炷或艾条等,点燃后熏熨或温灼体表穴位,给人体以温热刺激的一种治疗方法。它是我国古代劳动人民在长期与疾病作斗争的过程中创造的一种疗法,是最古老的非药物疗法之一。艾灸疗法在我国源远流长,关于灸的非医学文献记载,最早见于《左传》,鲁成公十年(公元前 581 年),晋侯有疾,医缓至曰:"疾不可为也,在肓之上,膏之下,攻之不可,达之不及"。据晋代杜预注解:攻是指灸,达是指针刺,说明当时灸疗已被使用。战国时期的《孟子·离娄》篇中就有 "七年之病,求三年之艾" 的记载,说明灸法当时是一种通行的治病方法。现存记述灸法的最早的中医文献则是 1973 年湖南马王堆出土的帛书《足臂十一脉灸经》和《阴阳十一脉灸经》,它们论述了十一条脉的循行分布、病候表现和灸法治疗等,其用灸法治疗所提到的经脉病证以及心痛、癃、癫狂、咳血、耳聋、产马(马刀,即瘰疬)等病证。与其同时出土的《五十二病方》《脉法》则使用了包括灸法在内的治病方法,并详细记载了施灸的部位。如 "久(灸)足中指" 等。

艾灸疗法作为一种简便易用的自然疗法一直受到人们的重视和青睐。《灵枢·官能》曰:"针之不为,灸之所宜",《医学入门》中说 "药之不及,针之不到,必须灸之" 均说明艾灸、针刺、药物在治疗疾病方面发挥着不同的作用,有着不同的适应证。而且如《小品方》载:"夫针须师乃行,其灸凡人便。"说明艾灸有很方便易用的特点。民间有 "灸治百病" 之说,表明艾灸有着很广的适应证。艾灸疗法具有适应证广、廉价、方便易用等特点。

肺胀分为急性发作期和稳定期,急性发作期患者常因外邪诱发,邪实为主,多采用祛邪为主治疗,稳定期以本虚为主,采用补益治疗为主。

针对肺胀急性发作期,艾灸疗法适用于风寒束肺证,取列缺、孔最、尺泽、肺俞。艾条回旋灸肺俞穴 10min,温和灸列缺、孔最、尺泽穴各 15min,每日 1次。该方法能温经散寒,调理肺气。

针对肺胀稳定期,艾灸疗法适用于肺脾肾虚、瘀血内停。取穴:肺俞、脾俞、肾俞、阳陵泉、足三里、丰隆、太溪、气海、神阙、血海、膈俞。艾条温和灸于上述穴位 20min,每日 1 次。肺俞、脾俞、肾俞为肺脾肾三脏之背俞穴,灸此穴位能温阳补虚,调理各脏。足三里、丰隆属于足阳明胃经,该经为多气多血之经,脾胃相表里,补胃间接补脾。阳陵泉为筋之会穴,有舒筋壮筋的作用。太溪为肾经的原穴,有补肾纳气的作用。气海为调理人体一身之气的要穴,气海隔姜灸 15min,温经散寒补气效果更佳。神阙穴进行隔盐灸 15min,有回阳固脱的作用。血海穴能运化脾血,故有活血化瘀之效。膈俞能养血和营,理气行穴,与血海共奏活血化瘀之功。

三、温针灸疗法

针刺与艾灸相结合的一种方法。又称针柄灸。即在留针过程中,将艾绒搓团捻裹于针柄上点燃,通过针体将热力传入穴位。每次燃烧枣核大艾团1~3团。本法具有温通经脉、行气活血的作用。

根据"治病求本"的原则提出了益气温阳、培元固本的治疗大法。脾为后天之本、化生气血之源,脾土强则肺金生,肾气得以补充,反之,肺肾得充亦能资脾土,故临床上补肺、脾、肾之阳气尤为重要。临床观察发现,随着季节的转换,人体阴阳变化中,夏季阳气盛,而冬季反之,尤其是在冬至之日最为明显,达到一年之中最低。冬季人体阴气强盛,外界天气寒冷,慢阻肺乃阴邪致病,而体内阳气不足,极易引发疾病发病,甚至出现原发病急性加重危及生命,根据这一现象,在治疗时机上我们选取三九时期进行温针灸补阳治疗。根据阴阳学说冬至阳气开始升发,也是一年中阴阳转化的转折点,冬至后的三个九天是一年中天气最严寒的时候。在三九期间进行温针灸治疗,可以温补人体阳气,促进体内微弱阳气的升发,扶正祛邪,阳气充足,以阳克寒,则阴寒之邪可化,疾病自愈。

温针灸疗法尤其适用于慢阻肺稳定期。治疗方法:针灸穴位:大椎、肺俞、脾俞、肾俞、膈俞,除大椎外其余双侧取穴。操作:取俯卧位,诸穴局部皮肤表面用75%酒精消毒,用0.25×40mm毫针缓慢进针得气后,行捻转补法,其中大椎穴沿着棘突向上斜刺0.5~1寸;肺俞、膈俞、脾俞针身与皮肤表面成45°左右斜向脊柱方向刺入0.5~0.8寸;肾俞针身与皮肤表面成90°垂直刺入0.5~1寸。针刺后在针体周围铺好硬纸片,在针柄插上2cm艾条后点燃,并用湿棉球固定针身,每穴每次灸2壮,待连续2壮燃尽后起针治疗结束。每次持续30min。从冬至开始隔日1次,疗程为27天。COPD属脏病,故取背俞穴。《针灸甲乙经》曰:"大椎……三阳、督脉之会。"可见大椎乃六阳经与督脉交会之所,而督脉总督六阳经脉,故大椎穴具有益气壮阳,为主穴。膀胱经为一身之巨阳,肺俞、脾俞、肾俞属足太阳经,是肺、脾、肾之气输注于背部的穴位,具有温养肺、脾、肾之阳气的功效。同时脾主运化,脾俞穴可健脾益气化湿;肺主气司呼吸,肺俞穴有宣肺平喘之功;肾主纳气,可纳气定喘,又为一身之阳气之本,故可温阳。另外,考虑此病程长,根据久病入络的理论加膈俞穴,此穴为八会穴之"血会",主血证,活血化瘀,内与横膈相应,宽胸理气。故腧穴处方由大椎为主穴,肺俞、脾俞、肾俞为次主穴,配上膈俞穴构成。艾乃温热之性,有回阳、救逆温经、散寒之能,艾炷燃烧时,其热随针而入,可以加强温阳回阳之力。

物极必反,不可峻补太过,故取隔日1次治疗,微微生火。针刺手法以补法,针刺背部相应背俞位,可补脏腑之气。总之,诸穴共用,则肺脾肾之气可补,肺脾肾之阳可温。

四、推拿疗法

推拿又称为按摩,古称"按跷""案杌",是一种用手或身体的其他部位或借助工具在体表和经络腧穴上施行刺激来防治疾病的方法。推拿疗法属于中医外治法,由于其安全性高、施术方便、效果显著、人们容易接受,在疾病的康复中被广泛应用。

《黄帝内经》中记载了推拿可以治疗痹证、痿证、口眼㖞斜和胃脘痛。如《素问·异法方宜论》中记载:"中央者……其民食杂而不劳,故其病多痿厥寒热,其治宜导引按跷。"《素问·举痛论》篇:"寒气客于肠胃之间,膜原之下,血不得散,小络急引故痛,按之则血气散,故按之痛止。"汉代张仲景在《金匮要略·脏腑经络先后病脉证》中说:"若人能养慎,不令邪风干忤经络,适中经络,未流传脏腑,即医治之,四肢才觉重滞,即导引吐纳,针灸膏摩,勿令九窍闭塞。"晋代葛洪在《肘后备急方》中也记载了指针疗法抢救昏迷不醒患者,捏脊疗法治疗小儿疳积,颠簸疗法治疗小儿腹痛等。清代《医宗金鉴》将摸、接、端、提、按、摩、推、拿列为伤科八法。对跌仆损伤,除用手法调治外,还设计了许多治疗器具,对推拿的适应证和治疗法则也有了比较系统和全面的阐述。

推拿疗法的临床应用一直以传统的中医学理论为指导,随着医学发展和推拿现代研究的深入,对推拿的作用机制有了更进一步的认识。推拿对机体的整体调节作用主要是通过下列的途径来实现的:①调整脏腑功能,推拿通过手法刺激相应的体表穴位、痛点(或疼痛部位),并通过经络的传导作用,对内脏功能进行调节,达到治疗疾病的作用;②舒筋活络,行气活血,推拿手法作用于体表的经络穴位上,不仅可以引起局部经络反应,起到激发和调整经气的作用,而且通过经络影响到所连属的脏腑、组织、功能活动,以调节机体的生理、病理状态,使机体恢复正常生理功能的目的;③提高局部组织温度,推拿手法通过直接的机械刺激和间接血管舒缩活动及少量的组胺释放作用,能增加操作部位皮肤温度,这种改变可相应地引起一定程度的外周血管扩张,渗透性增加,并增加外周血流速度,使组织物质交换增加,改善组织代谢及局部微循环障碍;④理筋整复,改变关节的微细结构,推拿可以通过手法的作用进行理筋整复,纠正解剖位置的异常,使各种组织恢复到正常生理位置,有利于软组织痉挛的缓解和关节功能的恢复,从而达到治疗目的。

根据肺胀的不同发病原因和所处的时期,我们将其分为急性期和稳定期,急性期多因外感发病,以咳嗽、咳痰、喘累为主,缓解期多因久病体虚,以平素易感冒,活动后喘累气促加重为主,推拿手法治疗可缓解症状。根据临床实践,我们将推拿治疗运用于以上两种时期的患者效果甚佳。

基本治法:胸背部操作:取穴及部位:天突、膻中、中府、云门、身柱、大杼、风门、肺俞、定喘穴,胁肋与胸背部。手法:一指禅推法、揉法、推法、擦法。操作:患者取坐位或仰卧位,用一指禅推法结合中指揉法,在天突、膻中、中府、云门穴操作,每穴1min。再以两拇指由胸骨剑突沿肋弓分推两胁肋部,5~10遍。患者取坐位或俯卧位,用一指禅推法结合中指揉法,在身柱、大杼、风门、肺俞、定喘穴操作,每穴1min。四肢部操作:选穴及部位:尺泽、外关、列缺、太渊、鱼际、合谷穴,上肢太阴经循行部位。手法:一指禅推法、推法、按法、揉法、拿法。操作:患者取坐位或仰卧位,用一指禅推法结合按法、揉法在尺泽、外关、列缺、太渊、鱼际穴操作2~3min,继之拿揉合谷穴1~2min。若外感咳喘症状尤甚,可指按风池、风府穴,每穴2~3min;擦背部膀胱经,以透热为度。拿肩井3min;小鱼际推,搓大椎、肺俞及背部压痛点各3min;按揉曲池、合谷穴各3min。若内伤咳喘症状尤甚,可按揉手三里、丰隆穴,每穴3min;推、抹前胸与胁肋部2~3分钟,按揉章门穴2min;一指禅推天柱、肩井穴2min。重按太冲、行间、三阴交各1min。

除此之外,推拿治疗在肺胀中的应用还可针对某些症状进行特定穴位的刺激,例如:①按天突穴:适用于阵咳不止或喉中痰不易咳出,或感觉气短不能平卧者。用拇指按压胸骨柄上的天突穴,注意拇指要从天突穴向胸骨柄内面按压,以有酸胀感为宜,按压10次。②叩定喘穴:即大杼穴,适用于痰咳不出、气喘明显者。在该部用指尖叩打,症状常可缓解。③捶丰隆穴:用手握成拳状,用指间关节背侧捶打该穴。有助于化痰止咳。④捶足三里穴:手法同捶丰隆穴。有调理脾胃功能。⑤宽胸按摩:常用于呼吸烦闷不畅时。抹胸:两手交替由一侧肩部由上至下呈斜线抹至另一侧肋下角部,各重复10次。拍背:两手自两侧肺尖部开始沿胸廓自上向下拍打,各10次(自上至下拍打为1次)。捶背:两手握空拳,置后背部,呼气时有里向外拍打,同时背稍前屈,吸气时由外向内拍打,同时挺胸,重复10次。按摩膻中穴:于前胸两乳之间,用手掌按于膻中穴,做正反时钟方向按摩各36次。

五、拔罐疗法

我国对于拔罐疗法的最早记载见于医籍《五十二病方》中。在罐具的选择上,从最初的"兽角"逐渐演变为玻璃罐、竹罐、陶罐、抽气罐等;在操作方法上,有煮水排气、燃烧排气、抽气挤压等排气方法;在临床应用方面,治疗病证范围已发展到包括内、外、妇、儿、皮肤、五官等多学科的几百余种病证。拔罐疗法也因操作方便、使用安全、适用广泛等优点受到广泛的重视和应用。拔罐疗法已普及至千家万户,其治疗和保健作用得到广大医务工作者和患者的认可。

拔罐疗法以中医基础理论为指导,以中医的阴阳五行学说、脏腑经络学说为依据,形成了一种独立的治疗方法。局部或经络腧穴由表及里,引起局部乃至全身反应,从而调整机体功能,达到疏通经脉、调整气血、平衡阴阳、活血散瘀、消肿止痛、祛风除湿、祛病健身的目的。拔罐通过对体表的皮部进行负压刺激,可达到以下作用:①疏通经络:人体的经络联络脏腑和体表,遍布全身,有着运行气血,调节脏腑功能的作用。当气血瘀滞时会使经络受阻,"不通则痛",即身体上疼痛的部位是由经络不通导致的,这些按之即痛的疼痛点称之为"阿是穴"。拔罐疗法可以通过对经络、腧穴的负压吸引作用,引导体表的营卫之气复来输布,鼓动经脉气血,将凝滞的气血疏通开,调动体内元气,使空虚的经脉气血充盈起来。在体表能够起到濡养组织器官,温煦皮毛,在体内能振奋脏腑的功能,鼓舞正气,所谓"正气存内,邪不可干",加强了人体抵御病邪的能力。临床中作用比较明显的是循经拔罐法、走罐法及刺络(刺血)拔罐法。②祛邪扶正:中医学中,正气指人体的功能活动和抗病能力,邪气泛指各种致病因素,如外感六淫、痰饮、瘀血等。《素问·通评虚实论》篇谓:"邪气盛则实,精气夺则虚。"意思是如果邪气增长,则正气衰退,正不胜邪而病情恶化;若邪气消退,则正气增长,正能胜邪而病愈。因此在临床治疗中应该以《素问·三部九候论》篇中所言:"实则泻之,虚则补之"为治疗原则。先泻去脉中邪气,而后再调其虚实。拔罐疗法的主要作用即是拔除各种内外邪气,包括风、寒、暑、湿、燥、火六淫之邪,以及痰饮、瘀血、食积等,通过拔罐疗法,可使邪去正安。祛邪主要是通过各种拔罐手法来实现,扶正主要依靠有补益作用的穴位,并配合如艾灸等其他疗法来实现。③调整阴阳:拔罐疗法调整阴阳的作用,一方面通过经络腧穴的配伍作用,另一方面是通过与其他疗法配合使用来实现的。通过拔罐治疗,使机体的阴阳之偏盛、偏衰得以纠正,机体的功能就能达到新的平衡。

肺胀的发生,多因久病肺虚,痰浊潴留,而致肺不敛降,气滞肺间,肺气胀满,每因复感外邪诱使病情发作或加剧。其病因主要为久病肺虚,复感外邪,迁延不愈,导致肺气胀满,不能敛降。针对肺胀不同的证型,常用的拔罐疗法如下:

(一)风寒束肺证用走罐法

方法一:

选穴:天突、膻中、风门、肺俞、肾俞。

操作:从天突至膻中,采用走罐法,以皮肤潮红为度。肺俞、风门、肾俞采用单纯拔罐法,留罐 10min,每日 1 次,10 次为一个疗程。

此方法用于外感风寒所致的表证,症见恶寒发热,鼻塞流涕,咽喉疼痛,咳嗽,咯白痰,胸闷,气喘,舌红,苔白,脉浮。天突穴能通利肺气,主治咽喉疾病;膻中穴属于任脉,是心包经的募穴,八脉交会穴之气会膻中。从天突至膻中采用走罐法,起到宽胸理气,宣肺止咳平喘的作用。风门穴为风邪出入之门户,在该穴施以单纯拔罐,能祛风散寒。肺俞穴调理肺气,用于风寒束肺、肺气失宣的咳喘。肾俞穴与前两穴同属足太阳膀胱经,与风门、肺俞相配,增强祛风散寒宣肺理气的作用。

方法二:

选穴:大椎到至阳直线上的穴位,定喘到膈俞直线上的穴位。

操作:采用走罐法。在走罐部位涂抹医用石蜡油,以皮肤出现较密集的瘀点为度。走罐后大椎、定喘穴留罐 10min。每日 1 次,10 次为一个疗程。

此方法用于外感风寒所致的咳嗽、咳喘效佳,大椎具有疏风散寒、肃肺宁心的作用,大椎至至阳属于督脉,用走罐法能达到很好的散寒解表、宣肺止咳的作用。定喘和膈俞位于脊柱旁开 0.5 寸和 1.5 寸,分别属夹脊穴和膀胱经,肺脏一旦感受外邪,邪气阻滞经络,肺气不宣,导致咳喘,用走罐法作用于该区域,能祛邪理气,止咳平喘。

(二)肺胀稳定期用火罐法调理脏腑经气

方法一:

选穴:双侧肺俞、脾俞、肾俞。

操作:用闪火法将玻璃罐吸拔于上述穴位上,每次留罐 10min,每日 1 次,2 周为一个疗程,连续两个疗程。

该方法用于肺胀稳定期阳虚证,症见平素易于感冒,神疲乏力,纳差,四肢不温,小便清长,分别在肺俞、脾俞、肾俞处用闪火罐法治疗,能调理肺脾肾三脏经气,固本培元,用于肺胀稳定期能增加免疫力,预防感冒。

方法二:

选穴:大椎、膏肓。

操作:用闪火法将玻璃罐吸拔于上述穴位上,每次留罐 10min,每日 1 次,2 周为一个疗程,连续两个疗程。

该方法用于肺胀稳定期阴虚证,症见平素口干,五心烦热,腰膝酸软,喘促气短,咳嗽,痰黏难咯,大椎有清热解毒、肃肺宁心的作用,膏肓有散热达表的作用,用闪火罐法能清虚热,保真阴。

(三)肺脾肾虚用灸罐法

选穴:膻中、丰隆、定喘、脾俞、肾俞、关元。

操作:上述各穴拔罐后留罐 10min,之后上述各穴温和灸 15min。以穴位皮肤微红,有温热、舒适感为度,10 次为一个疗程。

肺胀属肺脾肾虚者,症见喘促、痰多、咳嗽、胸闷、心悸、畏寒等。病机主要是肺、脾、肾三脏皆虚,导致呼吸功能减退,水液代谢障碍,聚湿生痰。三脏皆虚又以阳虚多见,故表现为畏寒。膻中穴、定喘穴前文已述,丰隆穴为祛痰之要穴,脾俞穴、肾俞穴能通表达里,灸罐法作用于该穴,既能祛除外感邪气,又能调动脾肾两脏经气，一举两得。关元有固本培元、补益下焦之功，肺胀久病必累及肾，肾不纳气导致喘累，于该穴施以灸罐法，能补肾纳气，固本培元。

六、耳穴压豆疗法

中医认为，人的五脏六腑均可以在耳朵上找到相应的位置，当人体有病时，往往会在耳郭上的相关穴区出现反应，刺激这些相应的反应点及穴位，可起到防病治病的作用，这些反应点及穴位就是耳穴。实际上，作为一种传统的中医方法，中医古代文献中早有耳穴相关记载及论述。《黄帝内经》就有以耳治病的记载，后世医家更是一代一代将之发扬光大。明代张景岳《类经》曰："手足三阴三阳之脉皆入耳中"，《灵枢·口问》曰："耳者宗脉之所聚也"。故刺激脏腑经络相对应的耳穴可调节其相应经络脏腑的功能，从而达到治疗的目的。1957 年法国博士诺吉尔通过研究发表了形如胚胎倒影的耳穴图，进一步促进了耳穴的研究与发展。当人体发生疾病时，在耳郭发现相应部位经常出现某些病理反应，如压痛、变形、变色、结节、脱屑、电阻降低等。这些部位是防治疾病的刺激点，又称"耳穴"。耳穴疗法是用压籽贴压、针刺等方法刺激耳穴，以防治疾病的一种方法，是宝贵的中医学遗产中的组成部分。

关于耳穴治疗的作用机制，中医学认为人体虽然分脏腑、五官、四肢百骸等器官组织，但它们都是有机整体的一部分，同时每一个器官局部又是一个小整体。耳并不单纯是一个孤立的听觉器官，而是与经络脏腑有着密切的联系，耳与全身是一个统一的、不可分割的整体。肺胀的病程可分为急性加重期与稳定期。急性加重期是指在疾病过程中，患者短期内咳嗽、咳痰、气短和 / 或喘息加重，痰量增多，呈脓性或黏液脓性，可伴发热等炎症明显加重的表现。通常患者将出现超越日常状况的持续恶化，并需要改变其常规用药。稳定期则是指患者咳嗽、咳痰、气短等症状变得相对稳定或症状轻微。从急性期到缓解期大约需要 1 个月左右。经治疗后恢复到发作前的水平。

在急性加重期，耳穴取穴：神门、肺、气管、咽喉、对耳屏尖（平喘点），操作方法：耳郭常规消毒，选用王不留行贴在穴位上后进行按压，直至患者产生痛觉并能耐受为度，嘱咐患者每天按压 3~5 次，每次每穴按压 10~20 下，左右耳穴交替选用。神门功能：醒脑开窍，镇静安神，清热解毒，祛风止痛。肺穴功能：宣肺平喘利气。气管穴功能：宣肺止咳，平喘化痰。咽喉穴功能：清热解毒，清音利咽。对耳屏尖功能：宣肺止咳，平喘。肺穴位于耳甲腔，该区与五脏之一的肺相对应，肺穴具有推动气血运行、补虚清热、利皮毛、疏水道的功能，主治肺脏和与肺有关的病证。从神经学的角度分析，敷压肺、气管等耳穴的刺激所引起的神经冲动，由交感神经传到支气管和肺内细支气管，而使其扩张，调理大脑皮质呼吸中枢的兴奋与抑制，加强呼吸控制能力，故取得较满意的治疗效果。其中肺、气管为相应部位取穴,能起到宣肺气,缓解支气管痉挛的作用,对屏尖穴在大量临床实践中被发现具有平喘作用,故过去称为平喘穴。诸穴相配可奏解痉平喘、补益肺肾、益气行血之效。

在稳定期耳穴取穴:肺、脾、肾、心、肝,操作方法:耳郭常规消毒,选用王不留行耳穴贴在穴位上进行按压,直至患者产生痛觉并能耐受为度,嘱咐患者每天按压 3~5 次,每次每穴按压 10~20 下,左右耳穴交替选用。肺穴功能:宣肺平喘利气。脾穴功能:调养阴血,宣肺健脾,益气助正,和胃通络。肾穴功能:益精气,壮肾阳,强肌肉,渗水湿,纳肾气。心穴功能:养血生脉,益心安神。肝穴功能:清热解毒,利胆明目,养血平肝。五穴合用能起到调理五脏气血的作用。

七、穴位敷贴疗法

中医理论认为,人体是一个有机的整体,构成人体的各个组成部分之间,在功能上是相互联系,在病理上是相互影响的,这种联系和影响是以脏腑为中心,通过经络的联络作用而实现的。《灵枢·海论》篇云:"夫十二经脉者,内属于脏腑,外络于肢节。"正如《理瀹骈文》所言:"切于皮肤,彻于肉理,摄入吸气……融入渗液"。穴位贴敷是中医治疗疾病的一种外治方法,它是以中医理论为基础,以整体观念和辨证论治为原则,根据经络学说,在病体相应的腧穴上,选用适当的药物进行贴敷,以达到减轻患者咳嗽、气喘、胸闷、失眠等症状的目的。

(一)常规穴位贴敷

慢阻肺患者穴位贴敷取穴:多选用大椎穴(背部第 7 颈椎棘突下凹陷处,此穴有宣发外邪、祛风止痛的作用)、肺俞穴(第 3 胸椎棘突下旁开 1.5 寸处,主治咳嗽气喘)、心俞穴(第 5 胸椎棘突下旁开 1.5 寸处,此穴具有养心安神、调理气血的作用)、膈俞穴(第 7 胸椎棘突下旁开 1.5 寸处,此穴为血之会,有理气降逆、活血通络之功)、天突穴(位于胸骨上窝正中处,此穴能通利气道、宣肺降气、止咳平喘),再配以脾俞穴、肾俞穴、神阙穴等。药物贴敷在肺俞穴、心俞穴、脾俞穴、肾俞穴等穴位上,可产生协同作用。肺俞穴、心俞穴、脾俞穴、肾俞穴等穴多集中在背部交感神经链处,在这些穴位上贴敷药物,可使上中下三焦相通,阴阳平衡,达到"正气内存,邪不可干"的防病治病效果。

寒证:制白芥子、细辛、延胡索、白芷、小茴香等。

热证:制白芥子、制大黄、苦参、白及粉、冰片等。

虚证:沉香、肉桂、补骨脂、小茴香等。

操作方法:以上药物研细末,用生姜汁调药粉成糊状,每穴涂药蚕豆大,外敷胶布,贴 30~60min 取掉,局部红晕微痛为度。若起疱,消毒后用无菌空针抽出疱液,无菌纱布覆盖。过敏者禁用此法。

（二）三伏贴

三伏贴,也叫天灸,是一种传统中医的治疗法,结合中医中的针灸、经络与中药学,以中药直接贴敷于穴位,经由中药对穴位产生微面积化学性、热性刺激,从而达到治病、防病的效果。根据中医"冬病夏治"的理论,对一些在冬季容易产生、复发或加重的疾病,在夏季进行扶正培本的治疗,以鼓舞正气,增加机体抗病能力,从而达到防治疾病的目的。可疏通经络,调理气血,宽胸降气,健脾和胃,鼓舞阳气,调节人体的肺脾功能,使机体的免疫功能不断增强,从而达到振奋阳气、促进血液循环、祛除寒邪、提高卫外功能的效果。适用于支气管哮喘、慢性支气管炎、支气管扩张、慢性咽炎、鼻炎、慢性阻塞性肺疾病、反复上呼吸道感染、肺气肿、肺心病等呼吸系统疾病。在三伏天贴敷,属季节性疗法。"三伏"是初伏、中伏和末伏的统称,是一年中最热的时节。每年出现于阳历 7 月中旬到 8 月中旬。在一年中最热的三伏天(这段时间人体阳气最盛),以辛温祛寒药物贴在背部不同穴位治疗,以减轻冬季气喘发作的程度。

操作方法:将白芥子、甘遂、细辛等研细末,用生姜汁调药粉成糊状,每穴涂药蚕豆大,外敷胶布,贴 30~60min 取掉,局部红晕微痛为度。若起疱,消毒后用无菌空针抽出疱液,无菌纱布覆盖,过敏者禁用此法。

（三）三九贴

三九贴是一种中医特色的外治法,一种穴位贴药疗法,即在"三九"里每"九"的第一天,将配制好的中药碾磨成粉末,制成膏药,分别贴在人体不同穴位上,几个小时后取下,以达到增强抵抗力、防病治病的目的。"三九"即为二十四节气"冬至"后的三个九天,在节令上为"大寒",是一年中最冷的日子。"三九敷贴"指在每年三九天用中药外敷特定的穴位,已达到祛除和预防呼吸道疾病的一种中医传统外治疗法。冬季用药物敷贴穴位不仅能巩固夏日"冬病夏治"敷贴的效果,还能控制疾病的发作,达到冬夏皆治,使患者获得更理想的疗效。《黄帝内经》认为"天人相应",人与自然是和谐统一的整体。在疾病的调治过程中,将平衡人体阴阳与四季气候的特点有机结合,会有事半功倍之效。冬季天气寒冷,因此选在"三九"时节进行穴位贴敷,扶正祛邪,调补阴阳,不仅能够帮助人体抵抗外邪,预防疾病,而且也会对夏天三伏贴的疗效起到加强和巩固的作用。该法选用某些对皮肤有刺激作用的药物制成膏药,在"三九"天里敷贴于人体的特定穴位,引起穴位局部皮肤充血,甚至起疱,激发经气,通过经络的调节作用,达到扶正固本、提高机体免疫力和抵御寒冷能力的功效。

操作方法:将白芥子、甘遂、细辛等研细末,用生姜汁调药粉成糊状,每穴涂药蚕豆大,外敷胶布,贴 30~60min 取掉,局部红晕微痛为度。若起疱,消毒后用无菌空针抽出疱液,无菌纱布覆盖,过敏者禁用此法。

八、穴位埋线疗法

穴位埋线疗法是现代针灸疗法的延伸,是一种结合多种疗法、多种效应于一体的复合性治疗方法,是将医用羊肠线植入相应腧穴,通过羊肠线对腧穴的长期持续刺激作用,提高腧穴的兴奋性和传导性,达到良性、双向性调节的目的。穴位埋线疗法经历了几个发展阶段:20 世纪 60 年代最先出现穴位埋藏法;20 世纪 70 年代,探索出穴位埋线疗法,并应用于临床各科;20 世纪 80 年代,穴位埋线疗法被正式收录进入各类专业针灸书籍。穴位埋线疗法具有操作简便、创伤小、刺激强、作用持久、不良反应少等特点,其通过调理人体脏腑、阴阳达到预防和治疗疾病的目的。

中医学认为肺胀的病机是本虚标实,稳定期主要为本虚,而急性加重期以标实为主。"虚则补之,实则泻之",穴位埋线这种特殊的治疗方法主要运用于肺胀的稳定期。在临床观察中,我们发现稳定期主要表现为肺肾气虚。肺虚导致肺主宣发肃降功能、通调水道功能失常;肾虚引起主水、主纳气等功能失常。肺肾亏虚又必然会导致"痰""瘀"等病理产物,逐渐形成"宿邪"。因此,穴位埋线治疗慢阻肺稳定期以补益肺肾为主,而在急性加重期则应以祛邪为主。穴位埋线方法:取穴:膻中、气海、足三里、丰隆、肺俞、肾俞,除膻中、气海外,均双侧取穴(共 10 穴)。穴位用碘伏局部消毒,夹取一小段羊肠线(规格2/0 长度 1cm),放入一次性埋线针(9 号针),左手绷紧皮肤,右手持针迅速刺入皮下,得气后压下弹簧将线体推入人体穴位。每 2 周埋线治疗一次。疗程为3 个月,共埋线治疗 6 次。

九、穴位注射疗法

穴位注射法是将药水注入穴位防治疾病的一种治疗方法,俗称的打水针就是穴位注射。它可以将针刺的刺激和药物的性能,及对穴位的渗透作用相结合,发挥其综合作用,故对某些疾病有比较好的疗效。穴位注射法的适用范围非常广泛,凡是针灸的适应证大部分可以用本法治疗。取穴:参考针刺疗法。药物:穴位注射常用喘可治、黄芪注射液分别注射于选取的穴位。每种药物的用量,按该药常用肌内注射剂量。

操作方法:舒适体位,根据所选穴位及用药剂量的不同,选择合适的注射器(一般采用 5ml 注射器)和针头(常用 4 号半针头)。抽取适量的药物,局部皮肤常规消毒后,右手持注射器对准穴位或局部反应点,快速刺入皮下组织(直刺或斜刺),然后缓慢推进针头或上下提插,探求"得气"针感,回抽如无回血即可将药液推入,一般进针 0.8~1.2 寸。四肢、腰臀部穴位每穴注射0.5~1ml。疗程:每日 1 次或隔日 1 次,10~15 次为 1 个疗程,每个疗程结束后休息 1~2 周。

十、饮食疗法

饮食疗法又叫做食疗或食治,它是基于中医理论的基础,利用食物或配合某种药物通过烹饪加工,制成具有药用效果的食物,使患者或者普通大众获得健康,达到治病防病效果的一种方法。通常人们认为食物只是为人们的正常生长发育提供所需的各种营养成分以及生存所必需的能量,但是在中医领域中,食物不仅仅是为人类提供必要的营养物质,它对于治疗疾病以及提前预防疾病都具有很大的作用。《医学衷中参西录》中就曾明确指出食物"病人服之,不但疗病,并可充饥;不但充饥,更可适口。用之对证,病自渐愈,即不对证,亦无他患"。由此我们可以发现,食物除了本身充饥的功能之外,还可以疗病从而使患者渐愈。这是因为饮食疗法无副作用,而俗话说用药三分毒,药疗在一定程度上对人体有损害,长期食用还有可能产生药物依赖性;另一方面是因为现如今国人看病问题仍是一大难题,药物费用也使普通家庭难以长期负担,而食疗中采用的食材都是生活中随处可取的,我们在日常饮食中就可以达到治病防病的效果。

虽然食物在一定程度上有助于治病防病,但若患者或普通大众饮食不当,则有可能损害身体健康,严重时若误食相克食物甚至会夺人性命。因此,在进行饮食疗养时,我们一定要遵循合理配膳的基本原则。首先,要结合患者临床症状以及普通大众实际需求进行辨证施膳,要遵循"寒者热之、热者寒之""虚则补之、实则泻之"的原则,结合患者体质,以及地域、气候等影响因素对患者的病证作出辨别,并在此基础上制订出适当的治疗对策。只有正确辨证,才能达到理想的治疗效果,否则不仅难以治愈患者,还有可能加重患者病情,因此,中医饮食疗法要结合患者临床实际症状来调理改善膳食。

中医认为,白色食物入肺,偏重于益气行气,具有养肺的功效。白色是指主食米、面及杂粮,是供人们果腹和提供热量的食物。人体生长发育的生命活动所需热量的 60% 以上是由这类食物供给的。此外,白色食物还包括白菜、菜花、冬瓜、竹笋、茭白、白萝卜、白木耳、甘蔗以及鲜奶、鱼肉等。据科学分析,大多数白色食物,蛋白质成分都比较丰富,经常食用既能消除身体的疲劳,又可促进疾病的康复。特别是对高血压、高血脂、心脏病、脂肪肝等患者,食用白色食物可以说是利多弊少。另外,根据肺的生理,肺喜润恶燥,滋润不腻的食物偏于养肺。比如雪梨、银耳、猪蹄、米粥、山药、核桃等。从肺解剖角度看,其位于胸中,上连咽喉,开窍于鼻,主要功能是司呼吸,主一身之气,有宣发与肃降的作用,肺一般易罹患肺气虚和肺阴虚病。下面介绍临床疗效甚佳的几种食谱:

(一) 杏仁薏仁鸡蛋汤

汤具有清肺热、排脓毒、养肺阴之功效。适用于秋冬季肺燥所致的肺痈，症见咳吐脓血、久咳不停、痰腥臭、胸痛、心烦、口渴、咽干、盗汗和消瘦等。临床上可用于慢性阻塞性肺疾病属秋燥痰热壅盛、肺津已伤者。制法：杏仁 30g，薏仁 60g，鲜鸡蛋 3 只，鱼腥草 50g，红枣和蜂蜜各适量。薏仁洗净；杏仁洗净打烂；红枣去核，放入沙锅，加水 1L，猛火煮沸后，再改小火煮 1h；鱼腥草放入另一锅煮 30min，取汁冲入鸡蛋和蜂蜜，与薏仁、杏仁、红枣汤混合，搅匀即可。每天 1~3 次，每次 150~200ml。

(二) 百合白果牛肉汤

本汤具有补血养阴、滋润养颜、润肺益气、止喘涩精之功效。适用于秋冬脾肺气虚所致的咳嗽咳痰、中气不足、声音沙哑、夜尿频数、月经不调和白带过多者。临床上可用于慢性阻塞性肺疾病属上述证候者。制法：百合、白果各 60g，红枣 15 枚，牛肉 400g，生姜 5 片，食盐少许。牛肉洗净切成薄片；白果除壳，热水浸去外薄膜，洗净；百合、红枣、生姜清水洗净；红枣去核；生姜去皮切 5 片。沙锅中加水 500ml，猛火煮沸，放入百合、红枣、白果、姜片，改中火把百合煮熟，加入牛肉，炖至肉熟，放入食盐调味即可。每天 1~3 次，每次 150~200ml。

(三) 羊肺柿霜杏仁汤

本汤具有滋阴润燥、清热止咳、益气养血之功效。适用于久病体弱、阴虚内燥、虚火伤肺所致的秋冬肺热咳嗽、口唇干燥、消瘦等。临床上可用于慢性阻塞性肺疾病、肺源性心脏病的患者。制法：羊肺 1 只 (约 500g)，柿霜、杏仁、酥油各 30g，蜂蜜 60g 组成。杏仁去皮，研成细末，与柿霜、酥油一起装入碗中，倒入蜂蜜调匀，边调边加清水少许，均匀成浓汁备用；羊肺洗净，挤尽血水，将浓汁灌入羊肺，羊肺装入锅中加水 800ml，隔水炖熟即可。每天 1~3 次，每次 150~200ml。

(四) 乌鸡瓜蒌白及汤

本汤具有养阴补肺、化痰止血之功效。适用于秋季阴亏有热，症见咳嗽经久不愈、痰少难咳出、甚至咯吐鲜血、体弱形瘦、手足心热、潮热盗汗、舌红苔少、脉细数等。制法：乌鸡 1 只 (约 500g)、瓜蒌 15g、白及 12g、生姜 3 片、食盐和味精各适量。瓜蒌洗净打烂，白及洗净，乌鸡去毛、爪、内脏并洗净。将上药装入乌鸡腹中，麻线缝合，放入锅中，加入生姜和清水适量。猛火煮沸后，改小火 2h，加入食盐、味精调味即可。每天 1~3 次，每次 150~200ml。

十一、情志疗法

情志疗法就是选择性地利用具有娱乐性质的活动，通过对人体形神功能的影响而促使身心康复的一类方法。从心理学角度看，兴趣是推动人积极从事某种活动的一种内驱动力,这种内驱动力正是康复治疗得以顺利进行的必要条件。情志疗法正是用人们喜闻乐见的形式,以其贴近生活的实施方式,无痛、无创伤的特点,充分调动人们自身康复的主观能动性,直接或间接地改善生理功能,达到提高生命质量的目的。因此,受到普遍欢迎,在越来越多的身心疾病中取得良好的康复效果。情志疗法在实施过程中,既要针对不同的病证选择相应的情志方法,辨证处方,又要兼顾到康复对象的文化程度、艺术修养、年龄、生活习惯、个人喜好和欣赏能力等人性因素。其内容丰富多彩,诸如音乐、歌咏、舞蹈、影视戏剧、琴棋书画、游戏疗法等,均具有养心怡情、畅通气血、锻炼形体的功效。

肺胀患者在选择音乐疗法时可选用商调式乐曲,其风格高亢悲壮、铿锵雄伟,具有"金"之特性,可用编钟、铃锣、号等乐器演奏,选用《阳关三叠》《黄河大合唱》等曲目。适用于忧伤肺所致肺气虚、肺失宣降所致咳喘等证,亦可用于治疗因怒极所致神情亢奋、狂躁的病证。慢阻肺稳定期可用歌咏疗法调息聚气。歌咏时的呼吸吐纳,气息的掌握,音量高低的调节,感情的投入,呼吸肌以及其他肌肉的运动,是一种全身心的运动,是对内脏器官的全方位按摩,这于气功的原理是相通的。同时,歌咏时要借助腹式呼吸,此时通过唱歌训练有意识地加深呼吸,拉长音调,促使肺内二氧化碳的排出,减少残气量。

十二、自然疗法

自然疗法是应用与人类生活有直接关系的物质与方法,是与化学药物疗法相对而言的,以取法自然,顺应自然为特点的,如食物、空气、水、阳光、体操、睡眠、休息以及有益于健康的精神因素等,来提高人体自身抗病能力,增强人体自身的免疫系统的各种防病、治病和养生保健能力的一种科学方法。利用天然环境如日光、空气、森林、海水、洞穴等,侧重于养病自疗,适宜于老弱病残者。

"天地,含气之自然",而人与自然息息相通,人们借助自然界中具有治疗意义的天然之物,针对某些康复病证进行疗养,可以达到防病、治病和养病的目的。如《本草纲目·水部》云:"人乃地产,资禀与山川之气相为流通,而美恶寿夭,亦相关涉。金石草木,尚随水土之性,而况万物之灵者乎。"

（王思月）

第三节　康复治疗

COPD 的康复是指多学科参与的康复治疗和护理,以期达到稳定或逆转COPD 病情的过程,最大限度地改善患者的肺功能和正常社会活动能力。康复的目标是通过康复治疗使患者减少呼吸困难症状,使患者恢复体力和参加社会活动的能力,从而改善慢性肺病患者的生活质量。

对慢阻肺患者而言,康复治疗是一种已趋于成熟的多元化治疗,具体实施时应根据患者的情况制订一个切实可行的康复目标,包括近期及远期目标,并制订详尽的康复时间表,内容包括呼吸训练、排痰训练、运动锻炼、家庭氧疗和健康教育等。

一、呼吸训练

慢阻肺患者呼吸浅速,若有膈肌疲劳可出现胸腹矛盾呼吸,这些呼吸模式异常可降低通气效率。因此,通过适当形式的呼吸训练,可以增强呼吸肌肌力,减轻呼吸肌疲劳,重建生理呼吸模式。包括放松训练、腹式呼吸训练、缩唇呼吸、缓慢呼吸等。

(一)放松练习

患者可采取卧、坐、站体位,放松全身肌肉。对不易松弛的患者可以教给放松技术,如对拟松的部位。先紧张收缩、体会一下什么是紧张,然后再放松,还可做肌紧张部位节律性摆动或转动以利于该部肌群的放松。放松练习有利于气急、气短症状的缓解。

(二)腹式呼吸训练

腹式呼吸又称膈呼吸,是进行慢阻肺康复的重要措施。由于肺气肿的病理改变,膈肌受过度膨胀的挤压而下降,使膈肌的活动度减弱,患者的呼吸运动被迫由肋间肌和辅助呼吸肌来负担,即变成胸式呼吸。因为胸廓的扩张度小,辅助呼吸肌又容易疲劳,所以胸式呼吸的效果要比腹式呼吸差。此外,由于患者长期处于供氧不足的状态,精神紧张、烦躁不安又增加耗氧量,进一步加重呼吸急促,形成了恶性循环。

腹式呼吸的关键,在于协调膈肌和腹肌在呼吸运动中的活动。呼气时,腹肌收缩帮助膈肌松弛,膈肌随腹腔内压增加而上抬,增加呼气潮气量;吸气时,膈肌收缩下降,腹肌松弛,保证最大吸气量。呼吸运动时,尽可能减少肋间肌、辅助呼吸肌的无效劳动,使之保持松弛休息。可采用腹部加压暗示呼吸法:可在卧位或坐位进行,患者用一只手按压在上腹部,呼气时腹部下沉;此时该手再稍加压用力,以进一步增高腹内压,迫使膈肌上抬。吸气时,上腹部对抗该手的压力,将腹部徐徐隆起。该压力既可吸引患者的注意力,同时又可诱导呼吸的方向和部位。按此法进行练习,可使膈肌活动范围增加2~3cm,从而有效地增加通气量达500ml以上。在进行腹式呼吸锻炼时请注意,如患者有气道痉挛,在锻炼开始之前先吸入支气管扩张剂,氧疗的患者应继续氧疗。如气道分泌物多,应先予体位引流或有效咳嗽。

（三）缩唇呼吸

缩唇呼气能保持呼气时气道通畅，使吸入肺内的气体能充分的呼出，提高呼吸效率，防止气道塌陷和气体陷闭。缩唇呼吸锻炼的具体做法为：

1. 患者取坐位，双手扶膝，舌尖放在下颌牙齿内底部，舌体略弓起靠近上颌硬腭、软腭交际处，以增加呼吸气流的阻力，口唇缩成"吹口哨"状。

2. 吸气时用鼻子，这样吸入肺部的空气经鼻腔黏膜的吸附、过滤、湿润加温可以减少对咽喉、气道的刺激，并有防止感染的作用。每次吸气后不要忙于呼出，宜稍屏气片刻再进行缩唇呼气。

3. 呼气时腹部内陷，胸部前倾，将口唇缩小（呈吹口哨样），使气体通过缩窄的口型徐徐将肺内气体轻轻吹出，每次呼气持续 4~6 秒，然后用鼻子轻轻吸气。尽量将气呼出，以延长呼气时间，同时口腔压力增加，传至末梢气道，避免小气道过早关闭，改善肺泡有效通气量。

4. 呼气时要求呼气时间要长一些，尽量多呼出气体，吸呼比率为 1：2，呼吸频率 <20 次 /min。按照以上方法每天练习 3~4 次，每次 15~30min，吸气时默数 1、2，呼气时默数 1、2、3、4，就能逐渐延长呼气时间，降低呼吸频率。口唇收缩的程度和每次呼吸的深浅可以根据自己的感觉来调整，可结合腹式呼吸锻炼同时进行。

（四）缓慢呼吸

慢阻肺患者呼吸频率往往比较快，呼吸幅度浅，潮气量小，解剖无效腔所占比值增加，在通气量一定的情况下，肺泡通气量反而变小，而缓慢呼吸则与之相反，有助于减少解剖无效腔量的影响，提高肺泡通气量，改善肺的通气效益。

初练者应避免由过多的深呼吸而发生过度通气综合征，可每练习 3~5 次后暂停数分钟，然后再练，如此反复直到完全掌握。缩唇呼吸和腹式呼吸最好能联合应用，时间由短到长，尽量做到"习惯成自然"，最后成为一种不自觉的呼吸模式。

（五）中医六字诀呼吸

六字诀，即六字诀养生法，是我国古代流传下来的一种养生方法，为吐纳法。它的最大特点是：强化人体内部的组织功能，通过呼吸导引，充分诱发和调动脏腑的潜在能力来抵抗疾病的侵袭，防止随着人的年龄的增长而出现的过早衰老。它是通过啊、呵、呼、嘘、吹、嘻六个字的不同发音口型，唇齿喉舌的用力不同，从而造成胸腹腔内产生不同的内压力，以牵动不同的脏腑经络气血的运行。

近年来，六字诀作为一种可有效防治慢阻肺进一步发展的传统康复锻炼方法引起越来越多的关注。通过调查研究，练习六字诀使患者呼吸困难的症状得到明显的改善，肺功能进行性下降的趋势出现延缓，还能提高患者的日常活动能力,改善生活质量。尤其在减轻患者心理焦虑方面,有显著的疗效,值得临床推广应用。

六字诀疗法适用于肺胀稳定期的患者,练习方法:

预备式:自然站立,双脚与肩同宽,两膝放松似屈非屈,头正颈直,含胸拔背,松腰松胯,全身放松,呼吸自然。

呼吸法:顺腹式呼吸,先呼后吸,呼气时读字,同时提肛缩肾,体重移至足跟。

调息:每个字读六遍后,调息一次,以稍事休息,恢复自然。

嘘,读(xū)。口型为两唇微合,有横绷之力,舌尖向前并向内微缩,上下齿有微缝。呼气念嘘字,足大趾轻轻点地,两手自小腹前缓缓抬起,手背相对,经胁肋至与肩平,两臂如鸟张翼向上、向左右分开,手心斜向上。两眼反观内照,随呼气之势尽力瞪圆。屈臂两手经面前、胸腹前缓缓下落,垂于体侧。再做第二次吐字。如此动作六次为一遍,作一次调息。嘘气功可以治目疾、肝肿大、胸胁胀闷、食欲不振、两目干涩、头目眩晕等症。

呵,读(hē)。口型为半张,舌顶下齿,舌面下压。呼气念呵字,足大趾轻轻点地;两手掌心向里由小腹前抬起,经体前到至胸部两乳中间位置向外翻掌,上托至眼部。呼气尽吸气时,翻转手心,经面前、胸腹缓缓下落,垂于体侧,再行第二次吐字。如此动作六次为一遍,作一次调息。呵气功治心悸、心绞痛、失眠、健忘、盗汗、口舌糜烂、舌强语言謇涩心经疾患。

呼,读(hū)。口型为撮口如管状,舌向上微卷,用力前伸。呼字时,足大趾轻轻点地,两手自小腹前抬起,手心朝上,至脐部,左手外旋上托至头顶,同时右手内旋下按至小腹前。呼气尽吸气时,左臂内旋变为掌心向里,从面前下落,同时右臂回旋掌心向里上穿,两手在胸前交叉,左手在外,右手在里,两手内旋下按至腹前,自然垂于体侧。再以同样要领,右手上托,左手下按,做第二次吐字。如此交替共做六次为一遍,做一次调息。呼字功治腹胀、腹泻、四肢疲乏,食欲不振,肌肉萎缩、皮肤水肿等脾经疾患。

呬,读(xì)。口型:开唇叩齿,舌微顶下齿后。呼气念呬字,两手从小腹前抬起,逐渐转掌心向上,至两乳平,两臂外旋,翻转手心向外成立掌,指尖对喉,然后左右展臂宽胸推掌如鸟张翼。呼气尽,随吸气之势两臂自然下落垂于体侧,重复六次,调息。

吹,读(chuī)。口型为撮口,唇出音。呼气读吹字,足五趾抓地,足心空起,两臂自体侧提起,绕长强、肾俞向前划弧并经体前抬至锁骨平,两臂撑圆如抱球,两手指尖相对。身体下蹲,两臂随之下落,呼气尽时两手落于膝盖上部。随吸气之势慢慢站起,两臂自然下落垂于身体两侧。共做六次,调息。吹字功可治腰膝酸软、盗汗遗精、阳痿、早泄、子宫虚寒等肾经疾患。

嘻,读(xī)。口型为两唇微启,舌稍后缩,舌尖向下。有喜笑自得之貌。呼气念嘻字,足四、五趾点地。两手自体侧抬起如捧物状,过腹至两乳平,两臂外旋翻转手心向外,并向头部托举,两手心转向上,指尖相对。吸气时五指分开,由头部循身体两侧缓缓落下并以意引气至足四趾端。重复六次,调息。嘻字功治由三焦不畅而引起的眩晕、耳鸣、喉痛、胸腹胀闷、小便不利等疾患。

松静自然是练习六字诀的基本要求,从预备式到收式,每个动作都是在松静自然状态下进行的。"静"指大脑入静,避免因七情等因素对人体的干扰。"松"是肌肉、关节放松,使外周神经的兴奋性降低,相应地支配肠胃、内分泌的自主神经兴奋性增高,从而加强胃肠的蠕动及其消化吸收功能,内分泌功能也同时增强。由于加强了脏腑功能,提高了机体的免疫力,起到强身健体的作用。"自然",即指各个动作放松自然,一切按照人体的生理规律进行锻炼,这样会起到调节脏腑功能的作用,脏腑功能协调一致,从而预防和治疗疾病。

二、排痰训练

(一)体位引流

体位引流是指对分泌物的重力引流,依靠重力作用促使各肺叶或肺段气道分泌物的引流排出,应配合使用一些胸部手法治疗,如拍背、震颤等,多能获得明显的临床效果。主要促进脓痰的排出,使病肺处于高位,其引流支气管的开口向下,促使痰液借重力作用,顺体位引流气管咳出。适用于神志清楚、体力较好,分泌物较多的老年人。

操作方法及步骤:

1. 根据病变部位采取不同姿势作体位引流。如病变在下叶、舌叶、或中叶者、取头低足高略向健侧卧位;如位上叶,则采取坐位或其他适当姿势,以利引流。

2. 引流时,嘱患者间歇作深呼吸后用力咳嗽,护理人员用手(手心屈曲呈凹状)轻拍患者胸或背部,自背下部向上进行,直到痰液排尽,或使用机械震动器,将聚积的分泌物松动,并使其移动,易于咳出或引流。

每天做 2~3 次,总治疗时间 30~45min,每种体位维持 5~10min。因为夜间支气管纤毛运动减弱,气道分泌物易于睡眠时潴留,故在早晨清醒后做体位引流最有效。体位引流期间应配合饮温水、支气管湿化、雾化吸入、化痰和解除支气管痉挛、胸部扩张练习、呼吸的控制等。有效咳嗽及局部的叩击和震颤都可以增加疗效。为了预防胃食管反流、恶心和呕吐,应在饭后 1~2h 进行头低位引流。引流过程中需注意生命体征的变化。

(二)有效咳嗽

有效咳嗽是一种帮助过多的支气管分泌物由气道排出的技术。能够在不致病或不增加支气管痉挛的前提下,增加分泌物清除效率,改善通气功能。其方法为:先深吸气,然后关闭喉头增加气道内压力,再收缩腹肌(通过增加腹腔压力抬高膈肌)同时收缩肋间肌(固定胸廓不使其扩张)以提高胸腔内压,在肺泡内压力明显增高时突然将声门打开,即可将痰液随喷出气流排出。

(三)胸部叩拍

将五指并拢,掌心成杯状,运用腕动力量在引流部位胸壁上双手轮流叩拍;叩拍时间 1~5min,患者可自由呼吸。叩拍力可通过胸壁传至气道将支气管壁上的分泌物松解。叩拍应沿支气管的走向从上往下拍或从下往上拍,高龄或皮肤易破损者可用薄毛巾或其他保护物包盖在叩拍部位以保护皮肤;并注意观察患者的表情和生命体征。

三、运动训练

(一)步行为主的有氧训练

通常可做最简单的 6min 行走距离测定,了解患者的活动能力。然后采用亚极量行走和登梯练习,改善耐力。开始进行 5min 活动,休息适应后逐渐增加活动时间。当患者能耐受每次 20min 运动后,即可以增加运动。每次运动后心率至少增加 20%~30%,并在停止运动后 5~10min 恢复至安静值。

(二)提高肢体活动能力

可以用体操棒做高度超过肩部的各个方向的练习或高过头的上肢套圈练习,还可手持重物(0.5~3kg)做高于肩部的活动,每活动 1~2min,休息 2~3min。每日 2 次。

(三)中医呼吸导引保健操

中医呼吸导引保健操由国家中医药管理局"十二五中医药行业攻关计划"推荐,具体做法如下:

第一节:松静站立

双脚分开站立,与肩同宽,双目微闭,舌抵上腭,口唇微闭,含胸收腹,提肛,双臂自然下垂,虚腋、髋、膝关节微屈,摒除杂念,行(鼻吸口嘘)顺式腹式呼吸 5min。

本节为起式,可起到宁心静气、安神定志的作用。

第二节:两田呼吸

并足站立,左脚向左前 45° 迈出一步,双手自体前拉起至上丹田(印堂穴处),缓缓分开,同时用鼻子吸气,合拢时用口呼气。然后双手向下至下丹田(关元穴)处,缓缓拉开,鼻吸气,合拢时口呼气,如此 3 遍。换右脚向前,持续 3 次。

本节两田指上丹田(印堂穴附近)和下丹田(关元穴附近),通过双臂舒展动作,并配合腹式呼吸,起到调理肺部气机的作用。本节动作舒展,无大的活动量。

第三节:调理肺肾

双臂自体侧缓缓拉起,掌心向下,至两臂伸平时翻掌,使掌心向上,并在体前缓缓合拢至上丹田,下按,至下丹田时,俯身,并继续向下,双膝微微前屈,双手至膝盖时停止,重心前移,以脚心涌泉穴微微踏地,起身,同时默念有一股清泉从足心开始,沿小腿内侧、大腿内侧至骶部,并继续沿脊柱上行过肾,双手在此做一个开合动作,意念继续向上,通过膈肌进入肺部,向上至腋。至此同时,双掌外翻使掌心向上,水平外摆,意念沿手太阴肺经至拇指少商穴止。然后双手合拢重复上述动作 3 遍。

本节将中国传统导引术的所有要领纳入其中,是本功法的重点。本节包括了呼吸、意念和肢体动作三部分。统括肺、肾二脏,以及足少阴肾经、手太阴肺经。肾主纳气,为气之根,影响呼吸的深度,肺司呼吸。通过肺肾两条经脉用意念和动作将两者联系起来,对呼吸的深度和气机的通畅有很好的调理作用。

第四节:转身侧指

左脚向左开出一大步,上身缓缓左转 90°,双手变剑指提至腰间,重心移至右腿,双手向后舒展如大鹏展翅状,同时用鼻吸气,至两手提至与肩平齐时,自耳后朝前下方指出,同时用力呼气。此动作重复 3 遍。然后右转如左式,再做 3 遍。

本节主要作用于胸廓,通过肢体与腹式呼吸,扩张与挤压胸腔,起到辅助和加强气息的作用。

第五节:摩运肾堂

双手由体侧向上收拢绕腰至肾俞穴处,用大鱼际在此上下摩动 36 次,后经体侧回到小腹处。

本节的要领是将命门区摩热,以温阳命门,辅助纳气。

第六节:养气收功

双手叠放于小腹,舌抵上腭,静心调息,心息相依,保持 5min。然后舌体放平,摩擦面部,活动手脚,练功结束。

本节养气与收功是两部分内容,先养气,后收功。

（四）中医传统康复治疗

传统康复治疗包括传统运动,如太极拳、八段锦、气功等。

1. 太极拳　太极拳是国家级非物质文化遗产,是以中国传统儒、道哲学中的太极、阴阳学说为核心思想,集颐养性情、强身健体、技击对抗等多种功能为一体,结合易学的阴阳五行之变化,中医经络学,古代的导引术和吐纳术形成的一种内外兼修、柔和、缓慢、轻灵、刚柔相济的中国传统拳术,使习练者的意、气、形、神逐渐趋于圆融一体的至高境界,而其对于武德修养的要求也使得习练者在增强体质的同时提高自身素养,提升人与自然、人与社会的融洽与和谐。以有节律的肌肉活动保证深而慢呼吸,明显提高机体氧摄入量,是慢性呼吸系统疾病防治功效的关键,可以疏通经络、扩张胸腔、缓解胸闷与气血受阻的情况,松沉柔顺、圆活畅通,促进全身血液循环,又可由吐纳来进行吐故纳新。同时辅以呼气康复训练可使肺部得到锻炼,恢复肺功能,提高生活质量,可明显减轻慢阻肺患者的临床症状,增加运动耐力,改善抑郁状况。

2. 八段锦　八段锦功法是一套独立而完整的健身功法,起源于北宋,至今共八百多年的历史。古人把这套动作比喻为“锦”,意为五颜六色,美而华贵。其动作舒展优美,被视为“祛病健身,效果极好,编排精致,动作完美”的一套健身功法,现代的八段锦在内容与名称上均有所改变,此功法分为八段,每段一个动作,故名为“八段锦”,练习无需器械,不受场地局限,简单易学,节省时间,作用显著;适合于男女老少,可使瘦者健壮,肥者减肥。

第一段:双手托天理三焦

此式以调理三焦为主。《难经·六十六难》载:“脐下肾间动气者,人之生命也,十二经之根本也,故名曰原。三焦者,原气之别使也,主通行三气,经历于五脏六腑。原者,三焦之尊号也。”原气即是人生之命。十二经之根,通过三焦激发于五脏六腑,无处不至,它是人体活动的原动力。因而对三焦的调理,能起到防治各内脏有关诸病的作用。特别是对肠胃虚弱的人效果尤佳。上举吸气时。胸腔位置提高,增大膈肌运动。加大呼吸深度,减小内脏对心肺的挤压,有利于静脉血回流心脏,使肺的功能充分发挥,大脑清醒,解除疲劳。另外,上举吸气,使横膈下降,由于抬脚跟站立,自然使小腹内收,从而形成逆呼吸,使腹腔内脏得到充分自我按摩;呼气时上肢下落,膈肌向上松弛,腹肌亦同时松弛,此时腹压较一般深呼吸要低得多,这就改善了腹腔和盆腔内脏的血液循环。

第二段:左右开弓似射雕

这一段具有改善胸椎、颈部血液循环的作用。临床上对脑震荡引起的后遗症有一定的治疗作用。同时对上、中焦内的各脏器,尤其对心、肺给予节律性的按摩,因而增强了心肺功能。通过扩胸伸臂、使胸肋部和肩臂部的骨骼肌肉得到锻炼和增强,有助于保持正确姿势,矫正两肩内收圆背等不良姿势。

第三段:调理脾胃臂单举

这一动作主要作用于中焦,肢体伸展宜柔宜缓。由于两手交替一手上举一手下按,上下对拔拉长,使两侧内脏和肌肉受到协调性的牵引,特别是使肝胆脾胃等脏器受到牵拉,从而促进了胃肠蠕动,增强了消化功能,长期坚持练习,对上述脏器疾病有防治作用。

第四段:五劳七伤往后瞧

五劳是指心、肝、脾、肺、肾,因劳逸不当,活动失调而引起的五脏受损。七伤指喜、怒、思、忧、悲、恐、惊等情绪对内脏的伤害。由于精神活动持久地过度强烈紧张,造成神经功能紊乱,气血失调,从而导致脏腑功能受损。该式动作实际上是一项全身性的运动,尤其是腰、头颈、眼球等的运动。由于头颈的反复拧转运动加强了颈部肌肉的伸缩能力,改善了头颈部的血液循环,有助于解除中枢神经系统的疲劳,增强和改善其功能。此式对防治颈椎病、高血压、眼病和增强眼肌有良好的效果。练习时要精神愉快,面带笑容,乐自心田生,笑自心内,只有这样配合动作,才能起到对五劳七伤的防治作用。另外,此式不宜只做头颈部的拧转,要全脊柱甚至两大腿也参与拧转,只有这样才能促进五脏的健壮,对改善静脉血的回流有更好的效果。

第五段:摇头摆尾去心火

此式动作除强调松,以解除紧张并使头脑清醒外,还必须强调静。俗谓:静以制躁。“心火”为虚火上炎,烦躁不安的症状,此虚火宜在呼气时以两手拇指做掐腰动作,引气血下降。同时进行的俯身旋转动作,亦有降伏“心火”的作用。动作要保持逍遥自在,并延长呼气时间,消除交感神经的兴奋,以去“心火”。同时对腰颈关节、韧带和肌肉等亦起到一定的作用,并有助于任、督、冲三脉的运行。

第六段:两手攀足固肾腰

腰是全身运动的关键部位,这一式主要运动腰部,也加强了腹部及各个脏器官的活动,如肾、肾上腺、腹主动脉、下腔静脉等。中医认为:“肾为先天之本”“藏精之脏”。肾是调节体液平衡的重要脏器。肾上腺是内分泌器官。与全身代谢功能有密切关系。腰又是腹腔神经节“腹脑”所在地。由于腰的节律性运动(前后俯仰),也改善了脑的血液循环,增强神经系统的调节功能及各个组织脏器的生理功能。长期坚持锻炼,有疏通带脉及任督二脉的作用,能强腰、壮肾、醒脑、明目,并使腰腹肌得到锻炼和加强。年老体弱者,俯身动作应逐渐加大,有较重的高血压和动脉硬化患者,俯身时头不宜过低。

第七段:攒拳怒目增气力

两脚开立,成马步桩,两手握拳分置腰间,拳心朝上,两眼睁大。

此式动作要求两拳握紧,两脚拇趾用力抓地,舒胸直颈,聚精会神,瞪眼怒目。此式主要运动四肢、腰和眼肌。根据个人体质、爱好、年龄与目的不同,决定练习时用力的大小。其作用是舒畅全身气机,增强肺气。同时使大脑皮质和自主神经兴奋,有利于气血运行,并有增强全身筋骨和肌肉的作用。

第八段:背后七颠百病消

此式通过肢体导引,吸气两臂自身侧上举过头,呼气下落,同时放松全身,并将"浊气"自头向涌泉引之,排出体外。"浊气"是指所有紧张、污浊病气。古人谓之"排浊留清"或"去浊留清"。由于脚跟有节律的弹性运动,从而使椎骨之间及各个关节韧带得以锻炼,对各段椎骨的疾病和扁平足有防治作用。同时有利于脊髓液的循环和脊髓神经功能的增强,进而加强全身神经的调节作用。

八段锦属于导引的范畴,具有调形、调心、调息的作用,涵盖了现代肺康复中的运动锻炼、呼吸肌锻炼、心理康复等多个环节,符合肺康复的基本要求,越来越多的现代研究也证明健身气功八段锦在防治疾病方面具有独特疗效,功法具有一定的群众基础,延缓患者肺功能下降,提高患者运动耐力,改善患者生存质量。

3. 气功　气功是一种中国传统的保健、养生、祛病的方法。古代或名"丹道",以呼吸的调整、身体活动的调整和意识的调整(调息,调身,调心)为手段,以强身健体、防病治病、健身延年、开发潜能为目的的一种身心锻炼方法。气功的内容非常广泛,其特点是通过练功者的主观努力对自己的身心进行意、气、体结合的锻炼,主要包括调身、调心、调息、自我按摩和肢体活动等。调心是调控心理活动,调息是调控呼吸运动,调身是调控身体的姿势和动作。这三调是气功锻炼的基本方法,是气功学科的三大要素或称基本规范。气功的功法繁多,有以练呼吸为主的吐纳功;以练静为主的静功;以练动静结合为主的动功;以练意念导引为主的导引功、站桩功和以自我按摩为主的保健按摩等。除了保健作用外,也有治疗疾病的作用。气功锻炼是在气功入静状态下进行的有呼吸要求的运动,它要求在保持松静自然的基础上,全身协调运动,呼吸柔和细缓,使耗氧量降低,心率减缓,血压降低,在整体上提高身体素质。健身气功养肺方法对慢性阻塞性肺疾病的发生具有良好的预防和辅助治疗作用,是一种简便易行、有效并适宜推广的肺康复方法;健身气功通过调神、气功态呼吸方法、中小强度的有氧运动、对肺脾肾等脏的调节及"三调"合一等方面对慢性阻塞性肺疾病起到较好的防治作用。

四、家庭氧疗

临床上常见到一些患者因慢性阻塞性肺疾病或肺心病而住院,经治疗后病情基本得到控制,但由于有慢性呼吸功能不全,动则气急、发绀,生活质量较低下。此类患者需要继续进行长期氧疗,为节省费用,避免院内感染,只能在家庭中进行氧疗,因此称之为家庭氧疗。缺氧会对人体呼吸、循环两大系统造成损害,长期氧疗的目的是纠正低氧血症,且有利于提高患者生存率、改善生活质量和精神状态。

慢阻肺患者由于通气功能障碍和通气/血流比例失调常导致缺氧和二氧化碳的潴留,加重呼吸困难程度。每天持续低流量吸氧($<2L/min$)15h,可改善

活动协调性、运动耐力和睡眠。

目前较常使用的家庭供氧装置有压缩氧气筒、家庭制氧机、液氧罐。液氧罐便于携带,适合外出供氧,供氧时间为 6~8 小时。

氧疗的主要效果包括减轻低氧血症:当 PaO_2 达到 60mmHg 以上,SaO_2 达到 85%~90%,基本上可以满足组织代谢的需要;缓解低氧引起的肺动脉高压,减轻红细胞增多症,降低血液黏稠度,减轻右心室负担,延缓肺心病的发生发展;吸氧可以缓解支气管痉挛,减轻呼吸困难,改善通气功能障碍;改善患者体质,改善睡眠和大脑功能,提高运动耐力和生活质量;改善慢阻肺患者预后,延长生命;减少住院次数,节约医疗费用。

操作方法:吸氧前用棉签蘸清水清洁吸氧者鼻孔,注意不要把棉签遗留在鼻孔内;一定要先调好流量再使用。购买制氧机者使用前应仔细阅读说明书后再使用;合理选择吸氧时间:对严重慢性支气管炎、慢性阻塞性肺疾病,伴明确肺功能异常的患者,注意控制氧气流量一般为每分钟 1~2L,因为高流量吸氧可加重慢性阻塞性肺疾病患者的二氧化碳蓄积,引发肺性脑病;对部分患者平时无或仅有轻度低氧血症,在活动、紧张或劳累时,短时间给氧可减轻"气短"的不适感;注意用氧安全。氧气瓶搬运时要避免倾倒撞击,防止爆炸,故氧气瓶应放于阴凉处,并远离烟火和易燃品,至少距离火炉 5m,距离暖气片 1m;氧气瓶内氧气不能用尽,一般需留 1kPa,以防再次充气时灰尘杂质等进入瓶内引起爆炸;鼻塞、面罩、湿化瓶等均应定期消毒。长期低流量吸氧可提高患者生存质量,使慢阻肺患者的生存率提高 2 倍。在氧气使用过程中主要应防止火灾及爆炸,在吸氧过程中应禁止吸烟。

五、健康教育

慢阻肺健康教育包括:介绍呼吸道一般知识,如呼吸道的解剖结构、呼吸肌的功能;了解慢阻肺病因、病理生理、症状的正确评估、赴医院就诊的时机等;康复治疗的意义、方法和注意事项;氧气的正确及安全使用;预防感冒,慢阻肺患者易患感冒,继发细菌感染后使支气管炎症状加重;可采用按摩,冷水洗脸,食醋熏蒸,增强体质等方法来预防感冒;戒烟,了解戒烟的知识并戒烟,各种年龄及各期的慢阻肺患者均应戒烟。戒烟有助于减少呼吸道黏液的分泌,降低感染的危险性,减轻支气管壁的炎症,使支气管扩张剂发挥更有效的作用;平时积极锻炼身体,增强体质,提高防寒、耐寒能力;认真查找过敏源并积极预防,避免一次性大量接触花粉、烟尘等致敏物质;少食肥甘厚腻之品及腥荤发物等。

（谢晓梅）

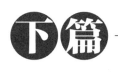

下篇

实践篇

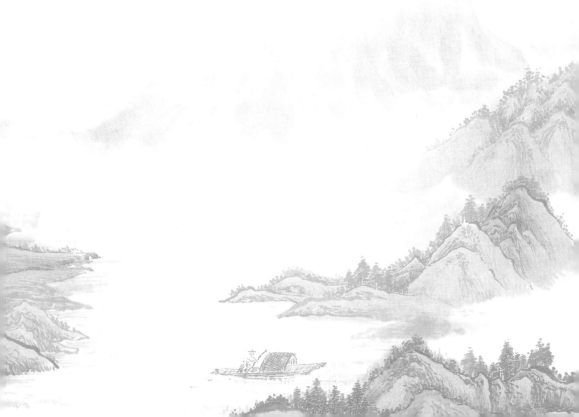

第一章
慢性阻塞性肺疾病稳定期的治疗

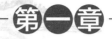

案例一

患者姓名:洪某　　　　性别:男　　　　年龄:68 岁

就诊日期:2019 年 6 月 17 日初诊

主诉:反复喘息 9 年,加重 1 周。

现病史:患者喘息 9 年,羸弱身乏,面色少华,1 周前因受凉后感病情加重,诉胸闷气喘,声低,动辄喘甚,张口呼吸,时感胸痛,咯出少量痰涎,纳谷乏味,寐尚可。无发热、胃脘作痛,二便尚通。舌黯,苔薄白,脉细。

既往史:慢性支气管炎 9 年,否认乙肝、结核等传染性疾病,否认糖尿病,冠心病等慢性疾病,否认手术外伤史。

过敏史:否认食物、药物过敏史。

体格检查:桶状胸,呼吸运动对称,双侧语颤减弱,双肺叩诊过清音,双侧呼吸音减弱。

辅助检查:肺功能示:重度混合型肺通气功能减退,最大通气量重度降低,弥散功能中度降低。肺 CT 示:全小叶型肺气肿。

西医诊断:慢性阻塞性肺疾病稳定期。

中医诊断:肺胀。

辨证:肺肾两虚,脾弱失运。

治法:健脾助运,补益肺肾。

处方:参苓白术散合生脉饮加减。

党参 15g	炒白术 10g	茯苓 10g	陈皮 6g
炙甘草 5g	枳壳 10g	炒山药 45g	熟地黄 35g
生黄芪 65g	莪术 10g	砂仁^{后下} 4g	广木香 6g
补骨脂 10g	麦冬 10g	五味子 10g	六神曲 10g
丹参 15g	沉香^{后下} 6g		

加水 2 000ml,煎取 900ml,分 6 次口服,每日 3 次,共 4 剂。

2019 年 6 月 23 日二诊：患者诉胃纳开，胸痛减，但胸闷气喘难以顿消，且夜间感病势重，喉间痰鸣，难咯，胃脘无不适，二便尚调。察舌黯，苔薄白，脉细浮滑。患者虚实夹杂之象，补益之品恐难入。转予开泄平喘，健脾助运。

党参 15g	炒白术 10g	枳壳 10g	茯苓 15g
杏仁 10g	瓜蒌皮 10g	薤白 10g	法半夏 10g
射干 10g	麻黄 4g	炙甘草 15g	生甘草 15g
生黄芪 65g	炙僵蚕 10g	葶苈子 15g	大枣 10g
地龙 15g	全蝎 4g	六神曲 10g	炒山药 20g

加水 2 000ml，煎取 900ml，分 6 次口服，每日 3 次，共 5 剂。

2019 年 7 月 4 日三诊：药后夜间气喘顿减，喉鸣亦除，活动后仍有气短、乏力，但较前减，胃纳可，舌黯，苔薄白，脉细。治守原意，6 月 17 日方加桑白皮 10g、紫苏子 10g、紫石英 30g、莱菔子 10g，黄芪增为 80g。续 14 剂巩固后，感身轻。

按："男子七八，肝气衰，筋不能动，天癸竭，精少，肾脏衰，形体皆极。"患者年届六旬，羸弱多病，从其动辄喘甚、纳谷无味、舌黯，苔薄白、脉细不难辨为肺肾两虚、脾弱失运。初诊用大剂量黄芪联合参、苓、术、草四君之意益气；山药、熟地、麦冬、五味、生脉散之方滋阴，同时又能制大剂量黄芪助火之弊；莪术、砂仁、木香、六神曲消积除痞；丹参、沉香乃丹参饮之法除胸痛之患。二诊察患者亦虚亦实，未免犯虚虚实实之嫌，故易除原方中熟地、补骨脂、麦冬、五味等，转而开泄平喘，改用瓜蒌薤白半夏汤联合葶苈、大枣泻肺豁痰、宽胸散结，麻黄、地龙、全蝎宣肺、息风、定喘，甘草生、炙并用以增强去实补虚之力。同时观察患者大剂量黄芪服用后有无火热之象。三诊时患者转而以虚为主，治守原意，逐步增加黄芪剂量，同时方中加桑白皮、紫苏子、紫石英、莱菔子等以防黄芪生热升火之性，几经调理则身轻病退。

案例二

患者姓名：郭某　　　　性别：男　　　　年龄：72 岁
就诊日期：2019 年 7 月 14 日初诊
主诉：反复喘息 12 年。
现病史：反复喘息 12 年，动辄尤甚，面色少华色黯，肌肤不仁，少气懒言，声低，少痰，咯痰无力，头昏聩，纳谷一般，小便清长，大便尚通。双下肢无浮肿，舌质黯，苔黄，脉细。

既往史:慢性支气管炎,肺气肿 12 年,否认乙肝、结核等传染性疾病,否认糖尿病,冠心病等慢性疾病,否认手术外伤史。

过敏史:否认食物、药物过敏史。

体格检查:桶状胸,呼吸运动对称,双侧语颤减弱,双肺叩诊过清音,双侧呼吸音减弱。

辅助检查:肺功能示:重度阻塞性通气功能障碍。

西医诊断:慢性阻塞性肺疾病稳定期。

中医诊断:喘证。

辨证:肺肾亏虚。

治法:补益肺肾,纳气平喘。

处方:参苓白术散合生脉饮加减。

党参 15g	炒白术 10g	茯苓 10g	陈皮 6g
炙甘草 5g	枳壳 10g	炒山药 45g	熟地黄 35g
生黄芪 65g	莪术 10g	砂仁^{后下} 4g	广木香 6g
补骨脂 10g	麦冬 10g	五味子 10g	六曲 10g

加水 2 000ml,煎取 900ml,分 6 次口服,每日 3 次,共 8 剂。

2019 年 8 月 1 日二诊:药后气喘减,稍步行后感气短,可咯出较多白色黏痰,晨起鼻涕较多,无咽中不适,下肢无浮肿,无胸闷胸痛,无胃脘胀满,纳食、二便尚调。舌质黯,苔黄,脉细。仍从补肾纳气入手,原方熟地增为 65g,生黄芪增为 75g,加苏叶 10g、苏子 10g、葶苈子 15g、大枣 10g、桑白皮 15g。分 6 次口服,每日 3 次,共 10 剂。

2019 年 8 月 20 日三诊:药后气喘较前减,稍远行后易喘息,痰量较前减少,鼻涕减少,无胸闷、胃脘不适,纳谷、二便尚调。舌质黯,苔黄,脉细。有效无需更方,固守原意,续加强补益肺肾之品。原方增熟地至 75g,增生黄芪至 85g,加川芎 15g。14 剂,水煎服,每日 3 次。

按:患者年届七旬,病慢性支气管炎、肺气肿数载,喘息动辄尤甚、气短声低、少痰、头昏聩,结合舌质黯、苔黄、脉细,不难辨为肺肾亏虚。初诊用参、芪益气;熟地、麦冬、五味子、山药六味地黄丸之意滋阴,且与温阳药配伍则意在阴阳互根互补;六曲助消化。二诊时患者气有所补,邪实亦有所生,观其舌脉仍以体虚为病之根本,故固守原意,增加补药黄芪、熟地之用量,同时兼顾邪实,增入泄肺之品如葶苈子、桑白皮、苏子等,仿葶苈大枣泻肺汤之法。三诊患者肺肾之虚有所改善,稍远行后易喘息,痰涎、鼻涕亦去其大半,印证了此大补兼攻之方有效,有效则无需更张,固守原意,续加强补益肺肾之品。顽固之疾,几经调理而病有所减。

案例三

患者姓名:程某　　　　性别:女　　　　年龄:68 岁

就诊日期:2019 年 9 月 10 日初诊

主诉:咳嗽咳痰 8 年,胸闷气喘 3 年。

现病史:症见胸闷气喘,活动后加重,稍有咳嗽,咳痰,痰色白黏、不易咯出,喉中异物感,头晕乏力易累,平素恶风寒,易汗出,易感冒,纳食一般,夜寐可,大便平素偏稀,小便可,舌质黯,苔白腻,脉细滑。

既往史:慢性支气管炎,肺气肿 8 年,否认乙肝、结核等传染性疾病,否认糖尿病、冠心病等慢性疾病,否认手术外伤史。

过敏史:否认食物、药物过敏史。

体格检查:桶状胸,呼吸运动对称,双侧语颤减弱,双肺叩诊过清音,双侧呼吸音减弱。

辅助检查:外院肺功能、胸部 CT 等检查诊断为慢性阻塞性肺疾病。

西医诊断:慢性阻塞性肺疾病稳定期。

中医诊断:肺胀。

辨证:肺脾气虚,痰气郁结。

治法:补益肺脾,行气化痰,平喘。

处方:桂枝加厚朴杏子汤合半夏厚朴汤加减。

桂枝 10g	白芍 10g	生姜 3 片	大枣 6 枚
厚朴 10g	苦杏仁 10g	炙甘草 6g	法半夏 10g
紫苏子 10g	茯苓 10g	黄芪 30g	白术 10g
防风 10g			

加水 2 000ml,煎取 900ml,分 6 次口服,每日 3 次,共 7 剂。

2019 年 9 月 26 日二诊:患者诉胸闷气喘较前减轻,痰较前易咯出,咽中仍有异物感,纳食可,大便成形。守初诊处方,继服 14 剂。胸闷气喘等症状明显减轻,无明显咳嗽,咳痰量少、呈白色泡沫状,无明显畏寒怕冷,饮食较前增加,二便平。守方继服 1 个月以巩固疗效。

按:罗玲主任医师认为慢阻肺作为一种气道疾病,与"气""气机"理论密切相关。缓解期总的病机可概括为气阴亏虚、痰瘀伏肺。气阴亏虚主要以肺、脾、肾三脏亏虚为重,根据罗玲主任医师多年临床实践经验,治慢阻肺以补肾疗法见效甚微。而根据中医五行相生理论,脾土生肺金,脾为肺之母,肺为脾之子,慢阻肺缓解期主要肺子病及脾母,根据《难经·六十九难》"虚则补其母,实则泻其子"的治则,慢阻肺缓解期重在调理脾胃、培土生金,从而达到治

186

本的目的。明代李中梓提出"脾为生痰之源，肺为贮痰之器"，表明实脾又是杜绝生痰之源的关键，从而解除肺胀发病的病根。《伤寒论》："喘家作，桂枝汤，加厚朴、杏子佳。"吴鞠通《医医病书·虚劳论》云："从来最善补虚者，莫如仲景……建中以调和营卫为扼要，全以补土为主。药止六味，而甘药居其四。俾病者开胃健食，欲其土旺生金，金复生水以生木，木生火，而火又生土，循环无已。其意不欲以药补虚，而使之脾胃健旺，以饮食补虚。此君子以人治人之道。"由此可以看出，营卫与脾胃息息相关，可以互生互化，营卫调和必须气血调和，气血调和则需脾胃功能恢复。半夏厚朴汤出自《金匮要略》，专治梅核气。本案患者久病肺脾两虚，肺气虚耗，肺主气功能失常，故见胸闷气喘，活动后加重。脾气虚无以运化水液，导致水液停聚而产生水湿痰饮病理产物。痰凝气滞于咽喉，故见咽中异物感；痰湿伏肺，肺失宣降，故见咳嗽、咳痰。本案以桂枝加厚朴杏子汤合半夏厚朴汤为主方，加上黄芪、白术、防风，通过调理营卫，从而达到补肺脾气、行气化痰平喘之效。

案例四

患者姓名：黄某　　　　性别：男　　　　年龄：67 岁

就诊日期：2019 年 7 月 18 日初诊

主诉：慢性支气管炎 20 余年，肺气肿 7 年，加重 2 年。

现病史：气短、动则加重，呼吸短促，语言无力，咳嗽，痰少不利，咽干口渴，尤其近日肩背灼热难忍，汗出淋漓，而卧床不起，小便频数，色黄，夜行 10 余次，影响睡眠，便秘。舌淡，苔黄，脉数。

既往史：慢性支气管炎 20 余年，肺气肿 7 年，否认乙肝、结核等传染性疾病，否认糖尿病、冠心病等慢性疾病，否认手术外伤史。

过敏史：否认食物、药物过敏史。

体格检查：桶状胸，呼吸运动对称，双侧语颤减弱，双肺叩诊过清音，双侧呼吸音减弱。

辅助检查：肺功能、胸部 CT 等检查诊断为慢性阻塞性肺疾病。

西医诊断：慢性阻塞性肺疾病稳定期。

中医诊断：肺胀。

辨证：气阴两虚，虚火上炎。

治法：益气养阴，清热泻火。

处方：养阴益气汤加减。

黄芪 24g	太子参 24g	麦冬 24g	五味子 12g
桑白皮 12g	地骨皮 30g	知母 15g	煅龙骨^{先煎}30g

茯苓 15g	花粉 30g	冬瓜子 24g	煅牡蛎^{先煎}30g
焦槟榔 15g	浮小麦 30g	瓜蒌 30g	

共 3 剂,加水 2 000ml,煎取 900ml,分 6 次口服,每日 3 次。

2019 年 7 月 30 日二诊:服 3 剂后肩背灼热大减,汗出明显减少,他证同前,不能左侧卧,不思饮食。上方去浮小麦、煅龙牡、太子参,加北沙参 7g、砂仁 10g、桑螵蛸 24g、覆盆子 21g、葶苈子 7g、赤芍 18g。共 6 剂,加水 2 000ml,煎取 900ml,分 6 次口服,每日 3 次。

2019 年 8 月 19 日三诊:又服 6 剂,精神明显好转,小便次数减少,夜里已能左侧卧,白天已能下地活动。仍气短,语言无力,小便频数。改服下方益气养阴,逐步改善症状,增强体质。

黄芪 24g	党参 24g	麦冬 24g	五味子 15g
知母 15g	桑白皮 15g	桑螵蛸 24g	覆盆子 15g
百部 15g	陈皮 12g	熟地 15g	砂仁^{后下}9g
甘草 10g			

加水 2 000ml,煎取 900ml,分 6 次口服,每日 3 次,共 10 剂。

按:慢性阻塞性肺疾病多由慢性支气管炎或支气管哮喘进一步发展而形成,因此在治疗慢性阻塞性肺疾病的同时要兼顾对原发病的治疗。本病肺肾虚衰,易于感受外邪,加重病情,在治疗时要时刻固护元气。平素在补益肺、脾、肾时,也应适当加入理气化痰,消食开胃之品,保持气道通畅,运化有力,食欲旺盛,才更有利治疗性的补益药物发挥其作用。正确的辨证和用药使慢性阻塞性肺疾病"不可逆的病变"得以转机,经过治疗能够取得满意的疗效,使肺功能明显改善,但早期发现、早期治疗是不可忽视的前提。本案为气阴两虚型慢性阻塞性肺疾病逐步加重而导致的危重症候,以益气养阴汤加清热泻火药,小便频繁,气促无力明显好转而转危为安。后以益气养阴,缩尿和胃药长期服用,力争早日消除症状,增强体质。

（陶　劲）

第二章

慢性阻塞性肺疾病急性加重期的治疗

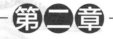

患者姓名:陈某　　　　性别:男　　　　年龄:65 岁

就诊日期:2019 年 2 月 19 日初诊

主诉:反复胸闷、气喘伴咳嗽咳痰 10 年余。

现病史:胸闷气喘加重,咳嗽、咳大量白色痰,白天咳甚,易咯出,胸闷遇冷加重,咳嗽遇冷频作,咽痒,无咽痛,口干、口黏,口淡无味,无口苦,无头晕头痛,流清涕,无鼻塞,平素怕冷,纳欠佳,寐差,最近夜间难以平卧,双下肢轻度浮肿,大便偏稀,小便频、量少,舌淡红、苔白厚腻,脉细弱。

既往史:否认乙肝、结核等传染性疾病,否认糖尿病,冠心病等慢性疾病,否认手术外伤史。

过敏史:否认食物、药物过敏史。

体格检查:两肺呼吸音弱,左肺可闻及哮鸣音。

辅助检查:无。

西医诊断:慢性阻塞性肺疾病急性加重期。

中医诊断:喘证。

辨证:外寒里饮。

治法:解表散寒,温肺化饮。

处方:小青龙汤加减。

麻黄 10g	桂枝 10g	芍药 10g	细辛 3g
干姜 6g	五味子 10g	半夏 10g	茯苓 10g
厚朴 10g	杏仁 10g	地龙 10g	苍术 10g
甘草 6g	滑石^{包煎}20g	蔻仁^{后下}10g	

加水 2 000ml,煎取 900ml,分 6 次口服,2 日 1 剂,共 4 剂。

2019 年 3 月 5 日二诊:患者诉晚间胸闷好转,偶有咳嗽咳痰,痰量明显减少,无咽痒,无鼻塞流涕,双下肢浮肿减轻,舌淡红,苔薄白腻,脉细滑。查体:

两肺呼吸音弱,左肺可闻及哮鸣音。继原方加薏苡仁 20g,7 剂。

2019 年 3 月 19 日三诊:药后胸闷好转,夜间能平卧,偶有咳嗽咳痰,痰少,易咯出,水肿未见明显消退,纳可,寐安,二便调,舌淡红、苔白微厚腻,脉右弦滑,左细。查体:两肺呼吸音弱。继原方加槟榔 10g,7 剂。

按:患者胸闷气喘数载,胸闷遇冷加重,咳嗽遇冷频作,咳大量白色痰,外邪侵袭卫表,营卫不和,肺气不利,肺失宣降,水液不得宣发,结合舌淡红、苔白厚腻,脉细弱,罗玲主任医师辨为外寒里饮证,故选小青龙汤加味。《伤寒论》曰:"伤寒表不解,心下有水气,干呕,发热而咳,或渴、或利、或噎、或小便不利少腹满,或喘者,小青龙汤主之。"方中麻黄、干姜、细辛温肺化饮、解表散寒,同时麻黄兼有利尿消肿之功;桂枝、白芍调和营卫;五味子收敛固涩,用于久咳虚喘;厚朴、杏子、地龙止咳平喘;半夏燥湿化痰;茯苓、苍术、蔻仁、滑石利水渗湿。二诊胸闷减轻,咳嗽咳痰症状较前好转,舌淡红、苔薄白腻,脉细滑。固守原意,加薏苡仁增强利水渗湿功效兼健脾和胃。三诊患者表证已解,胸闷明显减轻,但水肿并未完全消除,故加用槟榔行气利水。通过三诊治疗患者症状明显好转,表邪已去,内饮消除,药证合拍,故已获效。

案例二

患者姓名:万某　　　　性别:男　　　　年龄:77 岁

就诊日期:2019 年 4 月 9 日初诊

主诉:反复咳嗽、咳痰伴胸闷气喘 10 余年。

现病史:咳嗽,咳痰,咳大量黄白相兼痰,易咯出,胸闷气喘,活动后加重,口干口苦,四肢乏力,后脑麻木,头晕,无头痛,无鼻塞流涕,心中烦躁,手足心热,纳差,食不知味,寐一般,二便调,舌淡红、苔薄白微腻,脉浮滑数、偏结代,重按无力。

既往史:否认乙肝、结核等传染性疾病,否认糖尿病、冠心病等慢性疾病,否认手术外伤史。

过敏史:否认食物、药物过敏史。

体格检查:两肺呼吸音弱,双下肢轻度水肿。

辅助检查:无。

西医诊断:慢性阻塞性肺疾病急性加重期。

中医诊断:喘证。

辨证:肺脾气虚,痰湿阻滞。

治法:益气健脾,行气化痰。

处方:香砂六君子汤加减。

党参 20g	白术 10g	甘草 6g	陈皮 10g
半夏 10g	砂仁^{后下} 10g	木香 10g	生黄芪 30g
山药 20g	薏苡仁 20g	地龙 10g	苏叶 10g
当归 10g	牡丹皮 10g	栀子 10g	

加水 2 000ml,煎取 900ml,分 6 次口服,2 日 1 剂,共 4 剂。

2019 年 4 月 23 日二诊:患者胸闷气喘好转,四肢乏力感减轻,偶有咳嗽,痰少,偏白,易咯出,纳食可,寐一般,二便调,舌淡红、苔薄白微腻,脉浮滑数,结代,重按无力。查体:两肺呼吸音弱,双下肢水肿减轻。继原方加山萸肉、款冬花、玉竹、石斛、神曲、炒谷麦芽各 10g,7 剂。

2019 年 5 月 9 日三诊:药后胸闷明显减轻,双下肢不肿,纳寐均可,二便可。舌淡红、舌苔薄白,脉平和。诸症好转。

按:患者胸闷气喘数载,日久影响脾胃,致脾阳亏虚,脾失健运,使水谷不能化生人体需要的精微物质,反聚生为痰,并浸渍于心。"脾为生痰之源",痰阻肺气,肺气失宣,故见咳嗽、咳痰。脾气亏虚,故见四肢乏力,后脑麻木,头晕,纳差,食不知味,结合舌淡红,苔薄白微腻,脉浮滑数,偏结代,重按无力,辨为肺脾气虚、痰湿阻滞证,故选香砂六君子加味,方中党参、黄芪益气健脾养胃,以达到培土生金之效;白术、茯苓健脾燥湿,木香、陈皮理气健脾、燥湿化痰;砂仁、薏苡仁化湿;苏叶化痰;地龙平喘;怀山药益气养阴、补脾肺。二诊患者症状好转,继原方巩固,并加用神曲、炒谷麦芽健脾消食,山萸肉补脾肺,玉竹、石斛益气养阴。三诊患者表邪已去,内饮消除,药证合拍,故获效。

案例三

患者姓名:陆某　　　性别:男　　　年龄:90 岁

就诊日期:2019 年 1 月 14 日初诊

主诉:咳嗽、咳痰 5 年,气促伴间断肢肿 1 年。

现病史:精神欠佳,乏力、懒言,稍活动即感喘息、气促,咳嗽,咳少量白黏痰,心慌、胸闷,肢体浮肿,纳可眠差,小便量少,大便可,舌质黯紫有瘀斑,舌体胖大,苔白腻,脉弦滑。

既往史:否认乙肝、结核等传染性疾病,糖尿病 13 年,冠心病 10 年,否认手术外伤史。

过敏史:否认食物、药物过敏史。

体格检查:神清,精神萎靡,桶状胸,肋间隙增宽,呼吸频率 22 次 /min,双肺呼吸音低,双肺未闻及哮鸣音,双下肺可闻及少许湿啰音,无胸膜摩擦音。

辅助检查:暂缺。

西医诊断:慢性阻塞性肺疾病急性加重期。

中医诊断:肺胀。

辨证:阳虚水泛。

治法:温阳利水,行气。

处方:真武汤加减。

制附片^{先煎}10g	干姜 12g	茯苓 10g	猪苓 10g
车前草 10g	泽泻 10g	苍术 10g	香附 10g
桂枝 12g	滑石 10g	肉桂 9g	白术 10g
蜜紫菀 10g	款冬花 10g	细辛 3g	麻黄 6g
葶苈子 10g			

加水 2 000ml,煎取 900ml,分 6 次口服,2 日 1 剂,共 4 剂。

2019 年 1 月 28 日二诊:服用上方后,患者喘促较前稍缓解,精神萎靡,懒言,偶有咳嗽咯痰,精神欠佳、乏力等稍改善,心慌、胸闷,肢体浮肿缓解不明显,觉全身冰冷,后背及腰下尤甚,喜热怕冷。尿少,舌质黯紫,有瘀斑,苔白腻,脉弦滑。处方:在初诊方的基础上,茯苓增至 20g,猪苓增至 20g,并增加地龙 10g,淡竹叶 10g,6 剂。

2019 年 2 月 18 日三诊:患者精神尚可,喘促、心慌胸闷、乏力等症明显缓解,肢体轻度浮肿,咳嗽,咳白色黏痰,量较前增多,尿量较前增多,纳眠尚可,舌质黯紫,瘀斑减轻,舌体胖大,苔薄白,脉弦滑。处方:在上次处方基础上,加苦杏仁 12g,法半夏 15g,化橘红 10g,7 剂。

按:患者是一老年男性,有长期咳嗽、咳痰、喘促等病史,病久则虚,可见肺、脾、肾三脏虚损。脏腑虚弱,痰瘀阻结气道,肺气壅滞不通,肺部胀满,从而形成肺胀。临床上多为虚实夹杂之证,其病证错综复杂,既有痰浊、水饮、气阻、血瘀等有形实邪,又涉及肺、脾、肾等多脏腑虚损。肺胀阳虚水泛证是属于肺胀病末期的一个证候,以喘促、动则尤甚、乏力、双下肢水肿为特征。脾主运化水谷,肾主水,脾肾虚弱,阴盛阳虚,气不化津,水液代谢紊乱,生痰化饮成水,水饮迫肺凌心则咳喘、心慌胸闷,水饮泛溢四肢则水肿尿少。由此可见该患者病症现阶段以阳虚水泛为主要矛盾。治法当以温阳利水为主。因此初诊时罗玲主任医师使用大剂量的制附片、干姜、肉桂、桂枝等温阳药,以及茯苓、猪苓、车前草、泽泻、滑石、苍术等利水药,葶苈子既能泻肺平喘,又能利水消肿;气能行津行血,故加香附行气以增强利水化痰之效,佐以蜜紫菀、款冬花化痰止咳。二诊时患者脾阳虚衰,阳虚则生内寒,寒则凝泣,失于温煦,故出现"心悸,气短,后背冰冷不温","精神萎靡不振,少气懒言";肾阳虚衰,故出现"全身畏寒喜暖,腰以下为甚";心主火在上,肾主水在下,心火下潜温煦肾阳,使肾水不寒,肾水上济于心,使心火不亢,各司其命。患者心阳虚衰不能制约肾水,故出现"喘促,水肿,尿少"。法当益气温阳,利水行气。

案例四

患者姓名:吕某　　　　性别:男　　　　年龄:74 岁

就诊日期:2019 年 6 月 3 日初诊

主诉:反复咳嗽伴喘息 10 年。

现病史:现患者咳嗽,咳黄色黏痰,痰难咯,伴喘息气促,活动后加重,口渴欲饮,晨起口苦,大便干,小便黄,纳食欠佳,舌质偏黯,有瘀斑,苔薄黄,脉弦数。

既往史:否认乙肝、结核等传染性疾病,否认手术外伤史。

过敏史:否认食物、药物过敏史。

体格检查:神清,精神萎靡,桶状胸,肋间隙增宽,呼吸频率 23 次 /min,双肺呼吸音低,双肺未闻及哮鸣音,双下肺可闻及少许湿啰音,无胸膜摩擦音。舌质偏黯,有瘀斑,苔薄黄,脉弦数。

辅助检查:胸部 CT 显示①慢性支气管炎、肺气肿;②右肺上叶小结节,多系慢性炎症。

西医诊断:慢性阻塞性肺疾病急性加重期。

中医诊断:肺胀。

辨证:痰热壅肺夹瘀。

治法:清热化痰,降气平喘,化瘀。

处方:定喘汤加减。

蜜炙麻黄 10g	款冬花 15g	法半夏 15g	紫苏子 20g
陈皮 15g	茯苓 20g	黄芩 20g	杏仁 15g
厚朴 20g	郁金 20g	香附 20g	柴胡 15g
龙胆草 20g	丹参 30g	木蝴蝶 15g	

加水 2 000ml,煎取 900ml,分 6 次口服,2 日 1 剂,共 4 剂。

2019 年 6 月 20 日二诊:咳嗽、咳少量黄色黏痰,易咳出,稍有喘息,纳眠仍欠佳,舌质黯淡,苔薄黄,脉弦滑。继以定喘汤加减如下:

蜜炙麻黄 10g	款冬花 15g	法半夏 15g	紫苏子 20g
陈皮 15g	莱菔子 20g	杏仁 15g	厚朴 20g
郁金 20g	香附 20g	三七粉^{冲服}10g	佛手 15g
远志 15g	柴胡 15g		

加水 2 000ml,煎取 900ml,分 6 次口服,2 日 1 剂,共 6 剂。

连服 6 剂后患者偶有咳嗽、咳痰及喘息气促。门诊随访患者病情稳定,未见复发。

按:患者老年男性,久病脾虚,脾为生痰之源,脾虚痰浊停聚,致肺气郁闭,肝气失于调达舒畅,日久影响血液运行,痰瘀互结,郁而化热,终致肺气胀满,不能敛降,肺气上逆,发为咳喘。《丹溪心法·咳嗽》篇说:"肺胀而咳,或左或右,不得眠,此痰挟瘀血碍气而病",提示肺胀的发生与痰瘀互结,阻碍肺气有关。痰浊、瘀血为病,导致病势缠绵,纠结难愈。方中以炙麻黄、紫苏子、杏仁、厚朴降气平喘,法半夏、陈皮、茯苓化痰除湿,黄芩、木蝴蝶清肺热,柴胡、郁金、香附、佛手、龙胆草疏肝泻火,三七粉、丹参活血祛瘀,共奏清肺、化痰平喘、疏肝化瘀之功。

案例五

患者姓名:陈某　　　　性别:男　　　　年龄:68 岁

就诊日期:2019 年 5 月 6 日初诊

主诉:患者间断咳嗽咳痰 20 余年。

现病史:患者咳嗽、咳大量黄色黏液痰,易咳出,喘息气促,少气懒言,胁肋部疼痛,晨起口苦,口干欲饮冷,偶伴头晕,口淡无味,纳差,睡眠差,大便稀溏,小便黄,舌质淡红,苔黄厚腻,脉滑。

既往史:既往有 20 余年慢性咳嗽病史,否认乙肝、结核等传染性疾病,否认手术外伤史。

过敏史:否认食物、药物过敏史。

辅助检查:胸部 CT 显示:肺气肿。

西医诊断:慢性阻塞性肺疾病急性加重期。

中医诊断:肺胀。

辨证:痰热郁肺兼湿阻中焦。

治法:降气化痰,清热燥湿。

处方:定喘汤加减。

炙麻黄 10g	款冬花 15g	法半夏 15g	桑白皮 15g
紫苏子 20g	香附 20g	柴胡 15g	厚朴 20g
前胡 15g	紫菀 15g	郁金 15g	浙贝母 20g
莱菔子 30g	白豆蔻^{后下}20g	砂仁^{后下}20g	茯苓 20g
陈皮 15g			

加水 2 000ml,煎取 900ml,分 6 次口服,2 日 1 剂,共 7 剂。

连服 7 剂后咳嗽次数减少,咳少量白色痰,喘息气促缓解,无口干、口苦等症状,大便稍稀,成形。门诊随访 1 年余,病情稳定,未见复发。

按:患者因情志刺激发病,肝气不舒,郁而化火,导致肝火亢盛,横逆犯肺,木火刑金;痰热郁肺,故肺气失于宣降,肺气上逆而咳喘。久病肺脾气虚,脾为后天之本,气血生化之源,脾虚无力推动气血运行,无力运化水湿,清阳不升,故头晕,少气懒言,大便稀溏。罗玲主任医师指出,该患者病机为痰热壅肺,兼有胁肋部疼痛等木火刑金表现,此处加用疏肝清热之药尤为适宜。方中炙麻黄、紫苏子、厚朴降气平喘,莱菔子、法半夏、紫菀、款冬花等化痰止咳,浙贝母、桑白皮清肺热,柴胡、郁金、香附疏肝止痛,白豆蔻、砂仁醒脾化湿,茯苓、陈皮健脾除湿、固护胃气,诸药合用,共奏清热降气平喘、健脾燥湿之功。

案例六

患者姓名:湛某　　　　性别:男　　　　年龄:71 岁

就诊日期:2019 年 1 月 9 日初诊

主诉:反复咳嗽、喘累 10 年,加重 1 周。

现病史:喘累,呼吸困难,气紧,休息时亦明显,背紧,咳嗽,咳黄白色泡沫痰,流清涕,声音嘶哑,咽部灼热,大便稀溏,舌红,苔白腻,脉细。

既往史:慢性支气管炎 20 年,使用沙美特罗替卡松气雾剂。高血压 10 年,否认乙肝、结核等传染性疾病,否认糖尿病、冠心病等慢性疾病,否认手术外伤史。

过敏史:否认食物、药物过敏史。

体格检查:桶状胸,呼吸运动对称,双侧语颤减弱,双肺叩诊过清音,双侧呼吸音减弱,呼气时间延长,可闻及湿性啰音,心浊音界缩小,肺下界和肝浊音界下降。

辅助检查:胸片:双肺透光度增加,肺纹理增粗。

西医诊断:慢性阻塞性肺疾病急性加重期。

中医诊断:肺胀。

辨证:肺脾肾虚。

治法:补肺,健脾,益肾。

处方:葶苈大枣泻肺汤合苏子降气汤加减。

葶苈子 15g	大枣 15g	紫苏子 10g	厚朴 10g
陈皮 15g	法半夏 10g	当归 15g	前胡 15g
肉桂 10g	蛤壳 15g	泽兰 15g	莱菔子 15g
茯苓 30g	太子参 30g	山药 30g	白芥子 5g
百合 15g	黄芩 15g	补骨脂 15g	菟丝子 15g

加水 2 000ml,煎取 900ml,分 6 次口服,每日 3 次,共 10 剂。

2019年1月30日复诊:患者喘累,呼吸困难,气紧症状程度减轻,咳嗽,气短,咽部有痰,黏稠不易咯出,咽部异物感,小便可,大便不成形。舌红,苔白腻,脉细。

紫苏子 10g	麻绒 10g	杏仁 15g	厚朴 10g
法半夏 10g	细辛 3g	蛤粉 15g	葶苈子 15g
大枣 15g	前胡 30g	黄芩 30g	补骨脂 15g
罗汉果 1个	泽兰 10g	地龙 10g	紫菀 10g
白术 15g	菟丝子 30g		

加水2 000ml,煎取900ml,分6次口服,每日3次,共10剂。

中医辨证仍为肺脾肾虚,咽部异物感,咽部有痰,咽为肺之门户,肺失宣肃,故加麻绒宣肺、杏仁降肺,一升一降,止咳平喘,大便稀,此为脾肾两虚,加用白术,补骨脂健脾补肾。

2019年2月22日三诊:患者喘累进一步减轻,咳嗽,咯白泡痰,易咯出,胸闷打嗝,纳食可,舌红,苔白,脉弦细,患者痰多,打嗝,为痰阻气逆,加入金荞麦化痰,旋覆花降气止呕,沉香降气平喘。

麻绒 10g	鱼腥草 30g	杏仁 10g	桑白皮 15g
紫菀 10g	浙贝母 15g	款冬花 10g	紫苏子 10g
黄芩 30g	法半夏 15g	五味子 15g	大枣 10g
蛤壳 15g	沉香^{后下} 6g	旋覆花^{包煎} 15g	金荞麦 30g
细辛 6g	地龙 10g	百合 15g	山药 30g

加水2 000ml,煎取900ml,分6次口服,每日3次,共14剂。

按:本患者以肺脾肾虚为主,兼见有气阴两虚的表现。因肺为气之主,肾为气之根,故用菟丝子补益肺肾之不足。痰浊与水饮为标实之证,予以葶苈大枣泻肺汤加苏子降气汤泻肺平喘,降气化痰;复诊咽部异物感,咽部有痰,咽为肺之门户,肺失宣肃,故加麻绒宣肺、杏仁降肺,一升一降,止咳平喘,且又肾之亏虚难补,再予以加用补骨脂,伍菟丝子加强补肾之功;三诊痰多,痰阻气逆,降气化痰,止逆,加入金荞麦化痰,旋覆花降气止呕,沉香降气平喘。

案例七

患者姓名:程某　　　　性别:女　　　　年龄:73岁

就诊日期:2019年8月30日初诊

主诉:咳嗽、喘累10余年,再发加重10余天。

现病史:患者受凉后出现咳嗽,咳黄黏痰,咯痰不畅,咽痒,夜间咳甚,微感喘累,反酸打嗝,大便稀,舌黯红,苔白根腻,脉细无力。

既往史:既往有慢性胃炎病史。

过敏史:否认食物、药物过敏史。

体格检查:桶状胸,肋间隙增宽,双肺呼吸音低,未闻及干湿啰音。

辅助检查:肺功能、胸部 CT 等检查诊断为慢性阻塞性肺疾病。

西医诊断:慢性阻塞性肺疾病急性加重期。

中医诊断:咳嗽。

辨证:气阴两虚,风热外感。

治法:补肺健脾,益肾,祛风化痰。

处方:桔梗汤加减。

苏叶 15g	甘草 6g	地龙 15g	丹参 15g
防风 10g	桔梗 15g	太子参 30g	法半夏 15g
白及 15g	牡蛎^{先煎} 15g	首乌藤 15g	川射干 15g
玄参 15g	枳壳 15g	茯苓 15g	

加水 1 500ml,煎取 600ml,分三次服,每日 1 剂,共 6 剂。

2019 年 9 月 21 日二诊:服药后仍有咳嗽,咳痰不利,仍有反酸打嗝,但出现口干、鼻干、心累气短,纳可,大便溏,小便可。舌红,苔薄白微腻,脉细。患者主要表现为肺肾阴虚,加用止咳之力,并用酒黄精滋补肾阴,乌梅、百药煎敛肺止咳,麻黄宣肺止咳,加用煅瓦楞子、海螵蛸制酸。

黄芪 30g	浙贝母 15g	炒紫苏子 10g	麻黄 6g
木蝴蝶 15g	紫菀 15g	苦杏仁 15g	桑白皮 15g
蜜款冬花 15g	桔梗 15g	瓜蒌皮 15g	煅瓦楞子 15g
海螵蛸 15g	法半夏 15g	陈皮 10g	茯苓 15g
五味子 10g	百药煎 3g	酒黄精 10g	乌梅 10g

加水 1 500ml,煎取 600ml,分三次服,每日 1 剂,共 6 剂。

2019 年 9 月 28 日三诊:服药后患者咳嗽减轻,偶咳,咽有痰,不易咯出,胸闷,气紧,乏力。查体:双肺呼吸音低,未闻及干湿啰音,舌红,苔薄白微腻,脉细。患者久咳伤阴,但体内有痰浊阻滞,故辨证为气阴两虚、痰浊阻滞证,加用生脉散合三子养亲汤加减益气养阴。

紫苏子 15g	莱菔子 15g	姜半夏 10g	陈皮 12g
浙贝母 15g	麦冬 15g	五味子 12g	地龙 10g
川射干 15g	防风 15g	炙黄芪 30g	葶苈子 15g
苦杏仁 12g	桔梗 15g	姜厚朴 15g	麸炒枳壳 15g
山药 30g	补骨脂 15g	酒黄芩 15g	

加水 1 500ml,煎取 600ml,分三次服,每日 1 剂,共 7 剂。

2019 年 10 月 14 日四诊:因受凉出现喘累,胸闷,气紧,咳嗽,咽有痰,不易咯出,头昏痛。查体:双肺呼吸音低,未闻及干湿啰音,舌红,苔薄白微腻,脉细。患者风痰阻滞,给予疏风化痰。

姜半夏 10g	陈皮 12g	浙贝母 15g	太子参 30g
麦冬 15g	五味子 12g	地龙 10g	苦杏仁 12g
麸炒枳实 15g	竹叶柴胡 l5g	天麻 15g	白术 15g

加水 1 500ml,煎取 600ml,分三次服,每日 1 剂,共 6 剂。

2019 年 10 月 31 日五诊:喘累减轻,胸闷,气紧,咳嗽,咽有痰,不易咯出,头昏。查体:双肺呼吸音低,未闻及干湿啰音,舌红,苔薄白微腻,脉细。痰属阴津,长期咳痰,导致阴液亏虚,久病伤气,故出现气阴两虚,导致气阴两虚证,继续给予生脉散合三子养亲汤加减益气养阴,化痰平喘。

紫苏子 15g	炒莱菔子 15g	砂仁^{后下}10g	太子参 20g
麦冬 15g	五味子 12g	桔梗 12g	沉香^{后下}5g
瓜蒌 12g	炒鸡内金 20g	姜半夏 10g	川射干 15g
地龙 10g	麸炒枳实 15g	天麻 15g	陈皮 12g
酒黄连 10g	盐补骨脂 15g	炒麦芽 15g	白术 15g

加水 1 500ml,煎取 600ml,分三次服,每日 1 剂,共 6 剂。

按:患者主要表现为长期反复咳嗽,喘累,胸闷气紧,西医属慢性阻塞性肺疾病急性加重期范畴。《金匮要略·肺痿肺痈咳嗽上气病》指出"咳而上气,此为肺胀,其人喘,目如脱状",《证治汇补·咳嗽》指出"肺胀者,动则喘满,气急息重,或左或右,不得眠者是也"。故根据症状,本病属中医学之"肺胀"范畴。"肺胀者,虚满而喘咳",患者年老,肺脾肾虚,肺主气,开窍于鼻,外合皮毛,主表,卫外,故外邪从口鼻、皮毛而入,每多首先犯肺,导致肺宣降不利,上逆而为咳,升降失常为喘,久则肺虚而主气功能失常。肺病及脾,子耗母气,脾失健运,导致肺脾两虚,肺虚及肾,肺不主气,肾不纳气,可致气喘日益加重,吸入困难,呼吸短促难续,动则更甚。肺气郁滞,脾失健运,津液不归正化而成,渐因肺虚不能化津,脾虚不能传输,肾虚不能蒸化,痰浊潴留,喘咳持续不已。痰阻气逆,胃气不和,故出现反酸打嗝。痰属阴津,反复咳嗽咯痰,导致津液减少,津能载气,故出现气阴两虚,故本病为本虚标实之证,本虚为肺脾肾虚,标实即为痰浊、水饮、血瘀。故治疗上宜扶正祛邪,扶正即为补肺、健脾、补肾,补气养阴,祛邪即为祛风化痰逐饮。患者初期即为肺脾肾虚夹风痰,故给予太子参益气,首乌藤补肾阴,酒黄精补肾,牡蛎滋阴潜阳,防风祛风,地龙祛风通络平喘,桔梗、射干消痰利咽,半夏燥湿化痰、茯苓健脾化痰,枳壳行气,丹参活血化瘀。治疗后患者仍有咳痰不利,痰浊仍郁于胸中,故加用三子养亲汤降逆化痰平喘,麻黄宣肺平喘,瓜蒌涌吐痰涎。痰浊郁而化热,热积于胃中,脾胃不和,导致反酸打嗝,故给予煅瓦楞子、海螵蛸制酸,鸡内金健脾消食、砂仁芳香化湿。久咳耗伤气阴,故加重生脉散益气养阴。诸药共用,共奏扶正祛邪,补肺健脾益肾,祛风化痰平喘之功。

案例八

患者姓名:段某　　　　性别:男　　　　年龄:70 岁

就诊日期:2019 年 2 月 28 日初诊

主诉:喘累咳嗽 8 余年,复发加重 1 月。

现病史:8 余年前无明显诱因出现咳嗽,咳痰,咯白色黏痰,喘息,胸闷,气紧,在重庆钢铁厂医院就诊,诊断为慢性支气管炎肺气肿,经治后病情缓解。1 月前患者病情复发,再次到重钢医院就诊,效差,遂到我院就诊,给予哌拉西林他唑巴坦及左氧氟沙星抗感染,多索茶碱平喘等治疗,病情好转。现症见:咳嗽,白色黏痰,喘息,喉中痰鸣,张口抬肩,咳则发热,胸闷。舌红,苔黄腻,脉细。

既往史:慢性淋巴细胞白血病。

过敏史:否认食物、药物过敏史。

体格检查:桶状胸,肋间隙增宽,双肺呼吸音低,未闻及干湿啰音。

辅助检查:胸部 CT 示符合慢性阻塞性肺疾病改变。肺功能检查示混合性通气功能障碍,极重度阻塞为主,弥散功能重度障碍、支气管舒张试验阴性。

西医诊断:慢性阻塞性肺疾病急性加重期。

中医诊断:喘证。

辨证:痰湿蕴肺。

治法:健脾化痰,降逆平喘。

处方:三子养亲汤合二陈汤加减。

紫苏子 15g	炒莱菔子 15g	陈皮 15g	桔梗 15g
紫菀 15g	款冬花 15g	浙贝母 15g	苦杏仁 12g
茯苓 15g	葶苈子^{包煎}15g	酒黄芩 15g	川射干 12g
姜厚朴 12g	麦冬 15g	防风 15g	地龙 12g
五味子 12g	沉香^{后下}5g	法半夏 10g	

加水 2 000ml,煎取 600ml,分 3 次服,每日 3 次,共 10 剂。

2019 年 3 月 22 日二诊:服药后喘累减轻,动则尤甚,喉中痰鸣消失,偶咳,少痰,感喘累,无潮热盗汗及咯血。舌质黯红,苔黄腻,脉弦滑。患者气阴两伤,给予生脉散加减益气养阴。

党参 30g	五味子 10g	麦冬 15g	茯苓 15g
肉桂 5g	浙贝母 10g	地龙 10g	酒黄精 10g

| 炙甘草 6g | 知母 15g | 赤芍 15g | 补骨脂 15g |
| 川射干 15g | 当归 15g | 砂仁^{后下} 10g | |

加水 2 000ml,煎取 600ml,分 3 次服,每日 3 次,共 10 剂。

2019 年 4 月 5 日三诊:服药后喘累进一步减轻,动则加重,微咳,少痰,不易咳出,大便干结,不易排出。舌质黯红,苔黄腻,脉弦滑。患者阴损及阳,推动乏力,加用肉苁蓉补肾阳,通便。

紫苏子 15g	苦杏仁 12g	太子参 30g	姜厚朴 15g
五味子 12g	陈皮 15g	麦冬 15g	炒火麻仁 20g
当归 15g	葶苈子^{包煎} 15g	肉苁蓉 10g	防风 15g
沉香^{后下} 5g	桔梗 15g	前胡 15g	川射干 12g
地龙 12g			

加水 2 000ml,煎取 600ml,分 3 次服,每日 3 次,共 7 剂。

按:喘证是呼吸困难,甚至张口抬肩,鼻翼扇动,不能平卧的一种病证。严重者可致喘脱。《素问·至真要大论》篇:"诸气膹郁,皆属于肺"。《素问·大奇论》篇:"肺之壅,喘而两胠满"。根据患者症状,属中医学之喘证范畴。患者体型偏胖,胖人多湿,湿聚生痰,痰阻气逆,故出现咳嗽,喘息,喉中痰鸣。痰阻气滞,郁而发热,故出现发热。久病则虚,肺脾肾虚,肺虚不能主气司呼吸,脾虚不能化生气血,肾虚不能纳气,故出现喘满。故治疗上宜健脾化痰,降逆平喘。给予三子养亲汤合二陈汤加减。方中苏子降逆平喘,莱菔子健脾消食,降气化痰,陈皮理气化痰,法半夏燥湿化痰,姜厚朴降气平喘,防风、地龙祛风平喘,五味子敛肺平喘,葶苈子泻肺平喘,沉香补肾纳气、平喘,紫菀、蜜款冬花、浙贝母、苦杏仁止咳,黄芩清肺热,后久咳耗伤气阴,加用党参、麦冬、五味子益气养阴,知母滋养肺阴,黄精补肾阴,补骨脂增强补肾平喘之力,砂仁芳香化湿,赤芍清热,当归补血通便。诸药共用,共奏健脾化痰、降逆平喘之功。

案例九

患者姓名:黎某　　　性别:男　　　年龄:53 岁

就诊日期:2018 年 9 月 13 日初诊

主诉:喘累、气促 5 年,加重 3 天。

现病史:5 年前无明显诱因出现反复喘累、气紧,胸闷,动则加重,汗多,时打嗝,心悸,时咳痰。3 天前受凉后感上述症状较前加重,未诉其他不适。舌红,苔白微腻,脉细数。

既往史:慢性淋巴细胞白血病。

过敏史:否认食物、药物过敏史。

体格检查：桶状胸，肋间隙增宽，双肺呼吸音低，未闻及干湿啰音。

辅助检查：胸部CT示符合慢性阻塞性肺疾病改变。肺功能检查示混合性通气功能障碍，极重度阻塞为主，弥散功能重度障碍、支气管舒张试验阴性。

西医诊断：慢性阻塞性肺疾病急性加重期。

中医诊断：肺胀。

辨证：外感风热，肺脾肾虚。

治法：疏风清热，补肺健脾补肾。

处方：苏子降气汤合三子养亲汤合葶苈大枣泻肺汤加减。

莱菔子 15g	厚朴 10g	紫苏子 15g	法半夏 10g
前胡 10g	肉桂 10g	当归 15g	化橘红 15g
葶苈子 15g	百合 15g	补骨脂 15g	太子参 30g
酒黄精 10g	百药煎 6g	山药 30g	黄芩 30g
沉香后下 5g	蛤壳 15g	茯苓 30g	泽兰 15g
蛤蚧 10g			

每剂加水1 500ml，煎取600ml，分3次口服，每日3次，共5剂。

按：患者为中年男性，主要表现为喘累、气紧，胸闷，动则加重，汗多，时打嗝，心悸，时咳痰，舌红，苔白微腻，脉细数。根据症状，患者西医诊断为慢性阻塞性肺疾病急性加重期。中医证属肺胀范畴。

《证治汇补·咳嗽》认为肺胀："又有气散而胀者，宜补肺；气逆而胀者，宜降气，当参虚实而施治"，提示肺胀应当分虚实辨证论治。"急则治其标，缓则治其本，或标本并治"。因本虚为肺脾肾虚，故应益气固本，补肺气、健脾气、调肾气。标实为痰浊、水饮及血瘀，治疗上亦化痰降浊、利水逐瘀。罗玲主任中医师认为本患者基本病机属肺脾肾虚之证，痰浊水饮停于心肺，故应用苏子降气汤降气平喘、祛痰为重，合用三子养亲汤加强祛痰、降气平喘的作用，加用葶苈大枣泻肺汤加减泻肺平喘。患者为本虚标实之证，故给予太子参益气，百合润肺，滋阴清热敛汗，茯苓健脾化痰。痰为阴津，反复咳嗽咳痰，导致肺气阴亏虚，故给予山药补肺脾肾之气，酒黄精益气养精血。久病则肾不纳气，故给予沉香纳气平喘，补骨脂加强补肾纳气之功，蛤蚧补肾定喘。肺与大肠相为表里，大肠浊气排泄，则肺气畅通，故给予当归补血通便，血不利则为水，故加用泽兰活血利水。诸药共用，共奏标本兼治之功。

案例十

患者姓名：郭某　　性别：男　　年龄：63岁

就诊日期：2018年10月25日初诊

主诉:喘累、气促 10 年,加重 3 天。

现病史:患慢性阻塞性肺疾病史 10 年,3 天前受凉后病情加重,出现喘累、动则加重,咳嗽,干咳无痰,时有发热。舌红,苔薄黄,脉弦。

既往史:无。

过敏史:否认食物、药物过敏史。

体格检查:桶状胸,肋间隙增宽,双肺呼吸音低,未闻及干湿啰音。

辅助检查:胸部 CT 示符合慢性阻塞性肺疾病改变。肺功能示重度阻塞性通气功能障碍。

西医诊断:慢性阻塞性肺疾病急性加重期。

中医诊断:肺胀。

辨证:气阴两虚,痰湿内停。

治法:益气养阴,宣肺止咳,降逆平喘。

处方:桑白皮汤加减。

桔梗 15g	姜厚朴 15g	桑白皮 15g	陈皮 15g
法半夏 10g	款冬花 15g	乌梅 12g	苏子 15g
射干 12g	防风 12g	沉香^{后下} 5g	五味子 12g
地龙 12g	麦冬 15g	太子参 30g	黄芩 15g
苦杏仁 12g	补骨脂 15g	葶苈子 15g	

加水 2 000ml,煎取 600ml,分 3 次服,每日 3 次,共 5 剂。

2018 年 10 月 31 日复诊:药后患者喘累明显减轻,偶有喘累,持续 1min 左右自行缓解,行走半小时患者仍不显喘累,咳嗽,干咳,口干,偶有气短,现夜尿一次。

桔梗 15g	姜厚朴 15g	紫菀 15g	陈皮 15g
白术 15g	款冬花 15g	百部 12g	苏子 15g
射干 12g	防风 12g	沉香^{后下} 5g	五味子 12g
地龙 12g	麦冬 15g	太子参 20g	菟丝子 30g
苦杏仁 12g	桂枝 12g	茯苓 20g	

加水 2 000ml,煎取 600ml,分 3 次服,每日 3 次,共 5 剂。

药后患者咳嗽进一步减轻,气短好转,入睡后未再出现夜尿。

按:慢阻肺患者主要表现为咳嗽,咳痰及喘息。患者年老,且病程 10 余年,久病必虚,而"肺脾肾虚,皆令人喘","肺为气之主,脾为气之制,肾为气之根","五气所病,心为噫,肺为咳,肝为语,脾为吞,肾为欠为嚏",患者肺气虚,不能主气司呼吸,故出现咳嗽。"脾土主运行,肺金主气化,肾水主五液……凡五气所化之液,悉属于肾",且肺通调水道,下输膀胱,肺气虚则通调水道功能失调,脾虚不能运化水湿,肾虚不能主水,故出现水湿内停。湿聚则生痰,痰阻气逆,故出现咳痰及喘息。痰属阴津,久咳出现肺阴亏虚,阴虚则生内热,故出现舌苔黄。久病则肺气耗散,则加重咳喘的发生。"肺虚为微寒所伤则咳嗽",故肺虚则易感受邪风虚邪,故常因受凉而诱发。因此治疗上宜益气养阴,补肾纳气平喘,宣肺疏风止咳,泻肺平喘。补、泻同用,宣、敛并用,方中太子参、麦冬、五味子益气养阴,补骨脂补肾,沉香纳气平喘,桔梗、款冬花化痰止咳,苦杏仁降肺止咳,半夏燥湿化痰、止咳,桑白皮泻肺止咳。苏子降气平喘,葶苈子泻肺平喘。乌梅味酸,可敛肺止咳,射干利咽。防风及地龙祛风。诸药同用,共奏益气养阴,宣肺止咳,降逆平喘之功。

案例十一

患者姓名:黎某   性别:男   年龄:74 岁

就诊日期:2018 年 9 月 27 日初诊

主诉:喘累、气促 12 年,加重 8 天。

现病史:患慢性阻塞性肺疾病史 12 余年,8 天前受凉后咳嗽,喘累,胸闷,动则加重,咳白稠痰,出汗,流清涕。自服布地奈德福莫特罗粉吸入剂、噻托溴铵粉吸入剂及孟鲁司特钠等,症状无明显好转。遂于今日到我院就诊,刻下症:咳嗽,喘累,胸闷,动则加重,咳白稠痰,出汗,流清涕,舌红,苔白微腻,脉弦。

既往史:无。

查体:桶状胸,肋间隙增宽,双肺呼吸音低,未闻及干湿啰音。

过敏史:否认食物、药物过敏史。

辅助检查:胸部 CT 示慢性支气管、肺气肿改变,伴双肺散在炎症。肺功能示中度阻塞性通气功能障碍。

西医诊断:慢性阻塞性肺疾病急性加重期。

中医诊断:肺胀。

辨证:外感风热,肺脾肾虚。

治法:补肾健脾,降逆平喘。

处方:二陈汤加减。

茯苓 15g	化橘红 15g	法半夏 10g	当归 15g
前胡 10g	炙甘草 6g	厚朴 10g	葶苈子 15g
补骨脂 15g	菟丝子 30g	沉香后下 5g	蛤壳 15g
五味子 15g	黄芩 30g	泽兰 15g	太子参 30g

加水 2 000ml,煎取 600ml,分 3 次服,每日 3 次,共 10 剂。

2018 年 10 月 14 日复诊:患者病情加重,出现喘累加重,动则加重,咳黄

稠痰,胸闷。舌红,苔薄黄,脉弦,辨证为上盛下虚证,治以补肾健脾,降逆平喘,给予苏子降气汤加减。中药处方如下:

紫苏子 15g	化橘红 15g	法半夏 10g	当归 15g
前胡 10g	肉桂 10g	厚朴 10g	葶苈子 15g
补骨脂 15g	菟丝子 30g	沉香[后下] 5g	蛤壳 15g
五味子 15g	黄芩 30g	泽兰 15g	太子参 30g
百合 15g	山药 30g	蓖麻 12g	百药煎 30g
蛤蚧 10g			

加水 2 000ml,煎取 600ml,分 3 次服,每日 3 次,共 5 剂。

按:患者为老年男性,主要表现为咳嗽,喘累,胸闷,动则加重,咳白稠痰,出汗,流清涕,肺功能示中度阻塞性通气功能障碍,故西医诊断为慢性阻塞性肺疾病急性加重期,中医属肺胀范畴。肺胀,常继发于肺咳、哮病等之后,因肺气长期壅滞,肺叶恒久膨胀、不能敛降,而胀充胸廓。以胸中胀闷、咳嗽咳痰、气短而喘为主要表现的肺系疾病。本病为本虚标实之证,本虚为肺脾肾虚,标实为痰浊、水饮、血瘀。患者年老久病,故肺脾肾虚明显。肺虚不能主气司呼吸,通调水道,脾虚不能主运化水湿,肾虚不能主水,纳气,故出现咳嗽,咳白稠痰,喘累。水湿不化,聚而生痰饮,痰阻气滞,胸中气机不畅,故出现胸闷。气虚不能固摄,故出现出汗。肺开窍于鼻,风邪侵袭,故出现流清涕。本患者主要表现为痰涎上壅于上,肾阳亏虚于下,即上盛下虚证,治疗上宜补肺、健脾、补肾,降逆平喘。方中紫苏子、化橘红、法半夏、当归、前胡、肉桂、厚朴、沉香为苏子降气汤,为治上盛下虚之代表方。补骨脂、菟丝子补肾阳,蛤蚧补肾定喘,山药补肺健脾补肾,增强补肾之力,蛤壳清肺化痰,黄芩清肺热,云芝清热解毒,厚朴行气除满,蓖麻补益气血、健脾和胃、生津止渴。肺贯心脉行气血,肺气虚,则血液亦瘀滞,故给予泽兰活血化瘀,诸药共用,共奏补肾健脾,降逆平喘之功。

案例十二

患者姓名:郑某　　　　性别:男　　　　年龄:71 岁

就诊日期:2019 年 2 月 13 日初诊

主诉:反复出现咳嗽、咳痰 20 余年,加重 1 月。

现病史:患者反复出现咳嗽、咳痰 20 余年,以夜间咳嗽明显,咳黄色黏痰,痰少易咳,每年秋、冬发病,每年发病累计超过 3 月,连续发作 2 年以上,当时未正规治疗,自行购买药物口服后缓解,6 年前,患者出现喘累、气促,受凉后加重,于外院就诊,完善胸部 CT 及肺功能检查后诊断为"慢性阻塞性肺疾病",2年前开始家庭氧疗。1月前,患者出现咳喘加重,咳嗽、痰多,遂于我院就诊。刻下症:胸闷,短气喘息,稍劳即著,咳嗽,痰多,色白黏腻,畏风易汗,脘痞纳少,倦怠乏力,舌黯,苔白腻,脉弦滑。

既往史:无。

查体:桶状胸,肋间隙增宽,双肺呼吸音低,未闻及干湿啰音。

过敏史:否认食物、药物过敏史。

辅助检查:胸部CT示慢性支气管、肺气肿改变,伴双肺散在炎症。肺功能示中度阻塞性通气功能障碍。

西医诊断:慢性阻塞性肺疾病急性加重期。

中医诊断:肺胀。

辨证:外感风寒,肺脾肾虚。

治法:降逆化痰,止咳平喘。

处方:二陈汤合三子养亲汤加减。

法半夏 9g	陈皮 15g	枳壳 15g	茯苓 15g
杏仁 10g	莱菔子 10g	白芥子 10g	紫苏子 10g
桔梗 15g	葶苈子 15g	瓜蒌皮 10g	薤白 10g
浙贝母 15g	地龙 10g	姜厚朴 15g	百部 10g

加水1 500ml,煎取600ml,分3次服,每日3次,共10剂。

2019年3月6日复诊:服药后胸闷、短气减轻,咳痰量减少,咳白色泡沫痰,伴口腔糜烂,牙痛,目涩,舌红,苔黄腻,脉弦滑。患者牙痛,有化热之象,原方基础上加用石膏、知母清胃热,野菊花清热、解毒明目。处方:

法半夏 9g	陈皮 15g	枳壳 15g	茯苓 15g
杏仁 10g	紫苏子 10g	莱菔子 10g	白芥子 10g
桔梗 15g	浙贝母 15g	百部 10g	葶苈子 15g
地龙 10g	丹参 15g	瓜蒌皮 10g	薤白 10g
姜厚朴 15g	知母 10g	石膏^{先煎} 15g	野菊花 15g

加水1 500ml,煎取600ml,分3次服,每日三次,共10剂。

2019年4月10日复诊:服药后咳嗽减轻,偶咳,咳白色黏痰,量少,气喘减轻,咽干,声音嘶哑,夜间汗出,舌红,苔薄黄,脉弦细。患者少痰,夜间汗出,有伤阴之象,在原方基础上去法半夏,加用蝉蜕开音利咽,黄精补益肺阴。具体方药如下:

陈皮 15g	枳壳 15g	茯苓 15g	杏仁 10g
紫苏子 10g	莱菔子 10g	白芥子 10g	桔梗 15g
浙贝母 15g	百部 10g	葶苈子 15g	地龙 10g
丹参 15g	瓜蒌皮 10g	薤白 10g	姜厚朴 15g

知母 10g   蝉蜕 15g   黄精 5g

加水 1 500ml,煎取 600ml,分 3 次服,每日 3 次,共 10 剂。

按:患者表现为咳嗽,咳痰及喘累,属中医学之"肺胀"范畴。患者久病必虚,肺脾肾虚,"肺为咳",故患者主要表现为咳嗽。"肺为气之主,肾为气之根",肺虚不能宣发肃降,不能通调水道,导致水湿内停,湿阻气滞,肺气郁滞,肾不纳气,故出现喘累。脾主运化,可运化水湿及水谷,脾失健运,不能传输水液,肾主水,肾虚不能蒸化,痰浊愈益潴留,痰浊阻肺,肺失宣降,则胸闷、短气喘息,痰浊困于中焦则脘痞纳少,痰阻气滞,不能行气行血,故出现血瘀,"血不利则为水",加重痰的形成,舌黯,苔白腻、脉弦滑为该痰浊阻肺之象。故治法以健脾降逆化痰为主,方以二陈汤合三子养亲汤随证加减。二陈汤为治一切痰饮为病的通剂,方中陈皮理气化痰,法半夏燥湿化痰。三子养亲汤中白芥子温肺化痰,利气散结,苏子降气化痰,止咳平喘。莱菔子消食导滞,下气祛痰。两方合用,增加化痰之力。瓜蒌化痰,薤白通阳,温化痰饮,桔梗、百部、杏仁止咳,厚朴降逆平喘,地龙祛风通络平喘,丹参活血化瘀,诸药合用,共奏降逆化痰平喘、活血化瘀之功。通过治疗,患者咳嗽咳痰及喘累减轻,痰量日渐减少,食纳好转,效果益彰。

案例十三

患者姓名:董某   性别:女   年龄:67 岁

就诊日期:2019 年 6 月 22 日初诊

主诉:反复咳嗽、咳痰 20 余年,加重 1 周。

现病史:患者 20 余年前,反复出现咳嗽、咳白色黏痰,冬春季明显,受凉后加重,每年咳嗽超过 3 月,10 年前出现活动后喘累、气促,进行性加重,近 4 年反复因上述症状加重于呼吸科住院,完善胸部 CT,行肺功能提示混合性通气功能障碍(以极重度阻塞为主),后诊断为"慢性阻塞性肺疾病急性加重期;支气管扩张;慢性肺源性心脏病",院外规律使用布地奈德福莫特罗。1 周前,患者受凉后出现咳嗽、咳少量黄白色黏痰,遂来我院就诊。刻下症:咳嗽,咳黄色黏痰,喘息气粗,伴身热,口干,舌红,苔黄微腻,脉滑数。

既往史:无。

查体:桶状胸,肋间隙增宽,双肺呼吸音低,未闻及干湿啰音。

过敏史:否认食物、药物过敏史。

辅助检查:胸部 CT 示慢性支气管、肺气肿改变,伴双肺散在炎症。肺功能示中度阻塞性通气功能障碍。

西医诊断:慢性阻塞性肺疾病急性加重期。

中医诊断:肺胀。

辨证:痰热郁肺。

治法:清热化痰,泻肺平喘。

处方:桑白皮汤加减。

桑白皮 10g	杏仁 10g	前胡 15g	浙贝母 15g
桃仁 10g	芦根 30g	鱼腥草 30g	当归 10g
栀子 15g	金荞麦 30g	百部 15g	黄芩 15g
佛手 15g	矮地茶 20g		

加水 1 500ml,煎取 600ml,分 3 次服,每日 3 次,共 15 剂。

2019 年 7 月 19 日复诊:患者咳嗽减轻,痰量逐渐减少,身热缓解,稍感胸闷不适,口干减轻,舌红,苔薄黄,脉弦滑。原方加用瓜蒌、薤白、柴胡宽胸理气。处方:

桑白皮 15g	杏仁 20g	薤白 15g	柴胡 15g
法半夏 15g	茯苓 20g	瓜蒌皮 15g	百合 15g
芦根 30g	鱼腥草 30g	当归 10g	栀子 15g
金荞麦 30g	百部 15g	黄芩 15g	佛手 15g
矮地茶 20g			

加水 1 500ml,煎取 600ml,分 3 次服,每日 3 次,共 15 剂。

按:本患者据症状、体征及辅助检查,西医诊断为慢性阻塞性肺疾病急性加重期。中医属肺胀范畴。"肺虚则微寒所伤,则气还于肺胀",故出现肺胀。此处之寒,则为外邪,常为风寒或风热。痰与热结,故患者出现咯黄白色黏痰,属热证。痰阻气逆,则为喘。治宜清热化痰,泻肺平喘桑白皮汤主治肺气有余,痰火盛而作喘者,该患者咳喘明显,声高气粗,故适应于该症。方中重用桑白皮泻肺平喘,辅以栀子、金荞麦、黄芩清泻痰热,鱼腥草清热化痰,贝母、杏仁、百部平喘祛痰,佛手行气,矮地茶化痰、止咳平喘,诸药合用共奏涤痰清热,止咳平喘之功。

案例十四

患者姓名:余某　　　　性别:男　　　　年龄:62 岁

就诊日期:2019 年 6 月 27 日初诊

主诉:反复咳嗽 7 年,加重 1 周。

现病史:7 年前患者因咳嗽,胸部胀满行胸片及肺功能检查,诊断为慢阻肺,胸膜增厚,后到我院名医馆就诊,坚持服用中药治疗,病情略有好转,为进一步治疗就诊。1 周前,患者受凉后出现咳嗽较前加重,少痰,口腔灼热,舌红,苔黄,脉弦。

既往史:无。

查体:桶状胸,肋间隙增宽,双肺呼吸音低,未闻及干湿啰音。

过敏史:否认食物、药物过敏史。

辅助检查:无。

西医诊断:慢性阻塞性肺疾病急性加重期。

中医诊断:肺胀。

辨证:外感风邪,痰结气滞夹瘀。

治法:化痰散结,活血化瘀。

处方:化痰散结汤加减。

瓜蒌皮 15g	炒冬瓜子 15g	法半夏 10g	山药 30g
青皮 15g	浙贝母 15g	夏枯草 30g	桔梗 15g
太子参 30g	肿节风 15g	红花 10g	炒僵蚕 10g
地龙 10g	鳖甲^{先煎}30g	皂角刺 10g	云芝 10g

加水 1 500ml,煎取 600ml,分 3 次服,每日 3 次,共 10 剂。

2019 年 7 月 27 日二诊:服药后患者胸闷胸胀、潮热盗汗症状减轻,停药后 2 天前再次出现胸闷胸胀及潮热盗汗,时咳嗽,少痰,舌红,苔白微腻,脉弦。因前方有效,以前方为底加减:

瓜蒌皮 15g	浙贝母 15g	炒桃仁 10g	炒冬瓜子 15g
夏枯草 30g	炒僵蚕 10g	地龙 10g	法半夏 10g
桔梗 15g	麦冬 15g	山药 30g	太子参 30g
五味子 15g	青皮 15g	肿节风 15g	

加水 1 500ml,煎取 600ml,分 3 次服,每日 3 次,共 10 剂

2019 年 8 月 24 日三诊:服药后患者胸闷胸胀、潮热盗汗症状减轻,1 天前胸闷胸胀,潮热出汗,微感喘累,时咳嗽,少痰,舌红,苔白微腻,脉弦。辨证为肺肾两虚证,治以补肺益肾。

瓜蒌皮 15g	浙贝母 15g	炒桃仁 10g	酒川芎 15g
炒冬瓜子 15g	夏枯草 30g	炒僵蚕 10g	地龙 10g
法半夏 10g	桔梗 15g	麦冬 15g	鳖甲^{先煎}30g
山药 30g	太子参 30g	五味子 15g	皂角刺 10g
青皮 15g	云芝 15g	生地黄 15g	

加水 1 500ml,煎取 600ml,分 3 次服,每日 3 次,共 10 剂。

2019 年 9 月 28 日四诊:服药后患者胸闷胸胀、潮热盗汗症状减轻,4 天前胸闷胸胀,潮热出汗,时咳嗽,少痰,舌红,苔白微腻,脉弦。患者用药后疗效佳,效不更方,守方同前。处方:

瓜蒌皮 15g	浙贝母 15g	炒桃仁 10g	酒川芎 15g
炒冬瓜子 15g	夏枯草 30g	炒僵蚕 10g	地龙 10g
法半夏 10g	桔梗 15g	麦冬 15g	山药 30g
太子参 30g	五味子 15g	皂角刺 10g	青皮 15g
云芝 15g	生地黄 15g	玄参 30g	百药煎 6g

加水 1 500ml,煎取 600ml,分 3 次服,每日三次,共 10 剂。

按:肺胀是多种慢性肺系疾患反复发作,迁延不愈,导致肺气胀满,不能敛降的一种病证。临床表现为胸部膨满,憋闷如塞,喘息上气,咳嗽痰多,烦躁,心悸,面色晦黯,或唇甲发绀,脘腹胀满,肢体浮肿等。其病程缠绵,时轻时重,经久难愈,严重者可出现神昏、痉厥、出血、喘脱等危重证候。患者主要表现为胸闷胸胀,咳嗽,故属中医学之肺胀范畴。肺胀者,辨证总属标实本虚,但有偏实、偏虚的不同,因此应分清其标本虚实的主次。一般感邪时偏于邪实,平时偏于本虚。偏实者须分清痰浊、水饮、血瘀的偏盛。早期以痰浊为主,渐而痰瘀并重,并可兼见气滞、水饮错杂为患。后期痰瘀壅盛,正气虚衰,本虚与标实并重。而"百病皆为痰作祟",痰阻气滞,胸中气机不畅,故患者出现胸部胀满。痰阻气逆,肺失宣降,故出现咳嗽,咯痰。气机阻滞,血液不能正常运行,故出现瘀血阻滞,瘀阻气滞,加重胸部胀满发生。痰属阴津,长期咳痰,导致津液亏虚,阴虚生内热,故出现潮热盗汗。而故治疗上宜给予理气化痰,活血化瘀。张仲景认为,胸痹心中痛,瓜蒌薤白半夏汤主之,故处方给予本方合瓜蒌薤白半夏汤加减。方中瓜蒌皮宽胸涤痰,半夏燥湿化痰,桔梗、浙贝止咳化痰。炒冬瓜子清热化痰,青皮、夏枯草疏肝理气。云芝清热解毒,太子参补气,鳖甲滋阴潜阳,皂角刺、红花活血化瘀,山药益气,气能行血,助活血化瘀之力,地龙通络,肿节风祛风通络,活血散结。诸药合用,共奏化痰散结、活血化瘀之功。

（付　玲）

第二章

慢性阻塞性肺疾病常见并发症及合并病的治疗

第一节 慢性肺源性心脏病

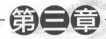

患者姓名:范某　　　　性别:男　　　　年龄:65岁

就诊日期:2019年2月19日初诊

主诉:反复咳嗽、咳痰30年,爬坡累2年,加重1周。

现病史:咳嗽、咯痰,气短乏力,双下肢水肿,颜面浮肿,纳呆,食欲不振,夜尿频,舌黯,苔白厚腻,脉弦细。

既往史:慢性支气管炎30年,肺气肿10年,肺源性心脏病2年,否认乙肝、结核等传染性疾病,否认糖尿病、冠心病等慢性疾病,否认手术外伤史。

过敏史:否认食物、药物过敏史。

体格检查:颈静脉怒张,肝颈静脉反流征阳性,桶状胸,呼吸运动对称,双侧语颤减弱,双肺叩诊过清音,双侧呼吸音减弱,呼气时间延长,可闻及干湿性啰音,心浊音界缩小,肺下界和肝浊音界下降。

辅助检查:胸片:双肺透光度增加,肺纹理增粗,左下肺动脉干扩张。

西医诊断:慢性阻塞性肺疾病;肺源性心脏病。

中医诊断:喘证。

辨证:肺脾肾虚,水气凌心。

治法:补肺,健脾益肾,强心,利水化气。

处方:葶苈大枣泻肺汤合苓桂术甘汤加减。

葶苈子15g	大枣15g	肉桂10g	茯苓30g
陈皮15g	法半夏10g	白术15g	蛤壳15g
五味子15g	当归15g	泽泻15g	地骨皮15g
沉香^{后下}5g	太子参30g	山药30g	补骨脂15g
百合15g	枇杷叶15g	丹参15g	猪苓15g

加水 2 000ml,煎取 900ml,分 6 次口服,每日 3 次,共 7 剂。

2019 年 3 月 20 日复诊:患者咳嗽减少,喘累,胸闷,气紧,双下肢水肿,痰少黏稠,打嗝,纳呆,食欲下降,舌黯,苔薄白,脉弦细。处方:

葶苈子 15g	大枣 15g	麦冬 15g	太子参 15g
川芎 15g	泽兰 15g	紫苏子 15g	橘红 15g
大枣 15g	前胡 30g	蛤壳 10g	补骨脂 15g
肉桂 15g	细辛 3g	地龙 10g	五味子 10g
龙骨^{先煎} 10g	黄芩 30g	厚朴 10g	沉香^{后下} 5g

加水 2 000ml,煎取 900ml,分 6 次口服,每日 3 次,共 7 剂。

2019 年 4 月 10 日三诊:患者咳嗽进一步减轻,喘累,胸闷气紧基本消失,双下肢水肿减轻,痰少而黏稠,不打嗝,纳食增加,食欲好转,大便干结,小便黄,舌黯,苔薄黄,脉细。处方:

党参 30g	白术 15g	五味子 15g	茯苓 30g
麦冬 15g	蛤壳 15g	紫苏子 15g	肉桂 15g
黄芩 30g	法半夏 15g	泽兰 15g	大枣 10g
蛤粉 15g	沉香^{后下} 6g	皂角刺 15g	肉苁蓉 30g
细辛 6g	地龙 10g	陈皮 15g	厚朴 15g

加水 2 000ml,煎取 900ml,分 6 次口服,每日 3 次,共 7 剂。

按:慢性肺源性心脏病是由肺、胸廓或肺动脉的明显病变导致的肺动脉高压,右心负荷增高,造成心室扩大或肥厚,最后发生心力衰竭的一种继发性心脏病。临床上以反复咳嗽,咳痰,喘息,胸闷,胸部胀满,气短,心悸气短为主要临床表现。属于中医学"肺胀""喘咳""痰饮"等范畴。肺主气,司呼吸,邪乘于肺则肺胀,胀者肺气不利,不利则气逆,故上气喘逆,鸣息不通;脾失健运,通调水道失职则气滞水停。肾主水纳气,肾虚水湿易停,水肿易生,肾不纳气,气逆喘息,故本病与肺、脾、肾相关。治疗法则为祛邪不忘扶正,缓解期当辨心肺脾肾何脏虚或多脏虚,治当补其不足,同时注意去除残留的邪气,扶正不忘祛邪。遵此理论,急则治其标,予以葶苈大枣泻肺汤合苓桂术甘汤加减,共奏泻肺行水、健脾利湿之功。复诊时患者觉纳呆、打嗝,考虑气阴已伤,故于原方基础上合用生脉散益气养阴;又患者觉胸闷缓解不明显,故用川芎以行气活血,辅以厚朴行气除满。三诊患者诸症状有所缓解,缓则治其本,予以四君子汤合生脉散,共行益气养阴之功;又久病必瘀,予皂角刺、泽兰共行活血之功。

案例二

患者姓名:肖某　　　性别:男　　　年龄:63 岁

就诊日期:2019 年 3 月 25 日初诊

主诉:反复胸闷气喘伴咳嗽、咳痰 10 年余,加重 15 天。

现病史:患者反复胸闷气喘伴咳嗽、咳痰 10 年余,15 天前因受凉出现胸闷气喘加重,咳嗽、咳大量白色痰,白天咳甚,易咯出,咽痒,无咽痛,口干、口黏,口淡无味,无口苦,无头晕头痛,流清涕,无鼻塞,平素怕冷,纳欠佳,寐差,最近夜间难以平卧,双下肢浮肿,大便偏稀,小便频、量少,舌淡红、苔白厚腻,脉细弱。

既往史:否认乙肝、结核等传染性疾病,否认糖尿病、冠心病等慢性疾病,否认手术外伤史。

过敏史:否认食物、药物过敏史。

体格检查:两肺呼吸音弱,左肺可闻及哮鸣音。

辅助检查:暂缺。

西医诊断:慢性阻塞性肺疾病;肺源性心脏病。

中医诊断:喘证。

辨证:外寒里饮。

治法:解表散寒,温肺化饮。

处方:小青龙汤加减。

麻黄 10g	桂枝 10g	芍药 10g	细辛 3g
干姜 6g	五味子 10g	半夏 10g	茯苓 10g
甘草 6g	厚朴 10g	苦杏仁 10g	地龙 10g
苍术 10g	蔻仁^{后下} 10g	滑石 20g	

加水 2 000ml,煎取 900ml,分 6 次口服,2 日 1 剂,共 4 剂。

2019 年 4 月 9 日二诊:患者诉晚间胸闷好转,偶有咳嗽咳痰,痰量明显减少,无咽痒,无鼻塞流涕,双下肢浮肿减轻,舌淡红,苔薄白腻而厚,脉细滑。查体:两肺呼吸音弱,左肺可闻及哮鸣音。继原方加薏苡仁 20g。处方:

麻黄 10g	桂枝 10g	芍药 10g	细辛 3g
干姜 6g	五味子 10g	半夏 10g	茯苓 10g
甘草 6g	厚朴 10g	苦杏仁 10g	地龙 10g
苍术 10g	蔻仁^{后下} 10g	滑石 20g	薏苡仁 20g

加水 2 000ml,煎取 900ml,分 6 次口服,2 日 1 剂,共 7 剂。

2019 年 4 月 23 日三诊:药后胸闷好转,夜间能平卧,偶有咳嗽咳痰,痰少,易咯出,水肿未见明显消退,纳可,寐安,二便调,舌淡红,苔白微厚腻,脉右弦滑,左细。查体:两肺呼吸音弱。继原方加猪苓 15g。7 剂。每日 1 剂,水煎,分 2 次服。

麻黄 10g	桂枝 10g	芍药 10g	细辛 3g

干姜 6g	五味子 10g	半夏 10g	茯苓 10g
甘草 6g	厚朴 10g	苦杏仁 10g	地龙 10g
苍术 10g	蔻仁^{后下} 10g	滑石 20g	薏苡仁 20g
猪苓 15g			

加水 2 000ml,煎取 900ml,分 6 次口服,1 日 1 剂,共 7 剂。

2019 年 5 月 7 日四诊:药后胸闷明显好转,不咳无痰,纳寐可,二便可。舌苔薄白,脉平和诸症退却,邪去正自安。

按:患者胸闷气喘数载,胸闷遇冷加重,遇冷咳嗽频作,咳大量白色痰,外邪侵袭卫表,营卫不和,肺气不利,肺失宣降,水液不得宣发,结合舌淡红、苔白厚腻,脉细弱,辨为外寒里饮证,故选小青龙汤加味。《伤寒论》曰:"伤寒表不解,心下有水气,干呕发热而咳,或渴、或利、或噎、或小便不利少腹满,或喘者,小青龙汤主之。"方中麻黄、干姜、细辛温肺化饮、解表散寒,同时麻黄兼有利尿消肿之功;桂枝、白芍调和营卫;五味子收敛固涩,用于久咳虚喘;厚朴、苦杏仁、地龙止咳平喘;半夏燥湿化痰;茯苓、苍术、蔻仁、滑石利水渗湿。二诊胸闷减轻,咳嗽、咳痰症状较前好转,舌淡红、苔薄白腻而厚,脉细滑。固守原意,加薏苡仁增强利水渗湿功效兼健脾和胃。三诊患者表证已解,胸闷明显减轻,但水肿并未完全消除,故加用猪苓行气利水。四诊患者症状明显好转,表邪已去,内饮消除,药证合拍,故已获效。

案例三

患者姓名:武某　　　性别:男　　　年龄:77 岁

就诊日期:2019 年 1 月 15 日初诊

主诉:反复胸闷气喘伴咳嗽、咳痰 10 年余,加重 15 天。

现病史:患者反复胸闷气喘伴咳嗽、咳痰 10 年余,15 天前因受凉出现胸闷气喘加重,咳嗽、咳大量白色痰,白天咳甚,易咯出,咽痒,四肢乏力,无咽痛、口干、口黏,口淡无味,无口苦,无头晕头痛,流清涕,无鼻塞,平素怕冷,纳欠佳,寐差,最近夜间难以平卧,双下肢浮肿,大便偏稀,小便频、量少,舌淡红、苔白厚腻,脉细弱。

既往史:否认乙肝、结核等传染性疾病,否认糖尿病、冠心病等慢性疾病,否认手术外伤史。

过敏史:否认食物、药物过敏史。

体格检查:两肺呼吸音弱,双下肢轻度水肿。

辅助检查:暂缺。

西医诊断:慢性阻塞性肺疾病;肺源性心脏病。

中医诊断:喘证。

辨证:脾胃气虚,痰湿阻滞。

治法:健脾和胃,化痰除湿。

处方:香砂六君子汤加减。

党参 20g	白术 10g	甘草 6g	陈皮 10g
半夏 10g	砂仁^{后下}10g	木香 10g	生黄芪 30g
怀山药 20g	薏苡仁 20g	地龙 10g	苏叶 10g

加水 2 000ml,煎取 900ml,分 6 次口服,2 日 1 剂,共 4 剂。

2019 年 1 月 29 日复诊:患者胸闷气喘好转,四肢乏力感减轻,偶有咳嗽,痰少,偏白,易咯出,纳食可,寐一般,二便平,舌淡红、苔薄白微腻,脉细,重按无力。查体:两肺呼吸音弱,双下肢水肿减轻。继原方加款冬花、玉竹、石斛、神曲各 10g。处方:

党参 20g	白术 10g	甘草 6g	陈皮 10g
半夏 10g	砂仁^{后下}10g	木香 10g	生黄芪 30g
怀山药 20g	薏苡仁 20g	地龙 10g	苏叶 10g
款冬花 10g	玉竹 10g	石斛 10g	神曲 10g

加水 2 000ml,煎取 900ml,分 6 次口服,2 日 1 剂,共 7 剂。

2019 年 2 月 19 日三诊:药后胸闷明显减轻,双下肢不肿,纳寐均可,二便可。舌淡红,苔薄白,脉平和。诸症好转。

按:患者胸闷气喘数载,日久影响脾胃,致脾阳亏虚,脾失健运,使水谷不能化生人体需要的精微物质,反聚生为痰,并浸渍于心。"脾为生痰之源",痰阻肺气,肺气失宣,故见咳嗽、咳痰。脾气亏虚,故见四肢乏力,纳差,食不知味,结合舌淡红、苔白厚腻,脉细弱,罗老师辨为脾胃气虚、痰湿阻滞证,故选香砂六君子加味,方中党参、黄芪益气健脾养胃,以达到培土生金之效;白术健脾燥湿,木香、陈皮理气健脾、燥湿化痰;砂仁、薏苡仁化湿;苏叶化痰;地龙平喘;怀山药益气养阴、补脾肺。二诊患者症状好转,继原方巩固,并加用神曲健脾消食,玉竹、石斛益气养阴。三诊患者表邪已去,内饮消除,药证合拍,故获效。

案例四

患者姓名:程某　　　　性别:男　　　　年龄:72 岁

就诊日期:2019 年 3 月 14 日初诊

主诉:反复发作咳嗽、咳痰 10 年。

现病史:反复发作咳嗽、咳痰、伴有活动后喘息,渐致肺源性心脏病,出现心慌胸闷、心悸、面浮肢肿等症状,本次咳嗽咳白痰,心慌胸闷明显,动则尤甚,呼吸困难,夜眠时难以平卧,咳嗽咳痰,痰多色白质黏,小便少,舌胖大,舌下络脉青紫,苔白腻,脉细涩。

既往史:否认乙肝、结核等传染性疾病,糖尿病 13 年,冠心病 10 年,否认手术外伤史。

过敏史:否认食物、药物过敏史。

体格检查:双肺听诊满布湿啰音,自膝盖上 2cm 处到脚趾水肿较甚,按之凹陷不起。

辅助检查:暂缺。

西医诊断:慢性阻塞性肺疾病;肺源性心脏病;糖尿病;冠心病。

中医诊断:喘证。

辨证:肾阳衰微。

治法:温阳、化气、利水。

处方:真武汤合五苓散加减。

制附片^{先煎}9g	泽泻 10g	茯苓 30g	桂枝 6g
白芍 10g	白术 10g	黄芪 30g	党参 10g
僵蚕 10g	水蛭 10g	柏子仁 20g	炙甘草 10g

加水 2 000ml,煎取 900ml,分 6 次口服,2 日 1 剂,共 7 剂。

2019 年 3 月 28 日复诊:患者浮肿较一诊时明显消退,至膝盖以下小腿中间位置,且心慌气短等症状缓解,症状诉动则汗出,夜眠时多有出汗。考虑患者是由肺气虚耗而致肺阴不足及阳虚损甚则阴亦伤,自汗盗汗。加百合 20g、熟地 20g 滋阴,酸枣仁 20g 养阴、敛汗、安神。处方:

制附片^{先煎}9g	泽泻 10g	茯苓 30g	桂枝 6g
白芍 10g	白术 10g	黄芪 30g	党参 10g
僵蚕 10g	水蛭 10g	柏子仁 20g	炙甘草 10g
百合 20g	熟地黄 20g	酸枣仁 20g	

加水 2 000ml,煎取 900ml,分 6 次口服,2 日 1 剂,共 10 剂。

2019 年 4 月 17 日三诊:患者水肿消退至足背处,水肿消退速度变慢,考虑双下肢足端距心脏较远,心气不足,推动无力,因此再次加大黄芪用量改为40g 以利尿消肿。四诊时患者水肿基本消退,夜能安卧,后继续予以中药调理,随访至今水肿症状无反复。

制附片^{先煎}9g	泽泻 10g	茯苓 30g	桂枝 6g
白芍 10g	白术 10g	黄芪 40g	党参 10g
僵蚕 10g	水蛭 10g	柏子仁 20g	炙甘草 10g
百合 20g	熟地黄 20g	酸枣仁 20g	

加水 2 000ml,煎取 900ml,分 6 次口服,2 日 1 剂,共 14 剂。

按:该病案中患者以心肾阳虚为主,双下肢水肿较甚,因此在真武汤基础上合五苓散温阳化气利水。痰、瘀、虚当以"阳虚"为根本。肺源性心脏病患者病情加重多在季节转换或受凉后,"正气存内,邪不可干;邪之所凑,其气必虚",因此在治疗过程中,需重视温阳补气、扶正补虚贯穿肺源性心脏病治疗的各个阶段,方中附片温阳行水为君,辅以桂枝增强温阳化气之用,泽泻、茯苓共奏渗湿利水功效,为臣药;白术健脾运化水湿;黄芪、党参补气虚,虚则推动无力,水停聚集则泛溢肌肤为肿;白芍既可利小便又可防止附子、桂枝一类过于燥热;僵蚕化痰散结,并同水蛭同起活血化瘀之效,夜眠不能平卧加柏子仁养心安神;炙甘草调和诸药。全方配伍严谨,主次分明,共起温阳健脾、利水渗湿之效。叶天士《温热论》中曾提到"通阳不在温,而在利小便",对于阳虚水运不利出现水肿者,小便通利就有明显的通阳化气的效果,临床用方可参用张仲景《伤寒论》:"太阳病,发汗后,大汗出……小便不利,微热,消渴者,五苓散主之"。亦可加百合、熟地、阿胶一类滋阴药,取"善补阳者,必于阴中求阳,则阳得阴助而生化无穷"之意。

案例五

患者姓名:何某　　　　性别:男　　　　年龄:57 岁

就诊日期:2019 年 4 月 16 日初诊

主诉:咳喘 20 年,加重 5 年,再发 20 天,伴双下肢肿 1 周。

现病史:患者 20 年前受凉后出现咳嗽、咳白痰,经治疗后好转。每年冬春季发作,近 5 年来出现胸闷、喘息,曾在协和医院诊治,诊为"慢性阻塞性肺疾病急性发作,慢性肺源性心脏病"。20 天前受凉后咳嗽,咳白黏痰,喘息,夜间不能平卧,中上腹痛,纳呆,大便不爽,小便不利,舌质黯红,苔白腻,脉数。

既往史:高血压病史 4 年,血压最高曾达 190/110mmHg,否认糖尿病史。有吸烟史 40 年,20 支 / 日。

过敏史:否认食物、药物过敏史。

体格检查:口唇甲床发绀,轻度杵状指,桶状胸,肋间隙增宽。呼吸频率:22 次 /min,双肺呼吸音粗,可闻及散在干湿啰音,肝脏肋下 2 指可触及。双下肢中度水肿。

辅助检查:腹部 B 超:肝淤血。心脏彩超:左心室增大,肺动脉增宽。胸片:心脏向左右扩大,双肺纹理增粗。

西医诊断:慢性阻塞性肺疾病;肺源性心脏病;高血压。

中医诊断:喘证。

辨证:肺肾两虚,痰浊内蕴。

治法:益气温阳,祛痰化瘀。

处方:人参定喘汤加减。

人参 12g	生黄芪 20g	五味子 6g	地龙 12g
葶苈子 15g	桃仁 10g	炙麻黄 6g	杏仁 12g
川贝母粉^{冲服}12g	炙甘草 6g		

川贝母粉^冲服^12g　炙甘草 6g

加水 2 000ml,煎取 900ml,分 6 次口服,2 日 1 剂,共 7 剂。

2019 年 5 月 9 日复诊:服药后患者精神转好,咳痰量增多且容易咳出,喘憋、胸闷症状减轻,可平卧睡眠,腹痛症消,纳食增,小便量略增,大便一日一行,舌质淡黯,苔薄白微腻,脉滑数。血压:140/90mmHg,双肺呼吸音粗,偶闻及散在哮鸣音,双下肢水肿明显减轻。效不更方,上方加麦芽 30g 调理脾胃。

处方:

人参 12g	生黄芪 20g	五味子 6g	地龙 12g
葶苈子 15g	桃仁 10g	炙麻黄 6g	杏仁 12g
川贝母粉^冲服^12g	炙甘草 6g	麦芽 30g	

加水 2 000ml,煎取 900ml,分 6 次口服,2 日 1 剂,共 10 剂。

按:方中人参益气温阳,生黄芪补脾益肺,助人参补气升阳,两药合用其力量更强;加五味子,上入肺能收敛肺气之耗散以止咳喘,下入肾以固肾气滋肾水,内入心以敛心气生津液而治心烦口渴,外固卫气以止汗,三药合用正合肺肾两虚之病机;炙麻黄辛、苦、温,平喘而利水,葶苈子辛、苦、寒,泻肺平喘治肺气壅塞而通水道,二药主治痰饮喘满水肿之症,正合痰饮泛滥之病机;再辅以地龙、桃仁、川贝母粉活血化瘀、宣肺止咳化痰之品,共奏益气温阳、祛痰化瘀之效。若患者咳重加百部、紫菀、枇杷叶;喘憋加僵蚕、枳壳、苏子;痰多加半夏、橘红;热盛加黄芩、知母;泡沫痰加干姜、细辛;汗多加生龙牡、沙参;纳少加砂仁、炒谷芽。

案例六

患者姓名:赖某　　　性别:女　　　年龄:68 岁

就诊日期:2019 年 6 月 13 日初诊

主诉:咳嗽、喘息反复发作 30 年,加重 1 月。

现病史:患者 30 年来咳嗽喘息反复发作,每于冬春季及受寒后症状加重,给予抗炎、平喘、祛痰等治疗后症状可缓解。1 月前因受凉出现喘息、胸闷、咳嗽、咳痰,痰白黏难出,活动后则胸闷、气短、喘憋加重,夜间喘重时不能平卧,汗出加重,伴乏力,脘腹胀满,腰膝酸软,睡眠差,每日睡眠 2~3h,双下肢浮肿。无发热,无咯血,无胸痛,饮食不振,小便量少,大便不爽。舌质淡黯,苔薄白,脉沉。

既往史:有冠心病 15 年,否认高血压、糖尿病病史。

过敏史:否认食物、药物过敏史。

体格检查:口唇轻度发绀,桶状胸,呼吸频率:24 次 /min,双肺呼吸音粗,可闻及少量湿啰音。心率:90 次 /min,律齐,各瓣膜听诊区未及明显病理性杂音。双下肢中度浮肿。

辅助检查:胸片:双肺纹理增粗,右下肺略重,心脏增大;心脏彩超:右心房增大,肺动脉增宽。

西医诊断:慢性阻塞性肺疾病;肺源性心脏病。

中医诊断:喘证。

辨证:阳虚血瘀,痰饮泛滥。

治法:温阳利水,涤痰化瘀。

处方:附子人参龙骨牡蛎汤加减。

人参 12g	附子^{先煎}10g	麦冬 6g	五味子 6g

人参 12g　　附子^{先煎}10g　　麦冬 6g　　五味子 6g

桂枝 10g　　炙甘草 6g　　生黄芪 30g　　当归 9g

竹茹 15g　　三七粉^{冲服}6g　　葶苈子 12g　　生龙骨^{先煎}30g

生牡蛎^{先煎}30g

加水 2 000ml,煎取 900ml,分 6 次口服,2 日 1 剂,共 7 剂。

2019 年 7 月 8 日二诊:患者咳嗽、喘憋、胸闷明显减轻,活动后偶有胸闷喘息,夜间偶有喘憋发作,未再出现不能平卧,能间断入睡 5~6h,脘腹胀闷减轻,纳食增加,精神转佳,舌质淡黯,苔薄白,脉沉。血压:145/70mmHg。双肺呼吸音略粗,未闻及干湿啰音,双下肢轻度浮肿。方药:上方去三七粉,加白术 12g,水煎服。续服 7 剂巩固疗效。

人参 12g　　附子^{先煎}10g　　麦冬 6g　　五味子 6g

桂枝 10g　　炙甘草 6g　　生黄芪 30g　　当归 9g

竹茹 15g　　白术 12g　　葶苈子 12g　　生龙骨^{先煎}30g

生牡蛎^{先煎}30g

加水 2 000ml,煎取 900ml,分 6 次口服,2 日 1 剂,共 7 剂。

按:本方实为参附汤、生脉饮、桂枝甘草龙骨牡蛎汤、当归补血汤加味而成。参附汤用人参取其益气强心壮阳,温通血脉之效;生脉饮益气生津,敛阴止汗,养心复脉,取其"善补阳者,必于阴中求阳,则阳得阴助生化无穷"之意。桂枝甘草龙骨牡蛎汤为《伤寒论》之名方,温通心阳,敛阳益阴又镇静安神;当归补血汤中生黄芪为气中血药,大补肺脾之气以资气血生化之源,气雄力专,能补气以行血,即谓气行而血行;当归为血中气药,养血活血又行气,合用则益气养血,活血通脉。方中重用竹茹,清热涤痰,又和胃降逆;葶苈子泻肺行水而平喘；三七粉以助活血化瘀之功。此方虽只有 13 味药,加减后可治疗肺源性心脏病发作期复杂的证候,在临床常常有较好的疗效。外感加苏叶、柴胡；感染加黄芩、虎杖、鱼腥草、寒水石；肿甚加车前子、泽泻；神昏加石菖蒲、郁金；痰黏难出加黛蛤散；阴虚去附子,加生地、玄参；咯血加白及、仙鹤草、荷叶炭；高热加紫雪散。

案例七

患者姓名:崔某　　　　性别:男　　　　年龄:62 岁

就诊日期:2019 年 4 月 11 日初诊

主诉:反复咳嗽、咯痰 15 年,加重伴发热、气短、喘促 2 天。

现病史:咳嗽、咯痰反复发作 15 年,2 天前外感风寒,出现鼻塞,咳嗽,流涕,咯白色黏痰,晨起量多,发热等症,体温:38.6℃。自服"抗病毒冲剂"后汗多但热未退,仍咳嗽,咯痰,气短,喘促,遂至社区中医院治疗。现症见咳嗽、痰多,色白或成泡沫,伴有头痛或头晕,胸闷,气短,身困肢重,纳少倦怠,夜寐欠安,大便干结,每 1~2 日一行,小便正常。舌质淡,舌苔厚腻,脉浮滑。

既往史:无。

过敏史:有青霉素、头孢他啶药物过敏史。

体格检查:双肺呼吸音粗,可闻及粗大湿啰音。心率:108 次 /min,律齐,各瓣膜听诊区未及明显病理性杂音。双下肢中度浮肿。

辅助检查:查血气分析结果:轻度低氧血症,呼吸性碱中毒；痰涂片:G^+ 球菌 40%、G^- 球菌 60%；胸片:两肺间质性改变；心电图示:窦性心律,完全性左前分支传导阻滞,右室肥厚。

西医诊断:慢性阻塞性肺疾病急性发作,肺源性心脏病。

中医诊断:肺胀。

辨证:痰浊壅肺。

治法:疏风散寒,通瘀化痰,降气平喘。

处方:苏子降气汤合三子养亲汤加减。

苏子 9g	荆芥 9g	前胡 9g	白芥子 9g
莱菔子 9g	法半夏 9g	陈皮 6g	桃仁 9g
厚朴 9g	茯苓 12g	全瓜蒌 12g	浙贝 9g
甘草 6g			

加水 2 000ml,煎取 900ml,分 6 次口服,2 日 1 剂,共 7 剂。

2019 年 4 月 28 日二诊:患者诉恶寒发热流涕减轻,但咳嗽咯痰仍较重,且咯吐黄痰,无明显胸闷、气短。观其舌脉:舌质淡红,舌苔转薄黄腻,脉弦滑稍数。考虑患者外感表证已解,痰郁而化热证较重。前方中去荆芥,加清化热痰之郁金 9g,竹茹 9g。继服 7 剂。

2019 年 5 月 8 日三诊:患者诉时有咳嗽,但感咳嗽无力,有少量白稀痰,易自汗,纳少,寐欠安,二便调。舌质淡,苔薄,脉细数。患者病后肺气亏虚,当注重补肺气,滋肺阴。故上方去莱菔子、郁金、厚朴,甘草改为炙甘草 6g,加黄芪 12g,白术 9g,山药 12g,麦冬 12g,继服 7 剂以巩固。

按:素体为痰湿之状,且有喘促胀满宿疾,近外感风寒之邪,正邪相争故而恶寒发热,痰湿上壅于肺,肺气上逆而出现咳嗽咯痰,鼻塞流涕,头痛,纳呆,苔腻,脉滑等,一派本虚标实而偏于标实之证。治以疏风散寒,通瘀化痰,降气平喘用以祛邪为主。同时不忘治本,即健脾益气,补气滋阴,共奏祛邪扶正,标本同治之效。从本案观之,患者反复咳嗽、咯痰,再合舌脉,当辨为肺胀。患者为老年痰湿之体,有咳嗽咯痰、喘促胀满宿疾,又外感风寒之邪,邪正相交,出现一系列痰湿壅盛之证。治拟苏子降气汤合三子养亲汤加减,同时固护脾胃,因"脾为生痰之源,肺为贮痰之器",故健脾化痰,降气平喘,使咳嗽咯痰、喘促胀满之症得减。二诊中痰湿郁久而化热,表现为痰热郁肺证,此时外感症状已解,内热明显,故去荆芥解表之品,加郁金、竹茹用以清化热痰。三诊标证减轻,却出现一派肺脾气阴两虚之象。此时补虚为主,故加黄芪、白术、山药、麦冬,同时兼补肺脾,益卫固表,使气阴双补,润肺生津,健运中气。肺胀是多种慢性肺系疾患反复发作,迁延不愈,导致肺气胀满,不能敛降的一种病证。故预防是本病的关键,治疗要注重疾病的转归,痰湿一证在,就要时刻固护脾胃,益气扶正。

案例八

患者姓名:何某　　　　性别:男　　　　年龄:52 岁

就诊日期:2019 年 6 月 10 日初诊

主诉:反复咳嗽、咯痰 10 年,端坐呼吸 2 月。

现病史:咳嗽,气喘,胸闷,咯泡沫样痰 10 年,近 2 个月来夜间熟睡后,因气闷、气急而突然惊醒,被迫坐起,阵阵咳嗽,哮鸣性呼吸音,咳甚时浑身汗出,张口抬肩,胸闷气短,面色苍白,心悸不安,纳呆。舌质淡,苔白腻,脉沉细。

过敏史:否认药物过敏史。

体格检查:双肺呼吸音粗,可闻及粗大湿啰音。心浊音区扩大,心率:110 次 /min,律齐,各瓣膜听诊区未及明显病理性杂音。双下肢轻度浮肿。

辅助检查:暂缺。

西医诊断:慢性阻塞性肺疾病,肺源性心脏病。

中医诊断:肺胀。

辨证:肺气虚弱,心阳不振。

治法:补益肺气,温通心阳。

处方:瓜蒌薤白半夏汤加减。

瓜蒌 15g	薤白 10g	半夏 10g	黄芪 20g
党参 15g	款冬花 10g	紫菀 10g	百部 10g
桑白皮 10g	陈皮 10g	丹参 10g	桂枝 9g
茯苓 10g	肉桂 3g	甘草 6g	

加水 2 000ml,煎取 900ml,分 3 次口服,1 日 1 剂,共 7 剂。

2019 年 6 月 17 日复诊:患者感咳嗽、咳痰、胸闷较前缓解。偶有因气闷、气急而突然惊醒,被迫坐起。效不更方,继服 9 剂,嘱其春初秋末入伏天各服 6 剂。现能参加一般家务劳动。

按:此例为肺气虚弱、心阳不振所致。瓜蒌薤白半夏汤利气宽胸,散结通阳;黄芪、党参补益脾肺;款冬花、紫菀、百部、桑白皮止咳化痰平喘;陈皮、茯苓配半夏,有燥湿、化痰、健脾之功;桂枝、丹参温经通阳,养血安神;肉桂温运肾之阳气,通络散寒;甘草调和诸药。诸药合用达补益脾肺、化痰平喘、通阳散结之功,故获良效。

案例九

患者姓名:丁某　　　性别:女　　　年龄:42 岁

就诊日期:2019 年 7 月 8 日初诊

主诉:反复咳嗽、气喘 3 年,心悸胸闷 2 月。

现病史:患者无明显诱因出现咳嗽、气喘 3 年,近 2 月出现咳嗽气喘较前加重,心悸胸闷,脘腹胀满,纳眠欠佳,二便尚可,舌黯,脉细涩,时而结代。

过敏史:否认药物过敏史。

体格检查:双肺呼吸音粗,可闻及粗大湿啰音。心浊音区扩大,心率:114 次 /min,律不齐,肺动脉瓣听诊器可闻及舒张期杂音。双下肢轻度浮肿。

辅助检查:胸片:两肺间质性改变;心电图示:窦性心律不齐,右室高电压。

西医诊断:慢性阻塞性肺疾病,肺源性心脏病。

中医诊断:肺胀。

辨证:心血瘀阻,肾气虚弱。

治法:补肾益气,温通心脉。

处方:瓜蒌薤白半夏汤加减。

瓜蒌 15g	薤白 10g	半夏 6g	黄芪 20g

杏仁 9g	桔梗 9g	白芥子 9g	桂枝 9g
丹参 30g	赤芍 10g	桃仁 9g	山药 15g
生地 10g	车前子 10g	茯苓 10g	茯苓 10g
厚朴 10g	甘草 6g	肉桂 3g	甘草 6g

加水 2 000ml,煎取 900ml,分 3 次口服,1 日 1 剂,共 7 剂。

2019 年 7 月 15 日复诊:上述症状较前均有改善,考虑原方见效,效不更方,继服 9 剂,嘱其春初秋末入伏天各服 6 剂。现能参加一般劳动。

按:慢性肺源性心脏病是由于支气管、肺、胸廓或肺血管的慢性病变所致的肺循环阻力增加,进而引起肺动脉高压和右心室肥大的一种心脏病,常导致呼吸衰竭和心力衰竭。本病属于中医心悸、怔忡、喘咳、水肿等范畴。本病的发生与外邪反复侵袭、水气凌心、过度劳累以及思虑过度、心血瘀阻等因素有关,病位初在心肺,久则累及脾肾。叶天士有"在肺为实,在肾为虚"之说,本病不但肺肾俱虚,在孤阳欲脱之时,每多影响到心,因心脉上通于肺,肺气治理调节心血的运行,宗气贯心肺而行呼吸,肾脉上络于血,心肾相互既济。此例为心血瘀阻、肾气虚弱所致。瓜蒌薤白半夏汤宽胸利气,通阳散结;杏仁、桔梗、白芥子止咳祛痰,通阳散结;桂枝、生地、赤芍、桃仁、丹参清热凉血,活血祛瘀,养血安神;黄芪、山药益气养阴,补益肺肾;厚朴、茯苓、车前子消胀除满,利水通淋,清肺化痰平喘;甘草调和诸药。诸药合用,达活血祛瘀、益气利水、止咳平喘之功,故获良效。

案例十

患者姓名:孟某　　　　性别:女　　　　年龄:80 岁

就诊日期:2019 年 8 月 5 日初诊

主诉:反复咳喘 20 年,加重 3 天。

现病史:素有咳喘病史 20 余年,曾多次在本市某医院诊为慢性支气管炎、肺气肿、肺源性心脏病。最近因受凉而咳喘加重 3 天,喘促胸闷、咳白色泡沫样黏痰,口干思饮,汗出心慌,舌红,苔白腻,脉细数。

过敏史:否认药物过敏史。

体格检查:颈静脉怒张,桶状胸,双肺布满干湿啰音,心率 120 次/min。

辅助检查:胸片示慢性支气管炎感染、肺气肿、肺源性心脏病,心电图示肺型 P 波。

西医诊断:慢性阻塞性肺疾病,肺气肿;肺源性心脏病;哮喘。

中医诊断:肺胀。

辨证:气阴不足,痰浊上泛。

治法:养阴化痰。

处方:生脉散加减。

北沙参 12g	麦冬 10g	五味子 6g	石斛 15g
全瓜蒌 15g	半夏 10g	陈皮 10g	苏子 10g
大枣 10g	莱菔子 15g		

加水 2 000ml,煎取 900ml,分 3 次口服,1 日 1 剂,共 7 剂。

2019 年 8 月 13 日复诊:喘憋心慌明显好转,咳嗽减轻仍有白黏痰不易咳出,继以上方加减服药 8 剂,自觉症状基本消失。

按:肺源性心脏病属中医学的肺胀等范围,其发病机制多为久病肺虚,复感于外邪,致痰浊壅于肺而成。治疗上多以宣肺化痰(温化或清燥)治其标实,温补肺、脾、肾治其正虚,然对一些反复发作病情较重者用之临床往往取效不显。细究其因,大致有三:首先肺源性心脏病多病程较长,早期以阳损为主,渐阴阳互损至阴液受损;其次过用温化或清燥之品也往往耗其阴液致阴亏;再者从壮火食气的观点分析,肺源性心脏病外感后也容易消耗气阴,以致阴虚不能化气,气不化湿而痰自生。由此看来,气阴虚是病之本,痰浊上泛是病之标,此刻治疗则应在化痰的同时,当养阴以滋化源为主,正如王纶《明医杂著》所论:"因肾水虚弱,阴亏难降,使邪水上溢,故多痰唾,宜滋其化源,其痰自消"。上面分析可知,本例患者以气阴不足为主,故方选生脉散为主方,配伍石斛养阴。同时合用瓜蒌、陈皮、苏子、莱菔子降气、燥湿、化痰。

(陶　劲)

第二节　慢性阻塞性肺疾病合并感染

案例一

患者姓名:陈某　　　　性别:女　　　　年龄:55 岁

就诊日期:2019 年 2 月 1 日初诊

主诉:反复咳嗽、咳痰 7 年,爬坡累 2 年,加重 1 周。

现病史:咳嗽咯痰,咳白稠痰,气短乏力,双下肢水肿,颜面浮肿,汗出,鼻塞,纳呆,食欲不振,夜尿频,舌淡红,苔白厚腻,脉弦细。

既往史:慢性阻塞性肺疾病。

过敏史:否认食物、药物过敏史。

体格检查:桶状胸,肋间隙增宽,右下肺可闻及少许湿啰音。

辅助检查:暂无。

西医诊断:慢性阻塞性肺疾病合并感染。

中医诊断:肺胀。

辨证:痰阻气逆。

治法:化痰降逆。

处方:三拗汤加减。

蜜麻黄绒 10g	杏仁 15g	前胡 10g	厚朴 10g
蛤壳 15g	地龙 10g	桑白皮 15g	五味子 10g
法半夏 10g	细辛 3g	沉香^{后下} 5g	紫菀 10g
酒黄芩 30g	川射干 10g	桔梗 15g	酒川芎 15g
太子参 30g	山药 30g	金荞麦 30g	浙贝母 15g

加水 2 000ml,煎取 900ml,分 6 次服,每日 3 次,共 5 剂。

2019 年 2 月 14 日复诊:药后咳嗽较前好转,咳白色泡沫痰,仍感喘累气紧,动则加重,感咽痛、午后潮热、鼻塞、汗多好转。右下肺湿啰音较前减少,舌红,苔白腻,脉细。

处方:泻白散加减。

地骨皮 15g	桑白皮 15g	蜜百部 10g	前胡 10g
法半夏 10g	紫菀 10g	百合 15g	川射干 10g
山药 30g	桔梗 15g	桃仁 10g	金荞麦 30g
浙贝母 15g	金果榄 10g	夏枯草 30g	玄参 30g
太子参 30g	诃子 10g	沉香^{后下} 5g	百药煎 6g

加水 2 000ml,煎取 900ml,分 6 次服,每日 3 次,共 5 剂。

按:该患者为老年女性患者,表现为反复咳嗽、咳痰、喘累多年。久病耗伤肺、脾、肾之气,肺气不足,不能卫外,外邪侵袭,肺失宣降,故见咳嗽、胸闷;脾虚不能传输,津液代谢失常,痰饮内生,上储于肺,故见咳痰白稠;肾虚不能纳摄,故见喘累气促,动则加重。卫表不和,故见汗出;邪气阻塞鼻窍,故见鼻塞。故本病的病机为肺脾肾之气亏虚,气机不能敛降,痰液阻塞于内。

首诊予以宣降肺气为主。三拗汤源于张仲景,收录于《太平惠民和剂局方》,是宣肺、止咳、平喘的常用方剂。该患者年老体虚,用麻黄绒(替麻黄)发汗解表,宣肺平喘。配合杏仁降气化痰。麻黄、杏仁两药合用,可以增强平喘止咳的功效。临床上有"麻黄以杏仁为助臂"之说。沉香温肾平喘,前人认为其"行气不伤气,温中不助火"。地龙清热平喘通络。现代研究表明,地龙能扩张支气管而达到解痉平喘之功。配合前胡、厚朴降气化痰。海蛤壳、桑白皮、金荞麦、黄芩清肺化痰。五味子收敛肺气、固表止汗。山药、太子参健脾益气。患者年老,"久病必瘀",故予川芎活血化瘀。细辛辛温,能发散风寒,同时有通肺窍之功。

患者服用上方后咳嗽、咳痰、鼻塞、汗多均较前好转,但仍感喘累,同时出现咽痛、午后潮热。考虑患者外邪已解,但内热已生,故予以泻白散加减。泻白散出自《小儿药证直诀》,为泻肺中伏火的常用方剂。地骨皮、桑白皮泻肺火、降肺气,地骨皮入肺经血分,降肺中伏火,桑白皮入肺经气分,泻肺中实火。百部、百合润肺止咳。玄参清热凉血,配合金果榄、诃子、桔梗清热解毒利咽。百药煎润肺化痰,解热生津。桃仁活血化瘀。

罗玲主任医师认为,咳喘与肺、脾、肾气化异常有关。人体气机运动,处于一个动态平衡的状态,气化异常可导致血、津液代谢异常,从而出现脏腑功能异常。因此恢复气化是治疗咳喘的重要手段。此处在首诊时得以体现。首先调节气机:麻黄宣肺,五味子敛肺,杏仁、沉香、厚朴降逆。二是调节气血津液的运行:桔梗提升肺气,杏仁、沉香沉降肺气,半夏燥湿化痰,蛤壳、黄芩、金荞麦清肺化痰,川芎活血化瘀。三者予调节脏腑功能的气化,肺胀是属于本虚标实之病,本虚以肺、脾、肾气虚为主,标实以外邪为主,太子参、山药补益肺、脾、肾之气,在固护其本虚的基础上,对外邪进行祛除,效果显著。

罗玲主任医师认为肺病日久会出现阴虚血瘀。阴津与血液共同来源于水谷精微,两者相互滋生,相互为用。阴津亏虚,导致血虚,脉道失去濡养,艰涩停滞,同时阴虚生内热,虚热煎灼营血,血液成瘀、成块,故阴虚可导致血瘀。瘀血形成,阻滞气机,其不能行津,全身失去津液濡润,同时瘀血日久化热,煎灼津液,耗伤营阴,故血瘀可导致阴虚。因此在二诊时,予百合、玄参、太子参养阴生津,予桃仁活血化瘀。

案例二

患者姓名:周某　　　　性别:男　　　　年龄:76 岁

就诊日期:2018 年 9 月 6 日初诊

主诉:反复咳嗽、咳痰 30 余年,喘累 5 年,加重 2 天。

现病史:2 天前无明显诱因出现咳嗽、喘累气短较前加重,咽部有痰,声音嘶哑,纳眠可,二便调。舌红,苔白腻,脉弦。

既往史:吸烟 50 余年,平均 1 包 / 天。

过敏史:否认食物、药物过敏史。

体格检查:双肺可闻及散在哮鸣音,双上肺少许湿啰音。

辅助检查:既往外院肺功能提示:重度混合型通气功能障碍以阻塞性通气功能障碍为主。今日于我院行胸片提示:①双肺上野条片状影,考虑感染性病变;②双肺肺气肿;③胸主动脉走形迂曲。

西医诊断:慢性阻塞性肺疾病合并感染。

中医诊断:肺胀。

辨证:痰结气滞夹瘀。

治法:行气,活血化瘀,化痰散结。

处方:化瘀散结汤加减。

鳖甲^{先煎}30g	金果榄 15g	皂角刺 15g	沉香曲^{后下}9g
浙贝 15g	红芪 10g	山药 30g	石斛 15g
射干 10g	僵蚕 10g	玄参 30g	桔梗 15g
红花 10g	乌梅 10g	莪术 10g	土茯苓 30g
太子参 30g	夏枯草 30g	罗汉果 1 个	木蝴蝶 10g

加水 2 000ml,煎取 900ml,分 6 次服,每日 3 次,共 7 剂。

2018 年 10 月 12 日复诊:咳嗽、气短较前减轻,咽部仍感有痰附着,声音嘶哑。查体:舌红,苔黄腻,脉弦。

蜡梅花 10g	沉香曲^{后下}9g	鳖甲^{先煎}30g	木蝴蝶 10g
浙贝 15g	红芪 10g	山药 30g	石斛 15g
射干 10g	僵蚕 10g	玄参 30g	桔梗 15g
红花 10g	乌梅 10g	莪术 10g	蓖麻 12g
太子参 30g	连翘 20g	罗汉果 1 个	

加水 2 000ml,煎取 900ml,分 6 次服,每日 3 次,共 5 剂。

2018 年 11 月 9 日三诊:时咳嗽,气短,咽部有痰较前好转,声音嘶哑。查体:舌红,苔薄黄,微腻,脉弦。

蜡梅花 10g	沉香曲^{后下}9g	金荞麦 30g	鳖甲^{先煎}30g
浙贝 15g	红芪 10g	山药 30g	石斛 15g
射干 10g	僵蚕 10g	玄参 30g	桔梗 15g
红花 10g	乌梅 10g	莪术 10g	蓖麻 12g
太子参 30g	黄芩 30g	罗汉果 1 个	木蝴蝶 10g

加水 2 000ml,煎取 900ml,分 6 次服,每日 3 次,共 5 剂。

2018 年 12 月 7 日四诊:痰液较多,余症状同前。查体:舌红,苔白,微腻,脉弦。处方:

蜡梅花 10g	金荞麦 30g	皂角刺 10g	鳖甲^{先煎}30g
浙贝 15g	红芪 10g	山药 30g	石斛 15g
射干 10g	僵蚕 10g	玄参 30g	桔梗 15g
红花 10g	乌梅 10g	莪术 10g	蓖麻 12g
太子参 30g	黄芩 30g	罗汉果 1 个	木蝴蝶 10g

加水 2 000ml,煎取 900ml,分 6 次服,每日 3 次,共 6 剂。

按:慢性阻塞性肺疾病多于中年以后发病,常有反复急性加重,多好发于秋冬季节。慢性咳嗽咳痰常常为其首发症状,少数患者咳嗽但无明显咳痰,也有患者仅有气流受限症状但无咳嗽咳痰。咳痰常为白色泡沫痰或白色黏痰,合并感染时可见脓性痰。气促是慢阻肺的典型症状,早期仅在劳力时出现,逐渐加重,后期可在日常活动或休息时也感到气促。慢性阻塞性肺疾病早期可无明显体征,随着病情加重并且发展,可表现为胸廓前后径增大,肋间隙增宽,剑突下胸骨下角增宽,即桶状胸。肺部叩诊过清音,心浊音界缩小,听诊双肺呼吸音减弱,部分患者可闻及湿啰音或干啰音。伴低氧血症的患者可见口唇、爪甲发绀;伴二氧化碳潴留的患者可见球结膜水肿;伴右心衰的患者可见下肢水肿,肝脏肿大。根据病程可以分为稳定期和急性加重期。稳定期是指患者咳嗽咳痰、气短等症状稳定或较轻。急性加重期是指在疾病过程中,短期内出现咳嗽、咳痰、气短和/或喘息加重,痰量增多,呈脓性或黏液脓性,可伴发热等。患者反复咳嗽、咳痰、喘累多年,既往肺功能检查明确诊断慢性阻塞性肺疾病,此次出现症状加重,查体双上肺可闻及少许湿啰音,胸片提示双肺上野感染性病变,故考虑为慢性阻塞性肺疾病急性加重期。慢阻肺是一种进行性加重的疾病,如果能得到尽早预防及诊治,可以有效控制病情发展,使患者生活质量得到改善。

巢元方在《诸病源候论·咳逆短气候》言:"肺虚为微寒所伤,则咳嗽。咳嗽则气还于肺间,则肺胀;肺胀则气逆。而肺本虚,气为不足,复为邪所乘,壅痞不能宣畅,故咳逆短乏气也",强调了肺胀为肺气本虚,加之外邪反复侵袭所致,其表现为咳嗽、咳痰、喘累等。罗玲主任医师认为该患者的病机演变,即烟毒刺激气道,引起肺宣降失常,可见反复咳嗽、咳痰;"邪之所凑,其气必虚",且日久肺气耗伤,肺气亏虚,肺为水之上源,通调水道失常;子虚则母弱,脾气不足,推动无力;金水相生,肺气不足,肾则虚弱,水液不得温煦,故可出现水液代谢失常,化为痰饮,故见咳白色黏痰;咽为肺之门户,故见咽部有痰附着,声音嘶哑。若感受外邪,入里化热,甚至可见咳黄脓痰。肾气亏虚,不能纳摄,故见喘累气促,动则加重。日久入血分,停为瘀血。结合该患者的舌脉:舌红,苔白腻,脉弦均符合痰结气滞夹瘀。故治疗上予以行气活血化痰为主。故予以鳖甲、皂角刺、红花、莪术活血、化痰、消癥,金果榄、射干、桔梗、罗汉果、木蝴蝶利咽化痰,浙贝止咳化痰,红芪、山药、太子参健脾益气,石斛、玄参、乌梅养阴生津,沉香降气化痰,恢复肺之气化。二诊时,患者咳嗽、喘累较前减轻,但咽部仍感有痰,考虑患者病情日久,气机不畅,肝气不舒,故以梅花易金果榄疏肝行气,蓖麻补气血、健脾胃,生津止渴。三诊时,患者咽部仍感有痰,且舌苔稍黄,考虑痰湿内蕴,日久化热,故予金荞麦、黄芩清热化痰。四诊是患者症状趋于平稳,效不更方。

有学者认为,慢阻肺的气道重构与瘀血有一定的相关性,同时中医活血化瘀方药通过改善微循环、抑制气道炎症、调节细胞外基质合成与降解、调节免疫、抗氧化等机制能够延缓或改善 COPD 的气道重构。因此,罗玲主任医师在治疗慢阻肺时,常常加入活血化瘀药物。但罗玲主任医师认为此时的瘀血不同于普通的瘀血,可以红花、桃仁、丹参、当归可以解决,此处气道重构已经发生器质上的变化,故需要加入鳖甲、皂角刺、莪术等强力活血药物,以达到破血消癥之目的。同时,肺病日久,必有阴伤,瘀血亦可伤阴,故予石斛、乌梅等养阴之品。同时慢阻肺的本质在于虚,因此,治病不忘求本,在攻邪之时,予以山药、红芪、太子参等补益肺脾之气药物达到培土生金之功。患者肺气宣发太过,肃降不足,故见咳喘日久不止,故桔梗宣发、沉香肃降,一宣一降,共同调节肺之气化。

中医在诊病时重视望、闻、问、切四诊合参,罗玲主任医师在此基础上,也重视西医学辅助检查手段的使用。罗玲主任医师认为,西医学的仪器设备、西医的病理学研究,均可以作为中医“望诊”的延伸。此患者为慢性阻塞性肺疾病,结合西医的病理学基础我们知道该病以气道重构为特征,因此,中医认为,气道重构与血瘀有一定的相关性。在治疗慢性肺系疾病时,根据其病情程度加入适当的活血化瘀药物,可起到较好的效果。

案例三

患者姓名:曾某　　　　性别:女　　　　年龄:71 岁

就诊日期:2019 年 2 月 26 日初诊

主诉:咳嗽、咳痰 5 年余,喘累 2 年,加重 1 周。

现病史:1 周前受凉后出现咳嗽、咳痰、喘累加重,自服“阿莫西林、感冒冲剂”等药物未见明显好转。现咳嗽,咳白稠痰,喘累,活动加重,咽痒即咳,纳眠可,二便调。舌红,苔黄腻,脉细。

既往史:慢性阻塞性肺疾病。

过敏史:否认食物、药物过敏史。

体格检查:左肺可闻及少许湿啰音。

辅助检查:胸部 CT:慢性支气管炎、肺气肿伴左肺轻度感染。

西医诊断:慢性阻塞性肺疾病合并感染。

中医诊断:肺胀。

辨证:痰阻气逆。

治法:降逆平喘,止咳化痰。

处方:三拗汤加减。

杏仁 15g	蜜麻黄 10g	厚朴 10g	前胡 10g
诃子 10g	地龙 10g	桑白皮 15g	五味子 10g
细辛 3g	沉香^{后下}5g	紫菀 10g	半夏 10g
射干 10g	桔梗 15g	川芎 15g	黄芩 30g
山药 30g	矮地茶 30g	玄参 30g	枇杷叶 30g

加水 2 000ml,煎取 900ml,分 6 次服,每日 3 次,共 5 剂。

2019 年 3 月 6 日二诊:少许咳嗽,咽痒,喘累,活动后加重。舌红,苔白微腻,脉细。处方以生脉散加减。

太子参 30g	五味子 15g	陈皮 10g	苏子 10g
当归 15g	泽兰 15g	前胡 10g	红芪 10g
补骨脂 15g	厚朴 10g	沉香^{后下}5g	百合 15g
干姜 5g	黄芩 30g	山药 30g	蛤壳 15g
半夏 10g	葶苈子 15g		

加水 2 000ml,煎取 900ml,分 6 次服,每日 3 次,共 5 剂。

按:自然界的清气,通过肺的吐纳呼吸进入肺内,水谷通过饮食入脾胃,清气与水谷精微在胸中汇集形成宗气,宗气走息道助肺司呼吸,助心行血。肺主呼吸,肾主纳气,保证了呼吸的深度。因此,气的生成与气化与肺、脾、肾三脏息息相关。所谓"肺为气之主,脾为气之源,肾为气之根"。《素问·经脉别论》篇:"饮入于胃,游溢精气,上输于脾。脾气散精,上归于肺,通调水道,下输膀胱。水精四布,五经并行。合于四时五脏阴阳,揆度以为常也。"水液的运行,与脾、胃、肾、肺、膀胱等多个脏腑关系密切,任一脏的功能失调,均可导致水液代谢障碍。其中,与肺、脾、肾三脏最为相关。《血证论》:"食气入胃,脾经化汁,上奉心火,心火得之,变化而赤,是之谓血。"《素问·经脉别论》:"食气入胃,散精于肝,淫气于筋。食气入胃,浊气归心,淫精于脉。脉气流经,经气归于肺,肺朝百脉,输精于皮毛。毛脉合精,行气于府。府精神明,留于四脏,气归于权衡。权衡以平,气口成寸,以决死生。"饮食通过脾胃的消化腐熟化为水谷之精,遇心阳而化赤生血。肾藏精,主骨,精血同源。因此,血液的生成与脾、心、肾相关。而血液生成之后,肝藏血,肺朝百脉,脾统血,因此,血液运行正常与否靠肝、肺、脾三脏。由此可见,全身气、血、津液的生成、代谢与多个脏器相关,这些脏器功能失常,可导致气血津液代谢失常。故罗玲主任医师在治疗慢性阻塞性肺疾病的时候以"调气、调血、调津"为核心,主张行气化痰,正所谓"气行痰易消,痰结气易滞"。

该患者为老年女性患者,反复咳嗽、咳痰、喘累多年,既往明确诊断慢性阻塞性肺疾病,1 周前受凉后出现症状加重。《素问·阴阳应象大论》:"年四十,而阴气自半也,而起居衰矣。"患者年老,正气不足,不能卫外,外邪反复侵袭,肺气耗伤,宣降失常,气机郁闭,气不行津,水液代谢失常,故见反复咳嗽咳痰。日久,子盗母气、母病及子,损及脾肾,脾虚不能运化,肾虚不能温煦,气滞、痰湿、水饮形成。日久成瘀。1周前再次感受外邪,引动内停之痰饮,发为此病。结合舌红,苔白微腻,脉弦辨证为痰阻气逆。首诊予以三拗汤加减。麻黄、杏仁一宣一降,调节肺之气机。前胡、厚朴、沉香降气化痰。诃子、五味子敛肺止咳。桑白皮、黄芩、枇杷叶清肺化痰,细辛、紫菀温肺化痰止咳。射干、桔梗利咽化痰。川芎、矮地茶活血、化痰止咳。山药补益肺、脾、肾。

二诊时,患者咳喘较前好转,予以苏子降气汤加减。该方出自《太平惠民和剂局方》,主治"男女虚阳上攻,气不升降,上盛下虚,膈壅痰多,咽喉不利,咳嗽,虚烦引饮……大便风秘,涩滞不通,肢体浮肿,有妨饮食"。本方以苏子为君,一为除寒温中,二为降逆定喘,三为消痰润肠。苏子配前胡以降气祛痰,祛风散积;配合厚朴、陈皮、干姜能内疏痰饮,外解风寒;配合当归能止咳和血,润肠通便。沉香纳气入肾,治上盛下虚更为有力。同时生脉散益气养阴,泽兰活血化瘀利水。

罗玲主任医师在治疗该病时,不仅重视全身气机的调节,同时阴阳、寒温、开泄配合得当、相得益彰。可以见到首诊时,予以麻黄开宣肺气,杏仁、厚朴、沉香降肺,诃子、五味子敛肺,细辛、紫菀温肺化痰,桑白皮、枇杷叶清肺化痰等。同时罗玲主任医师认为"肺病末期必见阴伤,阴伤易现血瘀",填精养阴化瘀。故首诊时予川芎活血化瘀,玄参、五味子养阴生津。二诊时予当归、泽兰活血化瘀,生脉散益气养阴生津。

案例四

患者姓名:刘某　　　　性别:男　　　　年龄:55岁

就诊日期:2018年4月20日初诊

主诉:反复咳嗽、咳痰10余年,喘累5年,加重3天。

现病史:3天前受凉后出现咳嗽加重,咳白色黏稠痰,喘促、气紧、胸闷,上坡时明显。现咳嗽,咳白色黏稠痰,感喘累、胸闷,纳眠可,二便调。舌红,苔白、微腻,脉弦。

既往史:既往慢性阻塞性肺疾病病史10余年。

过敏史:否认食物、药物过敏史。

体格检查:双下肺可闻及湿啰音。

辅助检查:胸部CT:①右肺中叶炎症;②双肺肺气肿。

西医诊断:慢性阻塞性肺疾病合并感染。

中医诊断:肺胀。

辨证:上盛下虚。

治法:降气平喘,祛痰止咳。

处方:苏子降气汤加减。

苏子 15g	陈皮 10g	法半夏 10g	当归 15g
前胡 10g	紫菀 10g	厚朴 10g	补骨脂 15g
菟丝子 30g	沉香^{后下} 5g	煅蛤壳 15g	五味子 10g
黄芩 30g	泽兰 15g	太子参 30g	百合 15g
山药 30g	云芝 10g	百药煎 6g	

加水 2 000ml,煎取 900ml,分 6 次服,每日 3 次,共 4 剂。

2018 年 5 月 18 日二诊:喘促、气促较前稍好转,仍以上坡时明显,时有胸闷。舌红,苔白,微腻,脉弦。处方:

苏子 15g	陈皮 10g	法半夏 10g	当归 15g
厚朴 10g	补骨脂 15g	菟丝子 30g	沉香^{后下} 5g
煅蛤壳 15g	五味子 10g	黄芩 30g	泽兰 15g
太子参 30g	百合 15g	山药 30g	云芝 10g

百药煎 6g

加水 2 000ml,煎取 900ml,分 6 次服,每日 3 次,共 4 剂。

按:患者反复咳嗽、咳痰、喘累多年,属于中医"肺胀"范畴。《灵枢·胀论》中说:"肺胀者,虚满而喘咳"。肺胀患者首先病及肺,子盗母气,可见脾虚,日久母病及子,导致肾虚,肺脾肾三脏亏虚,津液代谢失常,痰饮内停,气滞于内,日久出现血瘀,病及心脉。因此治疗上主张补肺、健脾、益肾。苏子降气汤出自宋代的《太平惠民和剂局方》,主要治疗上实下虚之症,上实是指痰涎壅盛于肺,下虚主要是指肾气亏虚于下。罗玲主任医师多用此方以上下兼顾,降气平喘,化痰止咳。

一诊时,患者以咳嗽、咳白色黏稠痰、喘累、胸闷为主症。结合其舌红,苔白,微腻,脉弦,辨证属于上盛下虚,故予紫苏子下气消痰,善于治疗肺气喘逆、痰嗽等,配合半夏降气化痰,止咳平喘,为方中君药;厚朴、前胡、陈皮下气祛痰,协助君药治疗上实,补骨脂、菟丝子、沉香温肾纳气,治疗肾阳虚,海蛤壳、黄芩清肺化痰,五味子敛肺止咳,泽兰活血利水,太子参、山药、云芝益气补肺健脾,百合养阴润肺,百药煎润肺止咳。二诊时患者喘累、气促较前好转,故去掉前胡、紫菀降气化痰。

《素问·至真要大论》首次提出:"以和为利"。《金匮要略》云:"病痰饮者,当以温药和之。"《景岳全书》:"和方之制,和其不和者也。"狭义的和法一般认为有和解少阳、调和脾胃、调和胃肠的区别,而清代戴天章的《广瘟疫论·和法》:"寒热并用之谓和,补泻合剂之谓和,表里双解之谓和,平其亢厉之谓和。"深得和法要领,指出和法有更为广泛的含义。罗玲主任医师在治疗慢阻肺时,十分重视"和"法的应用,并指出:"和"是一种辨证施治的手段,我们治疗疾病时,要将该法贯穿始终。该病案体现了罗玲主任医师治疗慢阻肺合并感染的患者时,一些"和"法的具体应用。其一重视寒温并用。在该患者身上,既用了苦寒之黄芩、前胡,又用了辛温之苏子、半夏、陈皮等。既防止苦寒之品伤阳,又防止辛温之品伤阴,两者相互制约,寒热并用,使整个方剂不过于温燥亦不过于苦寒。其二重视攻补兼施,在上方中,海蛤壳性味咸、寒,善于软坚散结,消痰积,苏子降气消痰平喘,半夏、陈皮燥湿化痰,当归、泽兰活血化瘀,此类药物均为攻。而太子参、百合、山药、云芝益气补肺健脾,可补阴,补骨脂、菟丝子纳气补肾,为温阳之品,此类药物均为补。两者攻补兼施,使药物补而不腻,攻而不伤正,因而痰消喘咳平,正气得以复。其三重视表里双解,慢阻肺合并感染的患者多是因久病虚喘,复因感受外邪诱发。因此病机存在表里同病。治疗也应注意表里双解。在该方中,罗玲主任医师应用苏子、前胡疏散表邪,补骨脂、菟丝子、沉香温肾纳气,太子参、百合、山药、云芝补气健脾益肺。既用到扶正以治里,又用到解表以祛邪,达到表里双解,使邪气不能深入,正气得以保存。以上是罗玲主任医师在临证中自如应用"和"法,让机体达到阴平阳秘、阴阳平衡的状态,扩大了"和"法的应用范围。

案例五

患者姓名:王某　　　　性别:男　　　　年龄:59 岁

就诊日期:2018 年 3 月 19 日初诊

主诉:反复咳嗽、咳痰 8 年,喘累 4 年,加重 5 天。

现病史:5 天前出现喘累气紧,动则加重,咳嗽较前加重,咳白稠痰,出汗,咽部有痰,鼻塞,纳眠可,二便调。舌红,苔白微腻,脉细。

既往史:慢性阻塞性肺疾病 8 年。

过敏史:否认食物、药物过敏史。

体格检查:双下肺可闻及少许湿啰音。

辅助检查:暂缺。

西医诊断:慢性阻塞性肺疾病合并感染。

中医诊断:肺胀。

辨证:上盛下虚。

治法:降气平喘,祛痰止咳。

处方:苏子沉香五味降气汤加减。

苏子 15g　　　　沉香^{后下}5g　　　　陈皮 10g　　　　五味子 15g

蛤壳 15g	姜厚朴 10g	前胡 10g	紫菀 10g
补骨脂 15g	泽兰 15g	当归 15g	百合 15g
黄精 10g	黄芩 30g	山药 30g	太子参 30g
法半夏 10g	桑白皮 10g	浙贝母 15g	百药煎 6g

加水 2 000ml,煎取 900ml,分 6 次服,每日 3 次,共 10 剂。

2018 年 4 月 20 日二诊:喘累,上坡加重,时有咳嗽,有痰,胸闷胀,脘痞,时有嗳气,无双下肢肿。舌红,苔白微腻,脉细。

苏子 15g	沉香后下 5g	陈皮 10g	五味子 10g
蛤壳 15g	莱菔子 15g	姜厚朴 10g	木香 10g
补骨脂 15g	法半夏 10g	泽兰 15g	当归 15g
菟丝子 30g	黄芩 30g	山药 30g	百合 15g
五味子 15g	云芝 10g	百药煎 6g	太子参 30g

加水 2 000ml,煎取 900ml,分 6 次服,每日 3 次,共 7 剂。

2018 年 6 月 15 日三诊:患者症状基本同前,喘累、上坡加重,时有咳嗽,有痰,胸闷胀,脘痞,时有嗳气,无双下肢水肿。舌红,苔白微腻,脉细。

苏子 15g	沉香后下 5g	陈皮 10g	五味子 10g
蛤壳 15g	莱菔子 15g	姜厚朴 10g	前胡 10g
补骨脂 15g	法半夏 10g	泽兰 15g	当归 15g
菟丝子 30g	黄芩 30g	山药 30g	百合 15g
太子参 30g	云芝 10g	百药煎 6g	

加水 2 000ml,煎取 900ml,分 6 次服,每日 3 次,共 7 剂。

按:该患者为中老年男性患者,既往明确诊断慢性阻塞性肺疾病,属于中医"肺胀"范畴。久病咳喘,耗伤肺气,肺为金,肺主气,司呼吸,主宣发肃降,通调水道,肺朝百脉,肺主治节。肺虚则气滞饮停;金病及土,导致脾气不足,脾为后天之本,气血生化之源,脾气不足,水湿不化,聚而成痰,壅阻于肺,气机失调,愈发加重气滞、津停;金水不能相生,故可见水亏,肾主水,肾虚不能温煦,同时"肺为气之主,肾为气之根",肾气不足,纳气不足,气短难续,亦可加重气滞痰饮内生。故肺、脾、肾三脏不足是气滞饮停的根本原因。正如《诸病源候论·咳逆短气候》云:"肺虚为微寒所伤,则咳嗽。嗽则气还于肺间,则肺胀;肺胀则气逆。而肺本虚,气为不足,复为邪所乘,壅痞不能宣畅,故咳逆短乏气也。"病程日久,气虚不能推动,水停不能行进,血液运行失常,可见瘀血生成,故气滞、痰饮、瘀血是其病理因素,也是病情恶性循环的原因。其中,痰饮为慢阻肺最重要的病理因素,痰饮形成,与水液代谢异常有关,水液代谢,"其本在肾,其制在脾,其末在肺",因此与"肺、脾、肾"三脏密切相关。外感邪气,肺卫亏虚,不能卫外,故内虚的基础上又加上外感。因此,病机属于本虚标实,邪气壅塞于上,肾气亏虚于下的上盛下虚证候。正如《仁斋直指方》:"惟夫邪气伏藏,痰涎浮涌,呼不得呼,吸不得吸,于是上气促急。"日久"由肺及肾,则肺肾俱虚……精气内夺,根本不固,皆使气失摄纳,出多入少,逆气上奔而为喘"。因此,慢性阻塞性肺疾病急性加重期的治疗原则应为化痰降逆,温肾纳气。罗玲主任医师常用苏子沉香五味降气汤为基本方治疗本病。一诊时,予苏子、半夏、陈皮开胸降逆,利气化痰。前胡宣通肺气,当归润燥养血,海蛤壳、黄芩、桑白皮清肺化痰,厚朴、紫菀下气消痰,补骨脂、沉香温肾纳气,入肾定喘,黄精、百合补益肺脾之阴,山药、太子参补益肺脾之气,久咳耗散肺气,故予五味子敛肺止咳平喘。纵观本方,有补有泻,有润有燥,有散有收,有寒有热,治上顾下,标本兼治。二诊时,患者胸闷胀,胃脘痞闷,时有嗳气,故予以木香、莱菔子行气消胀。三诊是症状无明显变化,故守方继进,效不更方。总之,罗玲主任医师在治疗慢性阻塞性肺疾病时强调,要抓住虚实两端,虚以肺、脾、肾亏虚为主,实常见外感风寒、风热、燥邪、湿邪等,治疗总以扶正固本,恢复肺的生理功能为要。

罗玲主任医师在治疗慢性阻塞性肺疾病时,擅长用沉香,取其降逆止咳,温肾平喘之功效,治疗肾虚寒而气逆之喘咳效果较好。《本草备要》记载:"沉香,辛苦性温,诸木皆浮,而沉香独沉,故能下气而坠痰涎……入右肾命门,暖精助阳,行气不伤气,温中不助火。"现代药理学研究表明,沉香含有苄基丙酮,具有止咳、纳气平喘的功效。但应注意的是沉香辛香主升,且价格昂贵,药材资源有限,故一般剂量不宜过大,3~5g 即可,同时在煎药时,不宜久煎,多在 1 剂药煎 3 次后,将药液混合,再纳入沉香煎煮 5~10min 即可。

（王　玮）

第三节　慢性阻塞性肺疾病合并肺癌

案例一

患者姓名:陈某　　　　性别:男　　　　年龄:68 岁

就诊日期:2013 年 8 月 2 日初诊

主诉:患者反复咳嗽 3 年,加重伴背痛 1 月。

现病史:3 年前每于冬春季节变化时受凉后出现咳嗽、咯痰,服用中药或抗生素可缓解,1 月前上述症状加重,伴活动后喘累,乏力及背部疼痛,无痰血及呼吸困难,于 2013 年 7 月 20 日到本市内某教学医院行胸部 CT 提示右肺占位病变,双肺肺气肿征象,并行纤维支气管镜活检病理:查见癌细胞。刻下症见:望之有神,咳嗽、咽痒即咳,多说话亦咳嗽,咳白色泡沫痰,无痰血,右胸痞闷,背痛,动则气紧、心累,疲倦,乏力,声音嘶哑,纳食可,睡眠一般,舌黯红,苔白,脉细弦。

既往史:慢性阻塞性肺疾病3年。否认乙肝、结核等传染性疾病,否认糖尿病、冠心病等慢性疾病,否认手术外伤史。

过敏史:否认食物、药物过敏史。

体格检查:神志清楚,精神欠佳,慢性病容,口唇发绀,双肺叩过清音,右上肺叩实音,双肺呼吸音粗,右上肺呼吸音减低,心率89次/min,心律齐,各瓣膜区未闻及杂音,双下肢不肿。

辅助检查:2013年7月20日胸部CT:右肺占位病变,肺气肿征象,纤维支气管镜活检病理:查见癌细胞。

西医诊断:慢性阻塞性肺疾病;肺癌;肺气肿;肺大疱。

中医诊断:肺胀并肺积。

辨证:肺脾两虚,痰瘀互结。

治法:健脾益肺,化瘀散结。

处方:二陈汤加减。

陈皮12g	杏仁10g	法半夏12g	胆南星12g
紫菀15g	桑白皮15g	苏子12g	厚朴15g
蜡梅花15g	海蛤粉15g	皂角刺15g	黄芩30g
黄芪30g	黄精15g	白术10g	肉苁蓉15g
金荞麦30g	莪术15g	鳖甲^{先煎}30g	穿山甲^{先煎}10g

加水2 000ml,煎取900ml,分6次服,2日1剂,共4剂。

2013年8月16日二诊:患者于8月10日市内某三甲医院行紫杉醇+奈达铂化疗,化疗后出院1天,现感咳嗽、胸闷,咯痰减少,乏力、食欲不振,恶心、干呕,便秘,小便可,睡眠一般。药毒损伤脾胃,脾胃虚弱,胃失和降,故见上述诸症。治当健脾和胃、化痰散结、宣肺止咳。

白术30g	陈皮15g	厚朴15g	甘草10g
法半夏10g	猪苓30g	茯苓30g	石斛15g
黄芪30g	太子参30g	五味子10g	麦冬15g
小茴香10g	淫羊藿15g	女贞子30g	补骨脂15g
当归15g	杏仁15g	神曲15g	旋覆花^{包煎}15g

加水1 000ml,煎取450ml,分3次服,日1剂,共6剂。

2013年8月23日三诊:刻下症见咳嗽、胸闷,咯痰减少,乏力、食欲好转,恶心、干呕消失,大便正常,小便可,睡眠差。药毒损伤脾胃,脾胃虚弱,胃失和降,效不更方,续以健脾和胃、化痰散结、宣肺止咳,固护脾胃及正气,迎接下一

疗程的化疗。处方:

白术 30g	陈皮 15g	厚朴 15g	甘草 10g
法半夏 10g	猪苓 30g	茯苓 30g	石斛 15g
黄芪 30g	太子参 30g	五味子 10g	麦冬 15g
桔梗 10g	淫羊藿 15g	女贞子 30g	补骨脂 15g
当归 15g	杏仁 15g	黄精 30g	柏子仁 30g

加水 1 000ml,煎取 450ml,分 3 次服,日 1 剂,共 10 剂

按:慢性阻塞性肺疾病多见于中老年人,吸烟人群高于非吸烟人群,而肺癌同样多见于这部分人群。肺癌是原发于支气管的肺恶性肿瘤,包括小细胞肺癌和非小细胞肺癌,中医属于咳嗽、息贲、肺积等病范畴,常表现为咳嗽、胸痛、咳血、咯痰等非特异性临床表现。对于中老年人,尤其是有肿瘤高危因素的人群,出现上述症状且按非肿瘤性疾病治疗效果欠佳时,应考虑到恶性肿瘤的可能,常规的胸片或胸部 CT 应当作为首选检查方法。

本病属于中医"咳嗽""息贲""肺胀""肺积"等病范畴,咳嗽、咯痰、胸痛、胸闷常为其主要症状。病位在肺,涉及脾肾诸脏器,病性属本虚标实。早期邪实证不虚或微虚,治疗当祛邪为主,扶正为辅,中期邪实正虚,祛邪扶正兼顾,晚期正虚邪实,治当扶正为主,扶正以祛邪。肺癌手术或化疗、放疗,伤人正气,或伤气,或伤血,或伤阴,或伤阳,辨清气血阴阳,治以益气养阴、益气养血,阴阳并补,方获良效。初诊是以邪实正虚,邪实以痰瘀互结为主,故以半夏、南星、浙贝母、皂角刺、鳖甲、莪术、穿山甲等破血消癥、化痰散结、软坚消癥祛其邪实,祛邪以固正;虚以肺脾两虚为主,方中以白术、黄精、黄芪等补益肺脾之气,扶正以祛邪。二诊是患者处于化疗后,除了表现为咳嗽、胸闷,咯痰等肺部症状外,新增乏力、食欲不振,恶心、干呕,便秘胃肠症状及全身乏力等化疗副反应。药毒损伤脾胃,脾胃虚弱,胃失和降,故治当健脾和胃为主、兼化痰散结、宣肺止咳、益气养阴,方中二陈汤化痰而和胃,生脉散益气、养阴、固正,佐以半夏、厚朴理气化痰,旋覆花、当归、苦杏仁宣肺、润肺以止咳。三诊时,效不更方,考虑患者当继续面临化疗药毒戕害,当继续以顾脾胃后天之本,酌以柏子仁安神定志,去旋覆花,加桔梗利咽止咳,去六神曲,加黄精健脾补肾,固护人之先后天。

诸脏虚损峻补无益,独取中州是为至要,所有疾病的发生有一个共同的根本因素,就是人体内的正气不足,如《黄帝内经》云"正气存内,邪不可干","邪之所凑,其气必虚"。人体正气的生成来源于水谷之精气,正是李东垣所强调的胃气、元气。其盛衰与脾胃功能的强弱密切联系,脾胃功能强则正气充盛;脾胃功能弱则正气不足。而正气的强弱,直接影响到机体预防和抗病能力,因此,在临床实践中要时时、处处固护脾胃之气。

罗玲老师在其临床诊疗过程中,充分体现了时时、处处不忘脾胃后天之本,治病不忘脾胃。如治疗咽炎、喉炎的常用药物山豆根、射干,其药性苦寒,易伤脾胃,常引起恶心、呕吐、腹部不适、纳差、腹痛、腹泻等,罗玲主任医师常于方中伍以党参、山药等,益气健脾,固护脾胃中焦。又如化痰药皂角刺、桑白皮、天竺黄、瓜蒌、藏青果等,药性寒凉,常伤脾胃,因此老师常在使用化痰药时,均不忘询问患者饮食及二便,以辨明脾胃中州虚实,酌情使用健脾护胃之品,以固护后天之本。再如治疗气喘、咳嗽常用之品五味子、乌梅,其味酸涩、敛肺止咳定喘,部分患者服之易出现胃酸过多、食管反流症状,如反酸、恶心、烧心等,老师常佐以乌贼骨、瓦楞子、海螵蛸等,可明显减轻胃部不适症状。

肺气肿、肺源性心脏病患者病情日久,常常出现咳嗽、咯痰、气喘,伴纳呆、腹胀、便溏,小便少或夜尿频数、怕风怕冷、舌淡苔白腻、脉沉细等肺脾两虚或肺脾肾虚证,肺属金、脾属土、肾属水,土生金、金生水,脾为肺之母,肾为肺之子,母病及子,子病及母,肺病日久可以波及脾母及肾子。此时肺气肿、肺源性心脏病的治疗常常肺脾肾同治,而更当重视其固护脾胃后天之本,常佐用参苓白术或四君子类。脾肾阳虚当以淫羊藿、补骨脂、肉桂等温补脾肾。

使用滋补药,也一定要固护脾胃,这是因为脾胃为后天之本,百虚皆由于脾胃。如大病久病之后或年老体弱的虚衰,常非一脏一腑,多见五脏皆虚,气血阴阳俱不足,此时用补当遵孙思邈"五脏不足,调于胃",通过补脾胃,旺脾气,则气血阴阳化生有源,五脏六腑皆得其养。此外,在"虚不受补"时,也要首先固护脾胃。所谓"虚不受补",是指体质虚弱较甚或阴阳气血俱虚时,当用补药滋补,若脾胃不健,反可致气机壅滞,加重脾胃之虚,药力难行,体虚愈甚,此时用补,要以运脾为先。又因为滋补药多腻滞,尤以滋补阴血之品为甚,往往滞胃呆脾,故在运用补药时,常应配以调理脾胃之品,如陈皮、木香、藿香、佩兰、苍术、厚朴等。上述各药不仅能使脾胃功能健旺,而且能防补药腻滞之弊。

罗玲老师每于对患者的病史采集、辨证、处方及用药,无论何病,在诊治过程中均体现出"重视脾胃为后天之本,治病必顾脾胃"的重要思想。脾胃健、气血足,气血生化源源不绝,正气益盛,邪气易祛,进补时,百补当以脾胃为先。

慢阻肺并发恶性肿瘤发病率高,罗玲老师在治疗这些疾病过程中常嘱咐我们要固护脾胃中州。

案例二

患者姓名:刘某　　　　性别:男　　　　年龄:71 岁
就诊日期:2015 年 5 月 11 日初诊

主诉:反复咳嗽、咳痰 7 年,爬坡累 2 年,加重 1 周。

现病史:2 年前反复冬季出现咳嗽、气促,感冒后加重。于 6 月前受凉后出现咳嗽,夜间咳剧,伴痰中带血。自服用甘草合剂、苏黄止咳胶囊、云南白药胶囊等咳嗽、痰血缓解,未进一步治疗。1 周前患者上述症状加重,伴咯白色泡沫痰,无痰中带血及咯血,胸闷、气喘,动则加重,无胸痛,无发热,无咽痛,无咽部异物感,无鼻塞流涕,无鼻腔分泌物倒流,无回吸痰,舌红,苔白腻,脉细。

既往史:慢性支气管炎 7 年,肺气肿病史 2 年,肺源性心脏病 2 年,肺癌病史 2 年,否认乙肝、结核等传染性疾病,否认糖尿病、冠心病等慢性疾病,否认手术外伤史。

过敏史:否认食物、药物过敏史。

体格检查:神志清楚,精神欠佳,慢性病容,消瘦面貌,口唇微发绀,双肺叩清音,左上肺叩实音,双肺呼吸音粗,左上肺呼吸音减低,左下肺可闻及少许湿啰音,心率 88 次 /min,心律齐,各瓣膜区未闻及杂音,腹部平软,腹部未扪及包块,肝肋下 1cm 可扪及,剑突下约 2cm 可扪及,质软,腹部叩鼓音,移动性浊音阴性,双下肢微肿。

辅助检查:2 年前我院胸片提示肺气肿、左肺占位病变,胸部 CT 提示慢性阻塞性肺疾病,左上肺恶性肿瘤伴阻塞性肺炎,建议行肺穿刺活检。2015 年 5 月 8 日本院胸部 CT:左上肺病灶较前增大,左肺上叶阻塞性肺炎,左下肺少许斑片影,双肺气肿。

西医诊断:慢性阻塞性肺疾病;左肺癌;肺源性心脏病。

中医诊断:肺胀肺积。

辨证:痰阻气逆。

治法:化痰散结,降逆平喘。

处方:三子养亲汤合葶苈大枣汤加减。

苏子 12g	莱菔子 12g	葶苈子 12g	大枣 12g
紫菀 12g	冬花 12g	桑白皮 12g	地骨皮 12g
皂角刺 12g	竹茹 12g	黄芩 30g	半枝莲 30g
海蛤壳 15g	陈皮 12g	法半夏 12g	浙贝母 15g
地龙 12g	云芝 10g		

加水 2 000ml,煎取 450ml,分 3 次服,日 1 剂,共 7 剂。

2015 年 5 月 18 日复诊:患者胸闷、气喘减轻,仍咯白色泡沫色痰,量少,无痰中带血及咯血,舌红,苔白腻,脉细。因病情好转,继续给予三子养亲汤合葶苈大枣汤加减,具体方如下:

苏子 12g	莱菔子 12g	陈皮 12g	法半夏 12g

紫菀 12g	白芥子 10g	桑白皮 12g	地骨皮 12g
皂角刺 12g	天竺黄 15g	黄芩 30g	半枝莲 30g
海蛤壳 15g	葶苈子 12g	南沙参 30g	浙贝母 15g
桔梗 12g	云芝 10g		

加水 2 000ml,煎取 450ml,分 3 次服,日 1 剂,共 7 剂。

2015 年 5 月 25 日三诊:患者胸闷、气喘减轻,仍咯白色泡沫痰,量少,无痰中带血及咯血,舌红,苔白腻,脉细。因病情好转,继续给予三子养亲汤合葶苈大枣汤加减,具体方如下:

苏子 12g	莱菔子 12g	陈皮 12g	法半夏 12g
紫菀 12g	白芥子 10g	桑白皮 12g	地骨皮 12g
皂角刺 12g	天竺黄 15g	黄芩 30g	半枝莲 30g
海蛤壳 15g	葶苈子 12g	南沙参 30g	浙贝母 15g
桔梗 12g	云芝 10g		

加水 2 000ml,煎取 450ml,分 3 次服,日 1 剂,共 7 剂。

按:本案患者肺恶性肿瘤伴阻塞性肺炎,以咳嗽、咯白色泡沫痰,胸闷、气喘为主症,动则加重,无胸痛,无痰中带血及咯血。本病中医属于"肺胀""肺积"范畴。中虚土湿,脾不运化,痰浊内生,肺为贮痰之器,痰阻肺道,肺气宣降失常,肺气不降,则咳嗽、喘累、气逆。本例肺恶性肿瘤伴阻塞性肺炎,证属痰阻气逆,治以化痰散结、降逆平喘,给予三子养亲合葶苈大枣汤加减,方中苏子、莱菔子、白芥子降气化痰,葶苈子泄肺平喘,法半夏燥痰,浙贝、海蛤壳化痰止咳,黄芩、半枝莲清泄肺热,紫菀、冬花止咳,桑白皮、地骨皮、陈皮为肺所属,皮药入肺,大枣、云芝补中虚止咳,健运中州,避免生痰之源,本病常因外邪引发,加用地龙疏风。久病、怪病多痰,患者肺部肿块当属此类,且为顽痰、老痰,故常佐皂角刺、天竺黄等涤痰之品。

肺癌是指原发于支气管的恶性肿瘤,临床最常见的恶性肿瘤之一。属于中医学"肺积""息贲""咳嗽""咯血"等范畴。由于肺癌的病因病机复杂,目前尚无公认的辨证分型标准,尽管肺癌往往表现为局部病灶,尤其在早期肺癌,但肺癌不是局限于肺部的疾病,而应当将肺癌看成全身性疾病的一个局部表现,而且肺癌在实质上就应当属于全身性疾病,治疗上强调全面调整人体功能,通过辨证以治癌。本病的病因病机主要是由于正气虚损,阴阳失调,脏腑功能发生障碍,使机体抵抗力降低,邪之所凑,其气必虚,邪气乘虚袭肺,积于胸中,宣降失司,脾失健运,肺气膹郁则气机不利,络脉受阻,血行凝滞,脾虚湿蕴则聚精为痰,气滞、血瘀、痰凝、热毒胶结于肺,日久形成积块而为肺部肿瘤,瘤毒内滞,又进一步耗气伤阴,阴阳失调,阴阳俱损,正气愈虚。可见肺癌是一个因虚而得病,因虚而致实,实又进一步致虚,全身属虚,局部属实的疾病,虚实互为因果。肺癌发生发展过程中的核心环节:(正)虚、(血)瘀、痰(结)、(热)毒、(气)滞。

肺癌辨证先抓主症,首先辨虚实性质,抓住患者诸多临床表现中的主要症状,来辨别正虚和邪实各自的性质。虚证:当辨明气血阴阳孰虚,气虚证主要表现为气短、乏力、精神萎靡,舌淡苔薄白,脉细。阴虚主要表现为低热口干,舌红或绛,苔少或光剥无苔;气阴两虚主要表现为乏力气短,口干痰少或痰中带血,舌淡苔薄,脉细;脾气虚主要表现为痰多纳少,腹胀便溏,舌淡胖或有齿印。阳虚证主要表现为腰膝酸软,怕冷,夜尿频多,舌淡脉沉细。若咳喘气促,动则尤甚,腰酸畏寒,夜尿增多,则常为阴虚及阳,阴阳两虚。实证:痰热壅肺证常有咳嗽、咳黄痰;痰湿阻肺证常有咳嗽、痰多、痰白清稀,舌淡苔厚腻,脉弦;痰毒凝聚证常有肺部肿块或伴瘰疬痰核;气滞证常有胸胁闷胀、窜痛;血瘀证常有胸痛固定如针刺刀割,舌质紫黯、或络脉瘀曲、脉迟涩等。第二,辨证时当辨明虚实孰多孰少,如此分虚实,辨性质,在治疗上就能主次分明,有的放矢。血瘀证、痰证、气虚证、阴虚证是晚期肺癌的主要证候,虚、瘀、痰、毒、滞在肺癌的发生、发展过程中相互作用,随着病情的发展而加重,在晚期肺癌的病机演变中起了重要作用。

案例三

患者姓名:况某　　　　性别:男　　　　年龄:65 岁

就诊日期:2014 年 4 月 21 日初诊

主诉:反复咳嗽咳痰 7 年,爬坡累 2 年,加重 6 月。

现病史:7 年前受风寒后出现咳嗽、咯痰,每于冬春季节易出现,2 年前上述症状加重伴爬坡累,活动后乏力,给予抗炎对症治疗可好转。6 月前上述症状加重伴咯痰色黄量多,市内某医院 CT 发现左肺占位,活检提示左肺低分化鳞癌,给予化疗 2 次,化疗后上述症状减轻,因化疗副作用大而中断化疗后 3 月,咳嗽、咯痰、活动后气促症状加重,本院 CT 提示肺部肿瘤进展。刻下症见:咳嗽、咳黄绿色痰,活动后气促,偶有痰中带血,夜间咳嗽较白天重,咽喉痒,颈项强满不舒,右膝关节屈伸疼痛,双下肢不肿,舌淡红,苔少,脉弦细。

既往史:慢性阻塞性肺疾病 3 年,发现肺鳞癌 6 月,化疗 2 次,末次化疗后 3 月,因为化疗的副作用大,拒绝再行化疗及放疗。否认乙肝、结核等传染性疾病,否认糖尿病、冠心病等慢性疾病,否认手术外伤史。

过敏史:否认食物、药物过敏史。

体格检查:神志清楚,精神欠佳,慢性病容,消瘦面貌,口唇微发绀,左颈部可扪及 1 枚肿大淋巴结,直径约 2cm,质硬,较固定,无压痛,双肺叩清音,左中上肺叩实音,双肺呼吸音粗,左肺呼吸音减低,双下肺可闻及少许散在细湿啰音,心率 74 次 /min,心律齐,各瓣膜区未闻及杂音,腹部平软,腹部未扪及包块,肝肋下 2cm 可扪及,剑突下约 3cm 可扪及,质软,腹部叩鼓音,移动性浊音阴性,四肢关节无畸形,双下肢不肿。

辅助检查:2013 年 10 月 18 日市内某三甲医院增强 CT:左上肺癌伴肺不张,主支气管受累,双肺多发转移,纵隔及肺门、淋巴结转移,左锁骨上淋巴结转移。2013 年 10 月 26 日纤维支气管镜见左主支气管闭塞,开口处可见新生物,触之易出血。活检病理示:(左肺)低分化鳞癌。

西医诊断:慢性阻塞性肺疾病;左肺鳞癌。

中医诊断:肺胀肺积。

辨证:肺脾两虚,痰热阻肺,瘀毒内结。

治法:补肺,健脾益气,清肺化痰,散结,活血化瘀,解毒。

处方:葶苈大枣泻肺汤加减。

葶苈子 15g	大枣 15g	射干 15g	薏苡仁 30g
芦根 30g	杏仁 15g	沉香后下 6g	五味子 15g
苏子 15g	莱菔子 15g	白芥子 10g	竹茹 15g
鱼腥草 30g	黄芩 30g	细辛 3g	地龙 10g
皂角刺 10g	浙贝母 15g	海蛤粉 15g	桑白皮 15g
紫菀 15g	白及 15g		

加水 2 000ml,煎取 900ml,分 6 次服,二日 1 剂,共 4 剂。

2014 年 4 月 29 日二诊:上述诸症减轻,咳嗽、咳痰减少,咳黄白色痰,痰中带血丝,右下肢仍疼痛,双下肢不肿,口干,大便干燥。舌淡红,苔少,脉弦细。

葶苈子 15g	大枣 10g	沉香后下 6g	五味子 15g
苏子 15g	鱼腥草 30g	地龙 10g	海蛤粉 15g
皂角刺 10g	穿山甲先煎 10g	山慈菇 15g	蜂房 10g
细辛 3g	竹茹 15g	半枝莲 30g	白花蛇舌草 30g
桑白皮 15g	地骨皮 15g	紫菀 15g	浙贝母 15g
三七粉冲服 6g	侧柏叶 15g	白及 15g	山药 30g

加水 2 000ml,煎取 900ml,分 6 次服,二日 1 剂,共 3 剂。

2014 年 5 月 5 日三诊:咳嗽、咳痰减少,咳黄白色相间痰,偶有痰中带血丝,右下肢疼痛减轻,双下肢不肿,口干,大便干燥。舌淡红,苔少,脉弦细。

葶苈子 15g	大枣 10g	沉香后下 6g	五味子 15g
苏子 15g	肉桂 10g	地龙 10g	海蛤粉 15g
皂角刺 15g	穿山甲先煎 10g	山慈菇 15g	蜂房 10g

细辛 3g	竹茹 15g	半枝莲 30g	白花蛇舌草 30g
桑白皮 15g	地骨皮 15g	紫菀 15g	浙贝母 15g
三七粉^{冲服}10g	泽兰 10g	白及 15g	山药 30g

加水 2 000ml，煎取 900ml，分 6 次服，二日 1 剂，共 6 剂。

按：肺癌是指原发于支气管、肺泡的恶性肿瘤，包括小细胞肺癌和非小细胞肺癌，与慢性阻塞性肺疾病一样，多见于中老年人，吸烟人群高于非吸烟人群，慢性阻塞性肺疾病常与肺癌合并存在。

本例患者辨证属肺脾两虚、痰热阻肺、瘀毒内结，故总的治疗法则为补肺健脾，宣肺化痰，破瘀散结，诸法并用，攻补兼施。方中穿山甲、皂角刺、山慈菇、蜂房、浙贝母等破血消癥、软坚散结，半枝莲、白花蛇舌草、芦根、鱼腥草等清热解毒，葶苈子、大枣泄肺平喘。

总的来说，肺癌的治疗法则是扶正祛邪，即扶正气补虚，祛痰、化瘀、解毒、行滞以去其邪。扶正常用方剂有四君子方、生脉散、参苓白术散、六味地黄丸、百合固金汤等；祛邪常用二陈汤、血府逐瘀汤、小陷胸汤、千金苇茎汤等。此外，方中尚需在辨证的基础加用一些具有抗癌抑瘤作用的中草药，如半枝莲、半边莲、白花蛇舌草、白英、龙葵、石见穿、蜂房、百合、花粉、山慈菇、紫杉、半夏、桂枝、高良姜、莪术、薏苡仁、金荞麦、鳖甲、炮山甲、灵芝、黄芪等。另外，分期分阶段辨证治疗，以针对肺癌不同时期、不同治疗阶段各自不同的特点进行辨证治疗，如术后以虚为主，放疗以热毒伤肺为主，化疗后以肺脾两虚、胃失和降为主要特点，晚期肺癌并发症多，病情更为复杂，只有分清主次，抓住要领，才能有的放矢。

案例四

患者姓名：王某　　　性别：男　　　年龄：65 岁

就诊日期：2014 年 9 月 4 日初诊

主诉：痰中带血伴胸痛 3 年余，加重 2 周。

现病史：患者于 2011 年 6 月 14 日因"痰中带血伴胸痛"入住市内某三甲医院，胸部 CT：右肺上叶占位病变，直径约 5cm×6cm，累及主动脉，双下肺散在小结节，经皮肺穿刺活检提示右上肺低分化鳞癌，TP 方案化疗 4 次，2011 年 11 月 20 日复查胸部 CT 提示右上肺病灶略缩小，双下肺结节病灶变化不明显，且因化疗副作用大，患者及家属拒绝继续化疗，长期门诊服中药治疗。2014 年 6 月出现多发骨转移，全身疼痛，服用吗啡缓释片镇痛。2014 年 9 月 4 日因疼痛加重 2 周来就诊，刻诊见：干咳痰少，不易咳出，全身疼痛、失眠、神疲、乏力、口干、食欲不振、便秘、小便少。舌红，少苔，舌下络脉迂曲，脉细涩。

既往史:慢性阻塞性肺疾病5年,否认乙肝、结核等传染性疾病,否认糖尿病、冠心病等慢性疾病,否认手术外伤史。

过敏史:否认食物、药物过敏史。

体格检查:神志清楚,精神极差,极度消瘦貌,痛苦表情,少气懒言,口唇微发绀,左颈部可扪及1枚肿大淋巴结,直径约2cm,质硬,较固定,无压痛,双肺叩清音,右肺呼吸音减低,双肺未闻及湿啰音,心率91次/min,心律齐,各瓣膜区未闻及杂音,舟状腹,腹部未扪及包块,肝脾未及,腹部叩鼓音,移动性浊音阴性,四肢关节无畸形,双下肢不肿。

辅助检查:2014年6月某三甲医院增强CT:右肺癌,双肺多发转移,双肺气肿,右6、9肋、胸6、11、腰1、2椎体出现多发骨转移。

西医诊断:慢性阻塞性肺疾病;肺鳞癌;恶性肿瘤恶病质。

中医诊断:肺积、肺胀、虚劳。

辨证:阴虚血瘀。

治法:养阴填精,活血化瘀。

处方:养阴填精化瘀方加减。

生地45g	玄参15g	北沙参30g	黄精30g
制鳖甲^{先煎}30g	莪术12g	桔梗15g	山茱萸15g
赤芍15g	桂枝12g	丹参30g	紫菀15g
浙贝母15g	百合15g	神曲12g	枳壳10g

加水2 000ml,煎取900ml,分6次服,2日1剂,共4剂。

2014年9月11日复诊:干咳减轻,痰易咳出,全身疼痛、失眠、神疲、乏力、口干、食欲不振好转,仍便秘、小便少。舌红少苔,舌下络脉迂曲,脉细涩。续以养阴填精,活血化瘀法治之。

处方:养阴填精化瘀方加减。

生地45g	玄参15g	北沙参30g	黄精30g
制鳖甲^{先煎}30g	莪术12g	桔梗15g	山茱萸15g
赤芍15g	桂枝12g	丹参30g	紫菀15g
浙贝母15g	百合15g	神曲12g	枳壳10g
火麻仁30g	炒麦芽20g		

加水2 000ml,煎取900ml,分6次服,2日1剂,共7剂。

按:该例患者属阴虚血瘀证,立养阴、填津、化瘀法,给予养阴填精化瘀方加减治疗6月余,明显延长了患者生存期及生活质量,方中生地,大补一身之元阴,填精补髓、养阴生津,为君药;黄精、山茱萸滋阴填精补髓,助生地填精养阴,共为臣药;赤芍、莪术、鳖甲、丹参活血化瘀;北沙参、玄参益气养阴,百合养阴润肺;桔梗、枳壳行气导滞,载药上下,紫菀、贝母止咳化痰,共为佐使之药;桂枝,温阳化气,配伍生地、黄精、山茱萸等以达阳中求阴之目的,同时佐制生地等寒凉之性,为佐药。全方共获养阴、填精、化瘀之功效,切中病机,故能获良效。

对晚期恶性肿瘤恶病质的辨证,一般以气阴两虚多见,其次为气虚痰湿、阴虚内热、气滞血瘀型,而鲜有报道采用阴虚血瘀证辨治恶性肿瘤恶病质,而事实上阴虚血瘀证广泛存在于中风、糖尿病、肾病等疾病中,也广泛存在于恶性肿瘤疾病中。罗玲主任中医师常教导我们晚期危重患者常见阴虚夹血瘀证,治疗当破除阴虚与血瘀之间的恶性循环;针对晚期恶性肿瘤阴虚兼夹血瘀证,立养阴化瘀之法治之。因为阴液足瘀易化,瘀血去则津易生。恶性肿瘤晚期,恶病质状态,阴虚津亏为常态,津亏至极,元阴亏耗,肾藏精,肾中阴精必然消耗至竭,阴虚至一定程度必然致肾精亏虚,故本于中医"治未病"的思想,无论是否有精亏之象,在恶病质阴虚患者中,养阴填精作为常法,与活血化瘀并用,对晚期恶性肿瘤恶病质阴虚血瘀证旨在打破其阴虚与血瘀的恶性循环。针对晚期恶性肿瘤见阴虚血瘀证,立养阴、填精、化瘀法,方以增液汤合血府逐瘀汤为基础进行加减,取得不错疗效,明显延长了患者生存期,改善了晚期恶病质患者的生活质量。

(刘 勇)

第四节 慢性阻塞性肺疾病合并心力衰竭

案例一

患者姓名:高某　　　性别:男　　　年龄:80 岁

就诊日期:2019 年 3 月 18 日初诊

主诉:活动后喘累 10 余年,加重 1 周。

现病史:10 余年前反复胸闷,喘累,气紧,动则加重,时咳嗽,咳痰不爽,下肢无水肿,未予特殊治疗,1 周前患者无明显诱因感上述症状较前加重,伴纳眠欠佳,二便调。舌黯,舌底脉络迂曲,苔白,脉涩。

既往史:患慢性阻塞性肺疾病、冠状动脉粥样硬化性心脏病、慢性心力衰竭 10 余年。

过敏史:否认食物、药物过敏史。

体格检查:桶状胸,呼吸运动对称,双侧语颤减弱,双肺叩诊过清音,双侧呼吸音减弱,可闻及散在湿啰音,双下肢水肿。

辅助检查:暂缺。

西医诊断:慢性阻塞性肺疾病;冠状动脉粥样硬化性心脏病;慢性心力衰竭心功能Ⅳ级。

中医诊断:肺胀。

辨证:肺脾肾虚,痰瘀内阻。

治法:补益脾肾,泻肺平喘,化痰活血。

处方:葶苈大枣泻肺汤合苏子降气汤加减。

葶苈子 12g	大枣 10g	紫苏子 12g	陈皮 12g
当归 15g	法半夏 10g	姜厚朴 10g	前胡 10g
肉桂 6g	沉香^{后下} 5g	莱菔子 12g	蛤壳 12g
山药 30g	太子参 30g	丹参 20g	黄芩 30g
补骨脂 15g	菟丝子 30g	红芪 20g	浙贝母 12g

加水 1 500ml,煎取 600ml,分 6 次服,2 日 1 剂,共 5 剂。

按:老年人是慢性阻塞性肺疾病患病的主要人群。该病病程长,随着病变进展,由于炎症反复损伤气道导致肺结构改变,通气阻塞障碍不断加重。由于肺血管床的减少及缺氧导致肺动脉发生痉挛及血管重塑等变化,从而进一步导致肺动脉高压,右心室肥厚扩大,最终导致右心功能不全,预后欠佳。按其功能分代偿期与失代偿期。本例患者基础疾病伴有冠心病,且已发病 10 余年,病情较晚、较重,在终末期患者,常见虚实夹杂之证,本例即为肺、脾、肾虚兼血瘀,治疗当标本兼顾。本病发展过程中,本虚标实是其基本病机,虚、痰、瘀、饮缠绵于一体。

本方中葶苈子、紫苏子、莱菔子三药合用以泻肺平喘化痰,配伍大枣防葶苈子等药苦寒伤胃。以陈皮长于行气、半夏长于燥湿化痰,二药合用共奏理气化痰之功。患者既往已有冠心病 10 余年,又所谓"久病必瘀",患者久病肺气虚损,治节失职,津液聚而成痰;血行涩滞,循环不利,瘀血内生,故方中配伍当归、丹参以活血化瘀,同时当归又可防方中其他药物之燥烈之性。痰浊蕴肺易郁而化热,故配伍黄芩以清泻肺热、燥湿化痰。患者咳痰不爽,痰浊内停,予浙贝母、蛤壳、前胡三药合用以止咳化痰散结。患者胸闷明显,故予厚朴以宽胸下气除满。考虑方中苦寒药物较多,且患者本已纳差,脾胃不足明显,故合用山药、太子参等益气健脾,固护脾胃。因母病及子,此患者患慢性阻塞性肺疾病已久,肺气久虚及肾,肾虚失其纳气之功,故予红芪补肺气,配伍沉香、肉桂温肾纳气,尚配伍补骨脂、菟丝子等补益肾气。全方可见补泻兼施,寒热并用,标本兼顾,共奏扶正祛邪之功。

罗玲主任医师擅长运用当归以行血活血化瘀,当归首载于《神农本草经》云:"主咳逆上气,温疟,寒热洗洗在皮肤中,妇人漏下绝子,诸恶疮疡,煮饮之。"当归性味甘、辛,温。归肝、心、脾经。具有补血活血,调经止痛,润肠通便之效。其运用早在《金匮要略》中即有记载,如:当归生姜羊肉汤,主治温中补虚、祛寒止痛,其云:"寒疝腹中痛,及胁痛里急者,当归生姜羊肉汤主之。"方中即应用当归养血而行血滞。《素问·痹论》云:"病久入深,荣卫之行涩,经络时疏,故不通。"对于慢性阻塞性肺疾病患者常有痰饮内盛的情况,痰瘀互结,气机郁滞,故罗玲主任医师常以当归配合治疗,共奏活血化瘀,利水消肿之功。

罗玲主任医师于临床实践中本着急则治其标、缓则治其本的原则,标本兼顾,治标常用活血化瘀、宣肺行水、温阳行水等法,治本则据肺、脾、肾、心等脏腑气血阴阳虚损不足的具体情况来选择合适的补益方案。罗玲主任医师注重对于"瘀"的处理,因为"瘀"是慢性阻塞性肺疾病发展至终末期患者常见之病理产物,而其本身又是疾病进一步发展之病机;瘀血内停,气机不畅,病程较长,阴血渐虚。故于治疗之时,需兼顾本虚与血瘀、痰浊等病理产物,降气平喘,燥湿化痰,补益肺、脾、肾三脏与行气、活血、化瘀等同步进行,方能取得满意疗效。

案例二

患者姓名:郭某　　　　性别:男　　　　年龄:61 岁

就诊日期:2019 年 2 月 15 日初诊

主诉:反复咳嗽、咳痰伴活动后喘累 1 年,加重 2 天。

现病史:患者于 1 年前自觉喘累,气紧,时咳嗽,咳黄稠痰,双下肢水肿,偶有心悸,于当地医院就诊确诊"慢性阻塞性肺疾病;慢性心力衰竭　心功能Ⅲ级",平素未予重视。2 天前,患者感上述症状较前有所加重,纳眠一般,小便短少,大便次数正常,质黏腻。舌红,苔白,微腻,脉细数。

既往史:左肺鳞癌术后 9 年。

过敏史:否认食物、药物过敏史。

体格检查:桶状胸,呼吸运动对称,双肺叩诊过清音,双侧呼吸音减弱,双下肺可闻及散在湿性啰音,双下肢重度水肿。

辅助检查:暂缺。

西医诊断:慢性阻塞性肺疾病;慢性心力衰竭心功能Ⅲ级。

中医诊断:肺胀。

辨证:肺脾肾虚,痰热壅肺,瘀血内停。

治法:清热化痰,止咳,降气平喘,活血化瘀,补脾益肾。

处方:葶苈大枣泻肺汤合苏子降气汤加减。

大枣 10g	紫苏子 15g	陈皮 15g	葶苈子 15g
当归 15g	蛤壳 15g	姜厚朴 10g	前胡 10g
泽泻 10g	沉香^{后下}5g	莱菔子 15g	法半夏 10g
山药 30g	太子参 30g	泽兰 15g	黄芩 30g
补骨脂 15g	菟丝子 30g	云芝 10g	茯苓 30g

加水 1 500ml,煎取 600ml,分 6 次服,2 日 1 剂,共 5 剂。

2019 年 2 月 28 日二诊:患者感喘累,气紧,伴胸闷不适,偶有咳嗽,咳黄稠痰,痰量较前增多,双下肢轻度水肿,较前好转,纳眠可,二便正常。舌红,苔白,微腻,脉细数。处方:葶苈大枣泻肺汤合苏子降气汤加减。

大枣 10g	紫苏子 15g	化橘红 15g	葶苈子 15g
当归 15g	蛤壳 15g	姜厚朴 10g	前胡 10g
泽泻 10g	沉香^{后下}5g	莱菔子 15g	法半夏 10g
山药 30g	太子参 30g	泽兰 15g	黄芩 30g
补骨脂 15g	菟丝子 30g	云芝 10g	茯苓 30g

加水 1 500ml,煎取 600ml,分 6 次服,2 日 1 剂,共 5 剂。

2019 年 3 月 19 日三诊:患者感喘累,气紧,胸闷稍有缓解,时咳嗽,咳黄稠痰,咽部有痰附着,双下肢轻度水肿。纳眠一般,二便正常。舌红,苔白,微腻,脉细数。处方:射干麻黄汤加减。

炙蜜麻黄 10g	杏仁 15g	前胡 10g	厚朴 10g
紫苏子 15g	地龙 15g	桑白皮 15g	五味子 15g
细辛 3g	沉香^{后下}5g	桃仁 10g	法半夏 10g
射干 10g	桔梗 15g	浙贝母 15g	黄芩 30g
山药 30g	紫菀 10g	葶苈子 10g	百药煎 6g

加水 1 500ml,煎取 600ml,分 6 次服,2 日 1 剂,共 5 剂。

按:罗玲主任医师认为肺主气,司呼吸,肺叶娇嫩,不耐寒热,为娇脏。外邪犯肺,肺失宣肃而发喘嗽,正如巢元方于《诸病源候论》云:"肺主于气,邪乘于肺则肺胀,胀则肺管不利,不利则气道涩,故气上喘逆,鸣息不通,诊其肺脉滑甚,为息奔上气。"

本例患者既往曾行左肺鳞癌切除术,又患病已久,故肺气虚损可见,肺之通调水道失职,脾失运化水液,肾虚水湿内停,故见水液不运而成双下肢水肿。而水液不运,病理产物、痰瘀互结于中焦,故而咳痰上气,喘促不宁。水停体内而上凌心肺可见喘咳、心悸。水饮、痰浊、瘀血内停,郁而化热,故见咳黄稠痰。水液不运,故见小便短少。

罗玲主任医师初诊辨证为肺脾肾虚、痰热壅肺、瘀血内停,方选葶苈大枣泻肺汤合苏子降气汤加减。方中葶苈子苦寒以泻肺平喘、行水消肿,配伍大枣防止苦寒伤脾。如《删补名医方论》所言："肺痈喘不得卧,及水饮攻肺喘急者,方中独用葶苈之苦,先泻肺中之水气,佐大枣恐苦甚伤胃也。"配合苏子降气汤加减以降气平喘,祛痰止咳。《太平惠民和剂局方》记载："苏子降气汤治男、女虚阳上攻,气不升降,上盛下虚,膈壅痰多,咽喉不利,咳嗽……。"所谓上盛下虚,上盛为肺失宣肃,肺气、痰浊、瘀血壅滞;而下虚为肾阳虚衰,肾不纳气,更进一步加重气喘等表现。方中紫苏子降气平喘,祛痰止咳。半夏燥湿,化痰降逆,厚朴宽胸,下气除满,前胡下气,祛痰止咳,三药助紫苏子降气、祛痰、平喘之功。四药合用共奏解除上盛之功。苏子降气汤原方用肉桂以温肾、纳气、平喘,然罗玲主任医师善用沉香,故本方中以沉香替肉桂。

患者二诊时双下肢水肿较前缓解,考虑原方有效,主方不变更。然新增胸闷之表现,结合患者痰液较前增加,考虑痰饮较初诊更甚,故易陈皮为化橘红。陈皮与化橘红均有行气、燥湿、化痰之功,罗玲主任医师认为陈皮可用于行气为主,常配伍半夏化痰,二者行气、燥湿、化痰功效佳,而化橘红则常用于痰多且偏向寒性更甚之患者。

患者三诊新出现咽部有痰附着的表现。《金匮要略》云："咳而上气,喉中水鸡声,射干麻黄汤主之。"患者虽无喉中水鸡声,但咽部有痰附着,其病机有相似之处。处方以射干麻黄汤为主方以泻肺、祛痰、散结。方中炙蜜麻黄、细辛宣肺止咳平喘;患者感咽部有痰附着,故辅以射干利咽、化痰散结。辅以款冬花、紫菀、地龙合用以清热、止咳、化痰,泻肺降逆平喘。二者宣降相伍,调理肺气;痰饮内盛,予半夏燥湿化痰。上述药物性烈,恐过于发散以伤肺气,故以五味子收敛肺气、止咳。诸药配伍,有泻肺祛痰散结之效。如《金匮要略心典》言:"射干、紫菀、款冬降逆气;麻黄、细辛、生姜发邪气;半夏消饮气。而以大枣安中,五味敛肺,恐劫散之药并伤及其正气也。"此外,尚配伍杏仁及百药煎以止咳平喘;配伍桃仁活血化瘀;以葶苈子、桑白皮二药合用泻肺平喘;须防方中药物中伤脾胃,故配伍山药固护脾胃。

方中之五味子亦为罗玲主任医师常用之中药。五味子始载于《神农本草经》云:"主益气,咳逆上气,劳伤羸瘦,补不足,强阴,益男子精。"五味子味酸、性温,归肺、肾、心经。具有收敛固涩、益气生津、补肾宁心之功效。《唐本草》云:"其果实五味,皮肉甘、酸,核中辛、苦,都有咸味,此则五味俱也。"《用药心法》云:"收肺气,补气不足,升也。酸以收逆气。肺寒气逆,则以此药与干姜同用治之。"可知其对于收敛肺气具有重要作用。因治疗慢性阻塞性肺疾病常用宣肺之品,配伍五味子有助于防发散太过,以致肺气更虚。于罗玲主任医师处方中可常见五味子配伍细辛,因细辛可解表散寒,祛风止痛,温肺化饮。其性烈,恐其伤及肺气,故予五味子酸敛,制细辛之辛散之功,二者为一散一收,相互制约,以达止咳平喘、温化痰饮之功。

案例三

患者姓名:姜某　　　　性别:女　　　　年龄:77 岁

就诊日期:2019 年 1 月 9 日初诊

主诉:反复咳嗽、咳痰伴喘累 20 年,加重伴鼻塞 2 天。

现病史:患者于 20 年前无明显诱因出现咳嗽、咳稠痰,胸闷、喘累气紧,动则加重,双下肢微肿,于外院就诊确诊为"慢性阻塞性肺疾病;慢性心力衰竭 心功能Ⅲ级",平素规范用药(具体不详)。2 天前患者不慎受凉后感上述症状较前加重,伴鼻塞,出汗。纳眠差,二便调。舌红,苔白,脉细。

既往史:无。

过敏史:否认药物及食物过敏史。

体格检查:桶状胸,肋间隙增宽,呼吸运动对称,双肺叩诊过清音,双侧呼吸音减弱,双肺闻及散在湿性啰音,未闻及明显哮鸣音,双下肢水肿。

西医诊断:慢性阻塞性肺疾病;慢性心力衰竭　心功能Ⅲ级。

中医诊断:肺胀。

辨证:痰阻气逆,外感风寒,肺脾肾虚。

治法:宣肺降逆,止咳平喘,疏风解表,补肺脾肾。

处方:射干麻黄汤加减。

炙蜜麻黄 10g	杏仁 15g	前胡 10g	紫菀 10g
紫苏子 15g	地龙 10g	桑白皮 15g	五味子 15g
细辛 3g	沉香后下5g	金荞麦 30g	法半夏 10g
射干 10g	桔梗 15g	川芎 15g	黄芩 30g
山药 30g	蛤壳 15g	浙贝母 15g	枇杷叶 30g

加水 1 500ml,煎取 600ml,分 3 次服,1 日 1 剂,共 5 剂。

2019 年 1 月 16 日二诊:咳嗽加重,咳稠痰,胸闷,喘累气紧,动则加重,双下肢微肿,鼻塞、出汗无明显好转。纳眠差,二便调。舌红,苔白腻,脉细。

处方:射干麻黄汤加减。

炙蜜麻黄 10g	杏仁 15g	前胡 10g	厚朴 10g
蛤壳 15g	地龙 10g	桑白皮 15g	五味子 10g
细辛 3g	沉香后下5g	紫菀 10g	法半夏 10g
射干 10g	桔梗 15g	川芎 15g	黄芩 30g
山药 30g	金荞麦 30g	浙贝母 15g	太子参 30g

加水 1 500ml,煎取 600ml,分 3 次服,1 日 1 剂,共 5 剂。

2019 年 1 月 22 日三诊:咳嗽减轻,咳稠痰,胸闷,喘累气紧,动则加重,鼻塞、出汗均有所缓解。纳眠差,二便调。舌红,苔白腻,脉细。

处方:射干麻黄汤加减。

炙蜜麻黄 10g	杏仁 15g	前胡 10g	厚朴 10g
蛤壳 15g	地龙 10g	红芪 10g	五味子 10g
细辛 3g	沉香[后下] 5g	紫菀 10g	法半夏 10g
射干 10g	桔梗 15g	川芎 15g	黄芩 30g
山药 30g	金荞麦 30g	浙贝母 15g	太子参 30g

加水 1 500ml,煎取 600ml,分 3 次服,1 日 1 剂,共 6 剂。

2019 年 1 月 29 日四诊:咳嗽,咳白痰,胸闷,喘累气紧,动则加重,双下肢微肿。纳眠一般,二便调。舌红,苔白腻,脉细。处方:泻白散加减。

地骨皮 15g	桑白皮 15g	百部 10g	前胡 10g
紫菀 10g	百合 15g	射干 10g	法半夏 10g
桔梗 15g	桃仁 10g	金荞麦 30g	山药 30g
金果榄 10g	夏枯草 30g	玄参 30g	浙贝母 15g
煨诃子 30g	沉香[后下] 5g	百药煎 6g	太子参 30g

加水 1 500ml,煎取 600ml,分 3 次服,1 日 1 剂,共 6 剂。

2019 年 2 月 12 日五诊:咳嗽,咳白痰,清嗓,胸闷,喘累气紧较前减轻,仍动则加重。纳一般,腹胀,睡眠较前好转,二便调。舌红,苔白微腻,脉细。处方:泻白散加减。

地骨皮 15g	桑白皮 15g	百部 10g	前胡 10g
紫菀 10g	百合 15g	射干 10g	法半夏 10g
桔梗 15g	桃仁 10g	矮地茶 30g	山药 30g
金果榄 10g	黄芩 30g	玄参 30g	浙贝母 15g
煨诃子 30g	沉香[后下] 5g	百药煎 6g	太子参 30g

加水 1 500ml,煎取 600ml,分 3 次服,1 日 1 剂,共 5 剂。

2019 年 2 月 19 日六诊:咳嗽,咳白痰,清嗓,口干,胸闷,喘累气紧较前稍有加重,动则加重。纳眠可,二便调。舌红,苔白微腻,脉细。处方:泻白散加减。

葶苈子 10g	桑白皮 15g	百部 10g	前胡 10g
紫菀 10g	百合 15g	射干 10g	法半夏 10g
桔梗 15g	桃仁 10g	矮地茶 30g	山药 30g
金果榄 10g	黄芩 30g	玄参 30g	浙贝母 15g
煨诃子 30g	沉香[后下] 5g	百药煎 6g	太子参 30g

加水 1 500ml,煎取 600ml,分 3 次服,1 日 1 剂,共 5 剂。

按:本例患者为老年女性,既往为某高校教师,平素注重养生。考虑 2019

年1月气温突变,不慎外感风寒而发病。根据其症状表现,罗玲主任医师辨证为痰阻气逆、外感风寒、肺脾肾虚,治以宣肺降逆、止咳平喘、疏风解表、补肺脾肾,方选射干麻黄汤加减,其处方与案例二之射干麻黄汤思路大致相同,考虑患者痰饮内停已久,或成痰结,或郁而化热,故以蛤壳清热化痰散结;又所谓急则治其标,合用枇杷叶降逆、清肺、止咳。

二诊患者咳嗽较前加重,恐收敛之力过重,使邪气内闭,故予减少五味子用量,使邪有出路;望舌见舌苔白腻,考虑为痰湿内盛,而慢性阻塞性肺疾病常导致肺、脾、肾亏虚,故将枇杷叶改用太子参以益气健脾、生津润肺。三诊患者咳嗽、喘累有所好转,因前方桑白皮泻肺平喘易苦寒败胃,故中病即止。考虑患者久病肺气亏虚以红芪补肺、益气固表,余组方同前。四诊患者咳嗽、喘累有所好转,外感症状不明显,此时改主方为泻白散。方中以桑白皮寒凉之性泻肺平喘,为君药;地骨皮亦性寒,清降肺中伏火,为臣药。患者由初诊至此四诊已有1月余,外感症状表现已不明显,罗玲主任医师对于本次就诊辨证为气郁痰阻、痰热壅肺,治以降逆止咳平喘、清热燥湿化痰、补肺健脾,方选泻白散加减。因为急则治其标,予煨诃子、金果榄合用以敛肺止咳、降火利咽;痰饮内停日久,郁而化热,予法半夏、夏枯草、浙贝母合用以清热、化痰散结。五诊患者纳差,恐地骨皮性寒败胃,且喘累气紧较前好转,故减少其用量;患者咳痰较前清稀,以矮地茶替换金荞麦止咳化痰;以黄芩替夏枯草以清泻肺热、燥湿化痰,余组方思路同前。六诊患者喘累气紧较前加重,考虑肺气壅遏不通,以葶苈子替地骨皮,更增添泻肺平喘之功,余组方思路同前。

罗玲主任医师有常用药对、三药组合于前三诊射干麻黄汤为主方中有所体现。对于慢性阻塞性肺疾病患者伴有咳喘、或外感风寒之患者,罗玲主任医师常予麻黄与杏仁相伍,以行止咳平喘之功。麻黄又与地龙相伍,麻黄主治发散表邪,宣肺平喘,对于下肢水肿患者尚可利尿消肿;地龙通经活络,解痉平喘,尚有利尿之功,二药合用可宣肺通络,止咳平喘利尿。同时常用麻黄、五味子、半夏三药配伍,此三药亦是射干麻黄汤、小青龙汤等经典方剂之配伍。方中麻黄发汗解表,宣肺平喘;五味子敛肺止咳,生津敛汗,且防麻黄发散太过,徒伤肺气及津液;半夏燥湿化痰、降逆止呕。三药共奏化痰敛肺止咳之功。

案例四

患者姓名:周某　　　性别:男　　　年龄:65岁

就诊日期:2019年3月12日初诊

主诉:反复咳嗽、咳痰伴喘累3年。

现病史:患者于3年前无明显诱因出现咳嗽,咳稠痰,夜间加重,咽痒即咳,喘累气紧,动则加重,咽部异物感,怕冷,流清涕,于外院完善相关辅助检查诊断"慢性阻塞性肺疾病;慢性心力衰竭　心功能Ⅲ级",院外间断用药(具体不详)。现为求中医治疗来我院就诊,刻下症见:上述症状无明显加重或缓解,纳眠差,二便调。舌红,苔白腻,脉弦。

既往史:无。

过敏史:否认食物、药物过敏史。

体格检查:桶状胸,双侧呼吸运动对称,双肺叩诊呈过清音,双下肢水肿。

西医诊断:慢性阻塞性肺疾病;慢性心力衰竭　心功能Ⅲ级。

中医诊断:肺胀。

辨证:痰结气滞。

治法:宣肺理气,止咳化痰,补肺健脾。

处方:泻白散加减。

蛤壳 15g	桑白皮 15g	百部 10g	前胡 10g
紫菀 10g	百合 15g	射干 10g	法半夏 10g
桔梗 15g	川芎 15g	黄芩 30g	山药 30g
乌梅 10g	夏枯草 30g	玄参 30g	浙贝母 15g
煨诃子 10g	沉香^{后下}5g	百药煎 6g	太子参 30g

加水 1 500ml,煎取 600ml,分 3 次服,1 日 1 剂,共 5 剂。

2019 年 3 月 18 日二诊:咳嗽缓解不明显,咳白稠痰,以夜间加重,咽痒即咳,喘累气紧、动则加重无改善,咽部异物感好转,怕冷,流清涕。纳眠稍改善,二便调。舌红,苔白腻,脉弦。处方:苏子降气汤加减。

紫苏子 12g	当归 15g	法半夏 10g	陈皮 12g
旋覆花^{包煎}10g	厚朴 10g	前胡 10g	桃仁 10g
补骨脂 15g	泽兰 15g	沉香^{后下}6g	百合 15g
蛤壳 12g	酒黄芩 30g	山药 30g	太子参 30g
五味子 12g	葶苈子 12g	生地黄 15g	

加水 1 500ml,煎取 600ml,分 3 次服,1 日 1 剂,共 7 剂。

按:对于慢性阻塞性肺疾病患者,肺气虚不能宣发肃降,不可分布津液;脾气虚不能运化水谷精微;是故痰浊内盛,肺气郁遏,气机不畅,发为咳喘。本案例中出现咳稠痰、咽部有痰附着,考虑痰浊郁结于内,故处方以宣肺理气、化痰散结为主。处方中川芎、夏枯草、玄参、浙贝母、蛤壳合用行气活血散结之力强,并用射干以消痰利咽,痰湿壅盛仍为本案例的基本病因,且舌苔白腻亦能支持该意见,故仍需配伍半夏、桔梗等合用以燥湿化痰止咳。患者具有畏寒、流清涕等表现,暂无外感之表现,需考虑为肺气虚损、肺卫不固所致,故予乌梅、诃子敛肺止咳,配伍百药煎、百合润肺止咳。同时脾气亦虚,兼顾以健脾利

252

湿。二诊患者咽部异物感有所好转,但咳嗽、咳痰、喘累气紧缓解不明显,考虑认为上盛下虚之证,故调整处方以苏子降气汤为主,因咳喘较甚,更配伍以旋覆花增强降气化痰之功。

　　从所有案例中均可体现,罗玲主任医师治疗慢性阻塞性肺疾病患者注重固护脾胃,《黄帝内经》云:"正气存内,邪不可干""邪之所凑,其气必虚。"脾为气血生化之源,故注意保护脾胃尤为重要。肺主气,司呼吸,肺的宣发肃降功能依赖于肺气的充足,若中土不足,土不生金,脾虚不运而生痰,痰浊上犯于肺,肺气上逆而发为咳嗽、咳痰、气喘不适。而肾主纳气,肾的纳气功能也依赖于脾胃运化功能濡养肾精,肾精充沛,才能维持正常肺的呼吸功能,若肾精不足,则肾之摄纳无权,肾不纳气,则常见喘累,动则加重等临床症状。若为前者,肺脾两虚,则肺脾两补,即所谓之培土生金。若为后者,则需补益肺脾肾。如《景岳全书》云:"肺属金,为清虚之脏,凡金被火刑则为嗽,金寒水冷亦为嗽,此咳嗽所当治肺也。然内伤之嗽则不独在肺……其有元阳下亏,生气不布,以致脾困于中,肺困于上,而为喘促,为痞满,为痰涎呕恶,为泄泻畏寒,凡脉见细弱,证见虚寒而咳嗽不已者,此等证候,皆不必治咳嗽,但补其阳而嗽自止。"虽然补益肺脾肾有助于改善患者临床症状,然而补益药多为滋腻之品,所以处方中需防其滋腻之性碍脾胃运化,对于年老体虚、体质虚弱、大病未愈或大病刚愈等患者,因其脾胃常见不足,若贸然进补,可能发生"虚不受补"的情况,反致气机壅滞,加重脾胃虚损,肺脾肾三脏之虚损更甚。所以补益要以健脾首要,罗玲主任医师补益中土时,常与行气之中药相配伍,如陈皮、木香等。

　　罗玲主任医师同时常根据患者病情,通过气血阴阳辨证,予山药配伍枸杞子、麦冬、石斛等养阴之品以增强滋补肾阴之效;予山药配伍菟丝子、补骨脂、杜仲、肉苁蓉等补益肾中精气以发挥其补肾之效。又因补益药常需久服,故配伍山药等益气健脾之药尤为重要。

案例五

患者姓名:李某　　　　性别:男　　　　年龄:83 岁
就诊日期:2019 年 3 月 14 日初诊
主诉:反复咳嗽、咳痰伴活动后喘累 10 年,加重 2 天。
现病史:患者于 10 年前无明显诱因出现咳嗽、咳痰,咽部有痰附着,伴喘累气紧,动则加重,双下肢微肿,出汗,于外院完善相关辅助检查诊断"慢性阻塞性肺疾病;慢性心力衰竭　心功能Ⅲ级",院外未规范用药。2 天前患者不慎受凉后感上述症状较前加重,无发热恶寒、无胸闷胸痛,纳眠一般,小便短少,大便稀溏。舌红,苔白,微腻,脉细弦。

既往史:无。

过敏史:否认食物及药物过敏史。

体格检查:桶状胸,呼吸运动对称,双侧呼吸音减弱,双下肺可闻及散在湿性啰音,双下肢水肿,未闻及明显哮鸣音。

西医诊断:慢性阻塞性肺疾病;慢性心力衰竭 心功能Ⅲ级。

中医诊断:肺胀。

辨证:上盛下虚。

治法:降气平喘,补肺健脾,益肾。

处方:苏子降气汤加减。

紫苏子 15g	当归 15g	法半夏 10g	前胡 10g
蛤壳 15g	厚朴 10g	陈皮 15g	肉桂 10g
补骨脂 15g	泽兰 15g	沉香后下 5g	百合 15g
菟丝子 30g	酒黄芩 30g	山药 30g	太子参 30g
五味子 15g	葶苈子 15g	浙贝母 15g	红芪 10g

加水 1 500ml,煎取 600ml,分 6 次服,2 日 1 剂,共 4 剂。

2019 年 3 月 25 日二诊:咳嗽较前加重,咳稠痰,喘累气紧,动则加重,咽部有痰附着,胸闷较前加重,胸痛稍有缓解,双下肢微肿,流清涕,出汗。纳眠一般,小便短少,大便稀溏。舌红,苔白,微腻,脉细弦。处方:苏子降气汤加减。

紫苏子 15g	当归 15g	法半夏 10g	前胡 10g
蛤壳 15g	厚朴 10g	陈皮 15g	冬瓜子 15g
补骨脂 15g	泽兰 15g	沉香后下 5g	百合 15g
菟丝子 30g	酒黄芩 30g	山药 30g	太子参 30g
五味子 15g	葶苈子 15g	浙贝母 15g	百药煎 6g

加水 1 500ml,煎取 600ml,分 6 次服,2 日 1 剂,共 4 剂。

2019 年 4 月 1 日三诊:咳嗽缓解,仍咳稠痰,痰量减少,喘累气紧,动则加重,咽部有痰附着,胸闷、胸痛较前减轻,双下肢微肿,流清涕,出汗。纳眠一般,小便短少,大便稀溏。舌红,苔白,微腻,脉细弦。处方:苏子降气汤加减。

紫苏子 15g	当归 15g	法半夏 10g	前胡 10g
蛤壳 15g	厚朴 10g	陈皮 15g	肉桂 10g
补骨脂 15g	泽兰 15g	沉香后下 5g	百合 15g
山药 30g	酒黄芩 30g	太子参 30g	五味子 15g
百药煎 6g	葶苈子 15g	酒黄精 10g	

加水 1 500ml,煎取 600ml,分 6 次服,2 日 1 剂,共 12 剂。

2019 年 5 月 14 日四诊：咳嗽缓解，咳稠痰，喘累气紧，动则加重，咽部有痰附着，偶感胸闷、胸痛，双下肢微肿，流清涕，出汗，头昏。纳眠一般，小便可，大便稀溏。舌红，苔白，微腻，脉细弦。处方：苏子降气汤加减。

紫苏子 15g	当归 15g	法半夏 10g	陈皮 15g
蛤壳 15g	厚朴 10g	前胡 10g	肉桂 10g
补骨脂 15g	泽兰 15g	沉香^{后下} 5g	百合 15g
山药 30g	酒黄芩 30g	太子参 30g	五味子 15g
百药煎 6g	葶苈子 15g	酒黄精 10g	芡实 15g

加水 1 500ml，煎取 600ml，分 6 次服，2 日 1 剂，共 12 剂。

按：罗玲主任医师根据现病史将本例患者辨证为上盛下虚，以降气平喘、补肺健脾益肾为其治法，方选苏子降气汤加减。二诊患者咳嗽、胸闷等症状较前加重，考虑痰浊较重，郁于胸中则气机不畅，故加用冬瓜子以润肺、化痰利水；加用百药煎以润肺化痰。三诊患者咳嗽、痰量、胸闷、胸痛等症状均较前好转，结合心电图结果暂不考虑缺血导致胸痛可能，目前考虑痰饮较前减少，现以气郁于上为主，肾虚不能纳气为主，所谓不通则痛，故去浙贝母，以肉桂替冬瓜子以促进温肾纳气；再予酒黄精补益肺、脾、肾三脏不足。四诊患者咳嗽、咳痰、胸闷、胸痛症状缓解，然大便稀溏无明显改善，又新增头昏不适，考虑因其痰湿内盛，脾虚不运，故原方基础上合用芡实健脾除湿。

案例一、案例二及本案例，罗玲主任医师均选用了苏子降气汤治疗肺气虚损，肺气郁于胸中，下元虚损不可纳气之证候。"肺为气之主，肾为气之根"。故罗玲主任医师在治疗中擅长应用沉香以温肾纳气。沉香性辛、苦，微温，归脾、胃、肾经。《本草纲目》中记载沉香云："治上热下寒，气逆喘息，大肠虚闭，小便气淋，男子精冷"。《本草备要》云："沉香性温，诸木皆浮，而沉香独沉，故能下气而坠痰涎，能降亦能升。怒则气上，能平则下气。气香入脾，故能理诸气而调中。其色黑，体阳，故入右肾命门，暖精助阳，行气不伤气，温中不助火。"古籍中亦记载了运用沉香治疗肺气胀满之病，如《太平惠民和剂局方》中记载黑锡丹可治上盛下虚之痰饮喘嗽，方中沉香与苏子、半夏、厚朴等配伍。据此，罗玲主任医师临床中常用沉香替换或合用苏子降气汤之肉桂，配伍五味子以收敛肺气，伍补骨脂、菟丝子等补益肾气，伍太子参、山药等益气健脾，共奏补益肺、脾、肾及温肾纳气之功。对于慢性阻塞性肺疾病发展至后期常伴有脾胃不足，也可以沉香曲替沉香行健脾行气之效。

目前慢性阻塞性肺疾病是影响人类健康、导致死亡的重要原因之一，对于改善其临床症状及延缓其病程的发展对于患者个人及社会均具有重要意义。慢性阻塞性肺疾病并心力衰竭为终末期表现，本质上而言，亦是本虚标实之证，其病程长，病情复杂，治疗难度大，故需广纳百家经验，提升自身能力，以取得更好疗效,如《医宗必读·喘》云:"治实者,功之即效,无所难也;治虚者,补之未必即效,须悠久成功。"

（任　毅）

第五节　慢性阻塞性肺疾病合并哮喘

案例一

患者姓名:盛某　　　　性别:男　　　　年龄:64 岁

就诊日期:2016 年 2 月 26 日初诊

主诉:喘咳反复发作,加重 2 天。

现病史:喘咳反复发作多年,未经正规治疗。2 天前因劳累受凉后出现咳嗽、咳痰、喘息胸闷加重。刻下:咳嗽喘促,痰多色白清稀,胸闷气短,怕冷,腰酸,纳食一般,小便频数,夜尿多,大便正常。舌偏红,苔白腻,脉细滑。

既往史:支气管哮喘病史。

过敏史:否认食物、药物过敏史。

体格检查:双肺可闻及哮鸣音。

辅助检查:胸部 CT 提示肺气肿、肺大疱,肺功能示:FEV_1/FVC:46.35%,FEV_1:37.7%。

西医诊断:慢性阻塞性肺疾病;支气管哮喘。

中医诊断:喘证。

辨证:寒痰伏肺。

治法:疏风宣散,温阳化饮。

处方:射干麻黄汤加减。

射干 6g	炙麻黄 4g	紫菀 10g	款冬花 6g
法半夏 6g	五味子 6g	杏仁 6g	陈皮 6g
当归 6g	炒白术 15g	炒白芍 10g	熟地黄 10g
党参 15g	黄芪 25g	干姜 4g	甘草 4g

加水 1 500ml,煎取 600ml,分 3 次服,1 日 1 剂,共 7 剂。

2016 年 3 月 9 日二诊:咳喘明显好转,少痰,胸闷气短不显,腰酸好转,纳可,尿次减少。舌偏红,苔微腻,脉细滑。查体:未闻及哮鸣音。上方去款冬花、杏仁、干姜,加入麦冬 12g,菟丝子 10g,巴戟天 10g,金樱子 10g,14 剂。

射干 6g	炙麻黄 4g	紫菀 10g	麦冬 12g
法半夏 6g	五味子 6g	菟丝子 10g	陈皮 6g

当归 6g　　　炒白术 15g　　　炒白芍 10g　　　熟地黄 10g
党参 15g　　　黄芪 25g　　　　巴戟天 10g　　　甘草 4g
金樱子 10g

加水 1 500ml,煎取 600ml,分 3 次服,1 日 1 剂,共 14 剂。

随后电话随访患者咳喘稳定,未复发。一年后复查肺功能示:FEV$_1$/FVC:56.32%,FEV$_1$:57.2%。

按:支气管哮喘患者的发作具有季节性。与吸入外源性变应原有关系。在急性发作时听诊 COPD 患者可闻及干性啰音或湿性啰音。哮喘患者在急性发作同时双肺有弥漫性哮鸣音。COPD 的发病是个长期进行性发展的过程,受吸烟等自身因素和环境污染因素的影响大,有研究结果中提出 34% 的患者有长期吸烟,27%COPD 患者的工作环境有粉尘等污染。而哮喘的发病则更倾向于受遗传因素的影响。上述研究的参与者有 30% 患者有哮喘家族史,67%的患者有过敏史。有的研究结果中显示 16% 的哮喘患者在 21~33 年后出现不完全可逆气流受限并且部分 COPD 患者存在气道可逆性和气道高反应性,尤其是持续吸烟等人群气道高反应性严重度增加,部分患者有可能诱发哮喘的发生。两者之间临床症状的相似性和疾病发展过程中的转化性增加了临床诊断的难度。根据慢性阻塞性肺疾病合并哮喘患者具有咳嗽痰多、喘息上气、喉间哮鸣、心烦易怒、心悸胸闷、面色晦黯或唇甲发绀、脘腹胀满、肢体浮肿等临床表现,可将其归属为中医学中"肺胀、哮病、咳嗽、喘证"等范畴。

总体而言,本病患者多幼时哮喘反复发作,迁延不愈,肺脏功能不足,由肺涉脾,脾运失健,津液输布不利,痰浊潴留,壅滞肺气。肾为水之下源,有分清别浊之职,肺虚及肾,水液排泄障碍,水湿上泛聚为痰饮,亦阻塞肺气。饮具阴寒之性,病久伤及脾肾之阳,温化失权,痰饮伏肺积重难消,致使气之出纳失常,停于肺间,发为肺胀,出现胸胁胀满、憋闷息促、动则喘甚等症,在病程中逐渐形成不完全可逆的气流受限。或因吸烟多年熏灼肺津,耗伤肺气,肺虚而肃降失职,咳喘反复,子盗母气,金不生水,脾胃气虚,肾失气化,痰浊内生,诱发哮喘。除主症外,还可见易于感冒、自汗盗汗、口干舌燥等气阴两伤的表现。或因久咳伤肺,肺病涉脾,由脾及肾,肺脾肾虚,咳喘痰肿,肺气胀满,形成肺胀。肺外合皮毛,肺虚则腠理不密,常因不耐寒热、感受外邪诱发本病或急性加重。本病病理性质总属本虚标实,多因虚致实,实存愈虚,本虚初始表现为气虚和阴虚,而后发展成阳虚,涉及肺脾肾,痰饮内伏为标实。

《素问·至真要大论》曰:"诸气膹郁,皆属于肺",虽"五脏六腑皆令人咳",然咳喘终须脏腑病变累及肺之升降而致,故治喘不离于肺,发时治肺,亦不拘于肺,平时治本。患者哮喘病史多年,素体阳虚,故初诊见腰酸怕冷,夜尿频数,苔白腻,脉细滑。不慎风寒入肺,痰碍其气,上逆而喘,查其恶寒、头痛等表证不显,痰白量多而喘促,喉间痰鸣,是里重于表,遂从痰饮论治以射干麻黄汤加减,专以射干下气平喘,紫菀、款冬花止咳祛痰,干姜配半夏增温化水饮之力,佐五味子制干姜辛热之性。痰浊内蕴,胃失和降,故纳食一般,以陈皮、白术等燥湿健脾。药后喘咳渐止,是风邪去而痰藏伏,宜重视温肾固本,益火之源。

案例二

患者姓名:陶某　　　　性别:男　　　　年龄:70 岁

就诊日期:2016 年 10 月 15 日初诊

主诉:反复咳喘 10 余年,加重 3 天。

现病史:咳喘 10 余年,3 天前受凉后出现咳嗽咳痰,痰多黏白或黄,动喘,胸闷气短。现咳嗽阵作,晚间咳甚,痰黏量多色黄,活动后喘息加重,纳谷不馨,便溏。舌黯红,苔黄,脉滑。

既往史:吸烟史 40 余年,1 包 / 天,已戒烟 10 年。

过敏史:否认食物、药物过敏史。

体格检查:两肺呼吸音粗,可闻及散在哮鸣音。

辅助检查:①肺功能示:FEV_1/FVC:49.43%,FEV_1:29.5%。②支气管舒张试验:阳性,高度可逆范围。

西医诊断:慢性阻塞性肺疾病;支气管哮喘。

中医诊断:喘证。

辨证:痰热郁肺。

治法:清润肃肺,健脾化痰。

处方:定喘汤和四君子汤加减。

桑白皮 10g	葶苈子 10g	紫苏子 10g	法半夏 6g
款冬花 10g	炙麻黄 4g	杏仁 10g	蒲公英 15g
黄连 2g	黄芩 6g	射干 6g	党参 15g
炒白术 10g	茯苓 10g	黄芪 20g	生薏苡仁 30g
炒白芍 10g	天冬 10g		

加水 1 500ml,煎取 600ml,分 3 次服,1 日 1 剂,共 7 剂。

2016 年 10 月 26 日二诊:咳喘减轻,痰量减少,黏白不黄,胸闷气短减轻,纳谷不馨,二便调。舌黯红,苔薄白,脉细滑。查体:未闻及哮鸣音。上方去葶苈子、蒲公英、黄连、黄芩、射干,改桑白皮为 6g,加入麦冬 10g,山药 10g,陈皮 6g。处方:

天冬 10g	桑白皮 6g	紫苏子 10g	法半夏 6g
款冬花 10g	炙麻黄 4g	杏仁 10g	麦冬 10g

山药 10g	黄芩 6g	陈皮 6g	党参 15g
炒白术 10g	茯苓 10g	黄芪 20g	生薏苡仁 30g
炒白芍 10g			

加水 1 500ml,煎取 600ml,分 3 次服,1 日 1 剂,共 14 剂。

2016 年 11 月 12 日三诊:诸症基本消失,无痰,胸闷气短不显,纳食可,便调,上方加入熟地黄 10g。后患者间断服用此方,症情稳定。处方:

熟地黄 10g	桑白皮 6g	紫苏子 10g	法半夏 6g
款冬花 10g	炙麻黄 4g	杏仁 10g	麦冬 10g
山药 10g	黄芩 6g	陈皮 6g	党参 15g
炒白术 10g	茯苓 10g	黄芪 20g	生薏苡仁 30g
炒白芍 10g	天冬 10g		

加水 1 500ml,煎取 600ml,分 3 次服,1 日 1 剂,共 14 剂。

按:患者有慢阻肺病史,烟毒长期吸入,肺气阴俱损,正虚高龄体弱,受外界环境诱发哮喘。肺热津伤,影响脾运,故见纳食不佳,大便稀溏。脾气不能转输,而为痰饮水饮。首诊患者痰多色黄质黏,属外感风邪、痰热壅肺,结合纳差便溏症状,是脾虚而痰热盛也,拟清润肃肺、健脾化痰为治,选方定喘汤和四君子汤加减,桑白皮、葶苈子、黄芩泻肺火而顺肺气,火去气得安矣,党参、白术、黄芪补气健脾,清补兼施标本同治,在症情稳定后加强补中益气,陈皮辛行以利气,半夏温脾以除痰。三诊加入熟地黄,同白术相配,补脾肾之亏;与麦冬共用,滋肺肾之阴,达肺脾肾三脏并补。

哮喘-慢阻肺重叠(asthma-COPD overlap,ACO)较哮喘或慢阻肺症状更易反复发作,急性期得到控制后,延缓进展、预防复发是关键。稳定期标实不显,本虚突出,以肺、脾、肾三脏亏虚为主,故患者咳嗽、咳痰、喘息症状平稳但依然存在,治疗原则遵从"缓则图本"。通过益气健脾、温阳固肾的治本之法,能使津液输布有道、归于正化,减轻停聚于体内的痰饮水湿,治本即祛标实。脾为后天之本,肾藏先天之精,补脾益肾以扶助正气,提高机体防御能力,免受外邪侵袭,治本即防控诱因。ACO 以肺虚为起始病机,脾为肺之母,肺脾密切相关,子病及母,脾虚运化水液失司,痰饮中生,流溢全身。临证病情复杂多变,若其人虚不受补、容易上火,可出现咽痛、口疮等症,宜用补中益气汤去柴胡、升麻,去方"升举"之性,单取"益气"之功,另加麦冬、五味子,旨在气阴同治,效生脉散方义。脾虚者多夹有湿,在益气的基础上常加用化湿之品,多以苍术、厚朴相须为用,运脾燥湿。若湿困中焦,见胸脘痞闷,四肢困重,舌面水滑边有齿痕,属湿重者,宜参苓白术散加减。若气短、乏力明显,舌质淡,脉沉细,可予升陷汤加减。在强调健脾补中的同时,应牢记肺气素虚普遍存在于本病患者之中,常用补肺汤、玉屏风散加减。补肺、补脾亦有侧重,其人因咳嗽而咯痰,不咳不自觉有痰,遇风受冷易咳,闻异味易咳,是肺虚为重,尤重治肺;其人因痰堵不舒而咳嗽,一咳便伴有咯痰,咽关不利,进食后明显,是脾虚为重,尤重治脾。"在肺为实,在肾为虚",本病迁延既久,邪恋正虚,或因年老体衰,气血渐亏,由肺脾及肾,肾虚是 ACO 发展至后期的主要病机。肾为元气之根本,肾虚无以纳气,气浮于肺,而致呼吸浅表,喘息益甚。肺肾共司呼吸运动,共主水液代谢,金水相生。肾阳充盛,可以扶助肺气治理调节,同时蒸化水液,助肺宣发肃降行周身之津液。肾阴充盈,则能上润于肺,肺阴得养,虚火亦平。患者多表现为稍动喘甚,呼多吸少,痰如白沫,日轻夜重,舌淡或黯紫,苔白,脉沉细或细弱,可并见头晕耳鸣,腰膝酸软,小便清长,夜尿频多。选方金匮肾气丸、大补元煎,药用山萸肉、肉桂、紫河车温肾纳气,巴戟天、菟丝子、杜仲补肾助阳,党参、黄芪益气补肺,熟地黄、当归滋阴补阳。熟地黄为消虚痰要药,胃为肾之关,饮食入腹,不化精即化痰,熟地黄滋肾阴而润胃津,补肾气而强胃气,以绝生痰之源。若夜间闻及喉间痰鸣,多属阳气亏虚较著,方选肾气丸合人参蛤蚧散加减,药用制附片、肉桂、山萸肉、怀山药、熟地黄、茯苓、泽泻、人参、蛤蚧等,其中蛤蚧补肺益肾,助阳益精,为纳气定喘之良药,药理研究发现蛤蚧可双向调节 Th1/Th2 失衡,抑制气道炎性反应,由于其味有腥气,不宜煎服,研末,1~2g,日服 2 次。气虚久病,脉络血运不畅,易出现气虚血瘀、痰瘀互结之象,宜在方中加入当归、赤芍、地龙、丹参、桃仁等味活血化瘀。吸入性糖皮质激素目前是 ACO 的一线用药,长期应用多见阴虚津伤之象,症见口干、烦热、舌质偏红、舌面干而有裂纹,苔少,当以养阴生津之法,多加用南北沙参、天麦冬、芦根、怀山药等。

案例三

患者姓名:蒲某 性别:男 年龄:67 岁

就诊日期:2018 年 3 月 6 日初诊

主诉:反复气喘 5 年余。

现病史:患者于 5 年前开始出现气喘,接触刺激性气体后加重,2 年前患者自觉症状加重,至萧山某医院就诊,诊断为哮喘,治疗予沙美特罗替卡松气雾剂 250μg/ 吸,每日 2 次,以及孟鲁司特钠 1 片,每晚 1 次。经规律用药后,症状缓解。近日不慎受凉,出现干咳,气喘明显,胃纳、二便尚可,舌淡润、苔薄白,脉数有力。

过敏史:否认食物、药物过敏史。

辅助检查:2017 年 3 月 10 日肺功能:舒张前为重度阻塞为主的混合性通气功能障碍;弥散量轻度减少;支气管舒张试验阳性。

西医诊断:支气管哮喘 - 慢性阻塞性肺疾病重叠综合征。

中医诊断:喘证。

辨证:痰气交阻。

治法:清肺化痰,纳气平喘。

处方:止嗽散加减。

苏子 12g	前胡 9g	枇杷叶 9g	苦杏仁 9g
广藿香 9g	白芷 9g	地肤子 9g	射干 6g
六神曲 6g	蝉衣 6g	桔梗 6g	苏叶 10g
炙百部 10g	款冬花 10g	浙贝 15g	鱼腥草 15g
煅龙骨^{先煎} 15g	煅牡蛎^{先煎} 15g		

加水 1 500ml,煎取 600ml,分 3 次服,1 日 1 剂,共 7 剂。

2018 年 3 月 17 日二诊:气喘症状明显好转,自觉喉间仍有痰阻,上方去炙百部,加炙紫菀 9g,鲜芦根 60g,败酱草 30g。

苏子 12g	前胡 9g	枇杷叶 9g	苦杏仁 9g
广藿香 9g	白芷 9g	地肤子 9g	射干 6g
六神曲 6g	蝉衣 6g	桔梗 6g	苏叶 10g
炙紫菀 9g	炙冬花 10g	浙贝 15g	鱼腥草 15g
煅龙骨^{先煎} 15g	煅牡蛎^{先煎} 15g	鲜芦根 60g	败酱草 30g

加水 1 500ml,煎取 600ml,分 3 次服,1 日 1 剂,共 7 剂。

2018 年 3 月 24 日三诊:症状好转,上方加炒竹茹 9g,巩固治疗。

苏子 12g	前胡 9g	枇杷叶 9g	苦杏仁 9g
广藿香 9g	白芷 9g	地肤子 9g	射干 6g
六神曲 6g	蝉衣 6g	桔梗 6g	苏叶 10g
炙紫菀 9g	炙冬花 10g	浙贝 15g	鱼腥草 15g
煅龙骨^{先煎} 15g	煅牡蛎^{先煎} 15g	鲜芦根 60g	败酱草 30g
炒竹茹 9g			

加水 1 500ml,煎取 600ml,分 3 次服,1 日 1 剂,共 7 剂。

按:《证治准绳》提到"肺虚则少气而喘"。该患者先天禀赋不足,肾精亏虚,久病肺虚,气阴亏耗,气失所主,则短气喘促。日久肺肾两虚,《金匮要略》云:"咳而上气,此为肺胀"。因此该患者兼具"哮喘"和"肺胀"之表现。针对肺肾两脏虚损,已生痰湿,平缓攻补。方中重用前胡、射干、苏子、苦杏仁等敛降肺气之品。朱丹溪认为"哮喘必用薄滋味,专主于痰","伏痰"乃哮喘之主要病理因素,因此,也佐以浙贝、鱼腥草等化痰止咳之药。而舌淡润、苔薄白,此为阴痰,龙骨牡蛎合用,能摄纳散越之阳气,能戢敛簸摇之阴气,主调和阴阳;哮喘好发于春季,因此方中同时侧重祛风,用苦寒降泄的地肤子,祛风止痒;广藿香、苏叶、白芷三药,上经阳明,疏风通窍;蝉衣甘寒清热,质轻上浮,与桔梗合用,疏散肺经风热以宣肺利咽;神曲健脾助运。

发时治肺,治标为先,兼顾其本,辨痰为要,需分寒热虚实。急性发作多因久病肺虚复感外邪。肺为贮痰之器,内有痰饮,易为外邪引动,痰气相搏,阻遏气道,内外相引,致使咳喘加重。治疗原则以治肺、治标为先,目的是缓解急性期症状。其病理性质急性期以邪实为主或者仍为本虚标实,故不尽攻邪,单纯治标收效欠佳,须兼顾其本。风为六淫之首,其性轻扬,易袭于肺,而本病患者肺气素虚,肌腠疏松,最易受邪。风邪常与寒、热等邪相合犯肺,在急性发病前常表现为恶寒、头痛身痛、鼻塞流清涕等风寒感冒的证候,此时治从疏风宣肺。若外寒引动内饮,痰饮上逆,壅塞气机,即急性发病,法先治标祛邪,临证当辨痰为要,痰有寒热之分。若痰清量多稀白或色白黏腻,可闻及喉间痰鸣,并见咳嗽加重,胸闷喘息,稍动即著,甚至呼吸困难,舌质淡、苔白滑,脉象浮紧或弦迟,属外受风寒、寒饮射肺之证。治从祛风散寒、温肺化饮,方选小青龙汤、射干麻黄汤加减。射干麻黄汤方中射干、半夏配伍利咽降逆,对寒饮郁肺结喉、喉中水鸡声的针对性较强,小青龙汤相比则治表散寒力度更大。内寒多由阳虚所致,主要为脾肾阳虚、水饮内停,常兼见形寒肢冷,面白少华,口不渴,便溏尿清或面浮肢肿。因阳虚于内,故常加入温阳益肾、鼓舞阳气之品,如菟丝子、巴戟天、淫羊藿、覆盆子等。若感邪化热,或素体阴虚火旺,痰热余邪留伏于肺,遇感引发,则见痰黄稠黏或黏白少黄咯吐不爽,喘促咳逆,面色赤,胸中烦热,口干口渴,舌质红,苔黄腻或黄燥,脉滑数。治从清热肃肺、化痰定喘,拟方定喘汤、越婢加半夏汤加减,药用桑白皮、葶苈子、法半夏、生石膏、炙麻黄、黄芩、杏仁、桃仁等,葶苈子泄气闭而逐水,《本草思辨录》云"凡水气坚留一处有碍肺降者,葶苈悉主之"。若痰有腥味,或咯吐脓痰,多为肺热较重,可加桃仁、薏苡仁、鱼腥草、金荞麦增强清肺泻热之力。痰热伏邪易伤阴液,属热者常兼阴虚,多为肺肾阴虚,生熟地黄、天麦冬、石斛等适当加入。若经治痰黄变淡、痰量减少,咳喘渐止,兼见口干、乏力、盗汗等证属阴虚痰热者,宜清润肃肺、益气养阴,常加入养阴润肺之味,如麦冬、南沙参、玉竹等。若痰色转白、量多易咯、随咳即出,属脾虚痰热,多伴有腹胀、便溏等症,在清化的同时须兼顾调脾,太子参、生黄芪、炒白术等用之健脾化痰。

案例四

患者姓名:范某　　　　性别:女　　　　年龄:63 岁

就诊日期:2016 年 5 月 5 日初诊

主诉:反复咳痰、喘 9 年,加重 10 天现病史:反复咳痰、喘9年余,10天前受凉后症状加重,曾在外院接受中西医治疗,但疗效欠佳。刻下症见咳嗽,咳痰,痰白清稀量多,胸闷气喘,活动后气喘加重,咽痒,四末不温,背冷,腰膝酸软,无汗,小便清长,倦怠乏力,舌质淡,舌边有齿痕,苔水滑,脉沉细滑。

既往史:既往有长期家庭二手烟接触史及哮喘病史。

过敏史:否认食物、药物过敏史。

辅助检查:外院胸部CT平扫示:双肺肺气肿改变。肺功能提示:重度阻塞性通气功能障碍。

西医诊断:哮喘-慢性阻塞性肺疾病重叠综合征。

中医诊断:喘证。

辨证:肾阳亏虚,痰饮阻肺。

治法:温肾化痰,止咳平喘。

处方:阳和平喘汤加减。

炙麻黄 6g	桔梗 10g	紫苏子 10g	白芥子 9g
葶苈子 9g	熟地 10g	淫羊藿 10g	巴戟天 10g
旋覆花^{包煎} 10g	五味子 6g	炙甘草 6g	桂枝 6g
细辛 3g	蝉蜕 6g	僵蚕 10g	当归 10g
干姜 10g			

加水1 500ml,煎取600ml,分3次服,1日1剂,共7剂。

2016年5月12日二诊:喘息已平,咳嗽、咽痒显减,痰量亦少,仍感背冷似凉水浇状,四肢不温,脉舌同前。显系肾督阳衰,风冷外袭。上方加附片10g,鹿角霜10g,黄芪15g。处方:

炙麻黄 6g	桔梗 10g	紫苏子 10g	白芥子 9g
葶苈子 9g	熟地 10g	淫羊藿 10g	巴戟天 10g
旋覆花^{包煎} 10g	五味子 6g	炙甘草 6g	桂枝 6g
细辛 3g	蝉蜕 6g	僵蚕 10g	当归 10g
干姜 10g	附片^{先煎} 10g	鹿角霜 10g	黄芪 15g

加水1 500ml,煎取600ml,分3次服,1日1剂,共7剂。

2016年5月19日三诊:诸症大减,背冷明显好转,四末稍温,脉舌同前。继守上方巩固之,上方加白术15g,建曲10g,去旋覆花、苏子、葶苈子、白芥子。

炙麻黄 6g	桔梗 10g	白术 15g	建曲 10g
黄芪 15g	熟地 10g	淫羊藿 10g	巴戟天 10g
鹿角霜 10g	五味子 6g	炙甘草 6g	桂枝 6g
细辛 3g	蝉蜕 6g	僵蚕 10g	当归 10g
干姜 10g	附片^{先煎} 10g		

加水 1 500ml,煎取 600ml,分 3 次服,1 日 1 剂,共 7 剂。

按:本案患者年老体弱,久患咳痰喘,结合咳嗽,咳痰,痰白清稀,气喘,四末不温,腰膝酸软等症状及典型的舌脉象,辨为肾阳亏虚,痰饮阻肺证。在治疗上,以温肾化痰,止咳平喘为法,应用自拟方阳和平喘方加减,取得了良好的临床疗效。方中稍用炙麻黄,一则宣肺平喘,二则升发阳气,三则反佐熟地,使之补而不腻,可见其用量虽小,其功却大,为不可或缺之品;用苏子、旋覆花、白芥子、葶苈子以肃肺、化痰平喘;五味子收敛肺气,与麻黄合用,一宣一敛,以增止咳平喘之功。用桔梗一为舟楫之效,二为宣肺、祛痰、利咽之功;因患者寒气较重,有津液不化之象,故用细辛、桂枝、干姜、炙甘草以通阳、散寒、化饮;淫羊藿、巴戟天直补肾阳,佐以熟地,有阴中求阳之意,因肾为肺母,故有补水生金、金水互生之妙;用蝉蜕、僵蚕同奏疏风化痰之功,且蝉蜕偏于疏风,僵蚕善于化痰,两虫类药相伍,对于由于风痰久郁而咳嗽咽痒者疗效甚佳。久病必瘀,用当归养血、活血、通络,且其“主咳逆上气”,又可止咳平喘。药合病机,故一诊即效。二诊时,患者咳、痰、喘皆减,仍有背冷较重,四末不温,罗师认为此为肾督阳虚太甚之故,故在上方基础上加入大辛大热之附片以温养下元,伍鹿角霜一则引诸药直入肾督,二则血肉有情之品补力最强,非草木无情之品所能及,此处用之极当;用黄芪以补肺气,三药相和,亦合“金水相生”之旨。三诊时,患者诸证皆减,背冷显减,四末稍温,大法不变,守上方继之以巩固疗效。上方去旋覆花、苏子、葶苈子、白芥子等逐邪之品,加白术、建曲以补后天,暗含“培土生金”之意。

案例五

患者姓名:王某　　　　性别:男　　　　年龄:68 岁

就诊日期:2016 年 1 月 18 日初诊

主诉:反复咳嗽、咳痰 30 余年,气促 6 年。

现病史:咳嗽,痰多清稀色白,胸膈满闷,面色晦黯,畏寒肢冷,两肺可闻及广泛哮鸣音,舌淡黯,苔薄白,脉沉弱。

既往史:吸烟史近 30 年。既往有过敏性鼻炎及哮喘病史。

过敏史:否认食物、药物过敏史。

辅助检查:外院肺功能提示:重度阻塞性通气功能障碍。

西医诊断:哮喘 - 慢性阻塞性肺疾病重叠综合征;过敏性鼻炎。

中医诊断:喘证。

辨证:肾阳亏虚,痰瘀阻肺。

治法:温补肾阳,降气平喘,化痰逐瘀。

处方:阳和汤加减。

熟地黄 20g	鹿角片 20g	白芥子 6g	炙麻黄 6g
肉桂 5g	紫菀 10g	紫石英^{先煎}30g	五味子 6g
苏子 10g	桃仁 10g	当归 10g	肉苁蓉 20
皂角刺 15g			

加水 1 500ml,煎取 600ml,分 3 次服,1 日 1 剂,共 7 剂。

2016 年 1 月 25 日二诊:患者胸闷气喘明显缓解,脉舌同前。守上方再服14 剂,诸症再减。但痰液开始渐黄,考虑病程日久,又投温补之药,有化热之势,故去白芥子、肉桂、皂角,加桑白皮 15g、葶苈子 15g、冬瓜仁 20g,14 剂。诸症好转。

熟地黄 20g	鹿角片 20g	炙麻黄 6g	紫菀 10g
紫石英^{先煎}30g	五味子 6g	苏子 10g	桃仁 10g
当归 10g	肉苁蓉 20g	桑白皮 15g	葶苈子 15g
冬瓜仁 20g			

加水 1 500ml,煎取 600ml,分 3 次服,1 日 1 剂,共 14 剂。

按:慢性阻塞性肺疾病、哮喘的临床特征均表现为气流受阻,但慢性阻塞性肺疾病的气流受限特征为不完全可逆,而哮喘的气流受限就有可逆性。哮喘-慢性阻塞性肺疾病重叠综合征的早期表现,以哮喘症状为主,随着时间的推移以及病情的不断发展,进展成为慢性阻塞性肺疾病。由此可知,哮喘-慢性阻塞性肺疾病重叠综合征的临床特点主要为先哮喘、后慢阻肺。由于慢阻肺、哮喘存在相同的特征表现,即气喘、咳嗽等,有效区分两者,具有一定的难度;再加上患者多为老年人,对于共存慢阻肺、哮喘的患者,临床诊断具有较大的难度。且诸多报道认为,哮喘-慢性阻塞性肺疾病重叠综合征的早期诊治过程中,同时有慢阻肺、哮喘的疾病特征。基于此,准确诊断慢阻肺、哮喘以及哮喘-慢阻肺重叠综合征更为复杂、难度也更大。肺功能检测是用于诊断哮喘、慢阻肺的金标准,在诊断哮喘-慢阻肺重叠综合征疾病中,可发现慢阻肺是因为肺泡壁遭受破坏,进而收缩弥散面积,最终降低了患者弥散功能;哮喘患者以气道重塑为主要表现,弥散功能的变化并不明显。哮喘-慢阻肺重叠综合征患者大多数也存在肺泡壁破坏表现,但是相比于慢阻肺而言,严重程度更轻。

鹿角为血肉有情之品,不仅具有补肾助阳之功,而且兼有通络活血之用;淫羊藿、肉苁蓉补肾壮阳;肉桂温养命门之火;熟地黄滋养肾精,以达"少火生气"之意,《类经》云:"善补阳者,必于阴中求阳,则阳得阴助而生化无穷";紫石英味甘性温,色赤质重,入肝肾二经,填补下焦,温营血而润养,镇冲气上升,主咳逆喘息;当归养血活血,更具"主咳逆上气",桃仁破血行瘀,是"止咳逆上气"佳品,二者既活血通络,又止咳平喘;皂角与白芥子皆辛温入肺,为治疗寒痰壅肺痹阻气道之要药；炙麻黄与五味子合用，一开一收，治节宣肃，以增强止咳平喘之功效。

《景岳全书》有云："五脏之病，虽俱能生痰，然无不由乎脾肾。盖脾主湿，湿动则痰生……故痰之化无不在脾，而痰之本无不在肾"，先贤也有"脾为生痰之源，肺为贮痰之器"的临证观点。平素间咳，一天之中以晨起痰多咳嗽较著，或见三餐后咽堵痰多，是脾胃气虚的表现。根据"五行相生"的基础理论，培土可以生金，脾胃得健，则能承补肺脏，去其虚候。选方补中益气汤、六君子汤加减，药用黄芪、人参、炒白术、升麻、柴胡、陈皮、当归等，其中黄芪为补脾益肺的主药，对于气阳虚者宜加大黄芪剂量。现代研究显示，健脾类中药通过改善消化吸收功能来提升整体营养状况，缓解呼吸肌疲劳，延缓肺功能下降，进而提高生存质量。

（寇明星）

第六节　慢性阻塞性肺疾病合并肺结节

案例一

患者姓名：周某　　　性别：男　　　年龄：70 岁

就诊日期：2018 年 3 月 19 日初诊

主诉：反复咳嗽、咳痰、喘累 8 年，发现左肺结节 3 年。

现病史：喘累，气紧，动则加重，时咳嗽，咳白稠痰，出汗，流清涕，舌红，苔少，脉弦数。

既往史：既往慢性阻塞性肺疾病病史 8 年。

过敏史：否认食物、药物过敏史。

体格检查：桶状胸，肋间隙增宽，双肺呼吸音弱，未闻及干湿啰音。心律 96 次 /min，律不齐，各瓣膜听诊区未闻及明显杂音。

辅助检查：外院胸部 CT 提示：①双肺结节；②肺气肿。

西医诊断：慢性阻塞性肺疾病；肺结节。

中医诊断：肺胀。

辨证：肺脾肾虚。

治法：补肺，健脾，益肾。

处方：苏子降气汤合葶苈大枣泻肺汤加减。

葶苈子 15g	厚朴 10g	紫苏子 15g	当归 15g
前胡 10g	肉桂 10g	陈皮 15g	法半夏 10g

泽兰 15g	太子参 30g	茯苓 30g	百药煎 6g
云芝 10g	山药 30g	百合 15g	酒黄芩 30g
沉香曲[后下] 5g	蛤壳 15g	制远志 10g	五味子 15g
蛤蚧 10g			

加水 1 500ml,煎取 600ml,分 3 次服,1 日 1 剂,共 4 剂。

2018 年 3 月 22 日二诊:喘累,气紧减轻,动则加重,时咳嗽,咳白稠痰,出汗,流清涕,心律 92 次 /min,律不齐。舌红,苔少,脉弦数。患者症状减轻,效不更方,处方同前,14 剂。

按:肺结节指影像学表现为直径≤3cm 的局灶性、类圆形、密度增高的实性或亚实性肺部阴影,可为孤立性或多发性,不伴肺不张、肺门淋巴结肿大和胸腔积液,主要临床表现为咳嗽、咳痰、咯血、胸痛、胸闷、气促、浅表淋巴结肿大、发热等,伴或不伴肺外表现。随着胸部高分辨率 CT(high resolution CT,HRCT)的发展,肺结节的诊断率越来越高,中医通过辨证论治,取得了不错的疗效。罗玲老师认为肺结节的病因在于正气亏虚,复感外邪所致。患者因肺结节就诊时或无症状,或感喘息、胸部憋闷、咳嗽,故正虚以肺脾肾气虚、阴虚为主,复感热毒所致。肺、脾、肾三脏气虚,则肺不能通调水道,脾不能运化水湿,肾不能主水,水液代谢障碍,导致湿聚体内,湿聚生痰。肺虚不能朝百脉,行气血,导致血液瘀滞,痰瘀互结。阴虚可生内热,复感外邪,热毒积聚,湿、热、痰、瘀互结,进一步加重肺络阻滞,因此治疗上补气为必不可少,以补肺气,健脾气,补肾气,重用黄芪,或红芪、太子参,以行血行津,兼以养阴,养肺阴、滋肾阴,并予以清热解毒,药用白花蛇舌草、半枝莲、蒲公英等。痰瘀痹阻肺络为基本病机,宜豁痰、化瘀、散结贯穿治疗始终。《严氏济生方·积聚论治》说:"忧、思、喜、怒之气,人之所不能无者,过则伤乎五脏……留结而为五积。"人在世中,受万事万物影响,皆有喜、怒、忧、思、悲、恐、惊等七情变化,过则致病。肝主疏泄,调节一身之气机,情志致病,可导致肝气不舒,"见肝之病,知肝传脾",肝失疏泄,则脾气郁结,导致肝脾气机阻滞,继则由气及血,使血行不畅,经隧不利,脉络瘀阻。气血瘀滞,日积月累,凝结成块,则为积。气血瘀滞,津液运行受阻,聚而成痰,气血痰相互搏结,最终导致痰凝气滞血瘀,形成积聚。

罗玲主任中医师一般将慢阻肺患者主要分为五大证型。一是肺脾肾虚,症见喘累、咳嗽、咳痰,痰多易咯,呈白色或呈褐色,伴胸闷心悸、腹胀、尿少、口唇发绀,严重者可见双下肢水肿。舌质淡,苔白腻或黄腻,脉细。二是气阴两虚型,症见喘累明显,动则加重,咳嗽,痰少,黏而难咯,伴自汗、口干、便秘、五心烦热,舌质红、苔少或有裂纹,或镜面舌,脉细数。三是痰湿阻肺,症见喘累,咳嗽,咯白色黏痰或脓痰,量多易咯,胃胀,无打嗝,舌质淡,苔白腻,脉沉细。四是痰热阻肺,症见喘累,咳嗽,咯黄痰或褐色痰,量多,舌红,苔黄腻,脉细。五是痰瘀互结型,症见喘累、咳嗽、咯咖啡色痰,舌质黯,苔白腻,脉沉细。临床观察发现,慢阻肺合并肺结节临床表现与慢阻肺相似,故其证型与慢阻肺辨证相似,仍为肺脾肾虚型、痰湿蕴肺型、痰热壅肺型、痰瘀互结型、气阴两虚型,尤以肺脾肾虚型为主。具体同慢阻肺辨证分型。而"证同治亦同,证异治则异",故治疗上亦与慢阻肺相同。

　　本例患者症见喘累、气紧、咳嗽、胸闷,有慢阻肺病史,胸部CT提示双肺结节,故属慢阻肺合并肺结节范畴。患者现以虚证为主,夹有痰湿。肺虚不能主气,肾虚不能纳气,脾虚不能化痰。痰阻气滞,不能推动血液的运行,导致瘀血。瘀血阻滞,郁而化热,热邪迫津外泄,故出现汗出。肺主皮毛,肺气虚,卫外不固,而鼻为肺窍,故出现流清涕。治疗上宜标本并治,故以补肺健脾补肾,化痰除湿,兼以清热解毒。予以苏子降气汤合葶苈大枣泻肺汤加减。方中太子参、山药益气,百合润肺止咳,肉桂引火归元,共为君药,苏子、厚朴降气平喘,葶苈子泻肺平喘,蛤蚧补肾定喘,沉香纳气平喘共为臣药,五味子敛肺定喘,莱菔子降气消食,陈皮理气,半夏燥湿化痰散结,润肺化痰,生津止渴,泽兰活血,云芝、黄芩清热解毒,蛤壳、前胡清热化痰,远志宁心,共为佐使药,肺与大肠相为表里,予以当归补血通便。诸药共用,补泻并用,起到标本并治之功。

案例二

患者姓名:冯某　　　　性别:男　　　　年龄:82岁
就诊日期:2018年4月9日初诊
主诉:反复咳嗽、咳痰、喘累20年,发现双肺小结节5年。
现病史:咽部有痰附着,晨起咳嗽,清嗓,喘累,上坡上楼明显,舌红,苔白腻,脉细。
既往史:既往慢性阻塞性肺疾病病史20年。
过敏史:否认食物、药物过敏史。
体格检查:桶状胸,肋间隙增宽,双肺闻及散在湿性啰音。
辅助检查:暂缺。
西医诊断:慢性阻塞性肺疾病;肺结节。
中医诊断:喘证。
辨证:痰瘀互结。
治法:益气,化痰止咳,活血化瘀。
处方:二陈汤加减。

陈皮15g　　　　法半夏10g　　　　三棱10g　　　　山慈菇15g

蜂房 10g	炮山甲 5g	蛤壳 15g	半枝莲 30g
排风藤 15g	莪术 10g	沉香曲^{后下}9g	太子参 30g
厚朴 10g	云芝 10g	五味子 15g	浙贝 15g
百药煎 6g	玄参 10g	炒葶苈子 15g	山药 30g

加水 2 000 ml,煎取 900 ml,分 6 次服,2 日 1 剂,共 7 剂。

2018 年 5 月 6 日二诊:喘累,胸闷,上坡上楼明显加重,双下肢微肿,舌红,苔白,脉细。患者病情加重,辨证为肺脾肾虚,痰瘀互结,治以补肺健脾补肾,予以葶苈大枣泻肺汤合苏子降气汤加减。处方:

炒葶苈子 15g	大枣 10g	紫苏子 15g	姜厚朴 10g
化橘红 15g	法半夏 10g	肉桂 10g	沉香^{后下}5g
蛤壳 15g	泽兰 15g	莱菔子 15g	茯苓 30g
太子参 30g	盐泽泻 10g	百药煎 6g	山药 30g
百合 15g	地龙 10g	前胡 10g	酒黄芩 30g

加水 2 000 ml,煎取 900 ml,分 6 次服,2 日 1 剂,共 9 剂。

按:患者主要表现为喘累、胸闷、上坡上楼加重,双下肢微肿,属慢性阻塞性肺疾病急性加重期。同时合并肺结节,故西医诊断为慢阻肺合并肺结节。根据临床症状,中医属"肺胀"范畴。肺胀的病机为本虚标实之证,"肺脾肾虚,皆令人喘",故患者表现为喘累,上坡上楼加重。《丹溪心法·咳嗽》说:"肺胀而嗽,或左或右,不得眠,此痰挟瘀血碍气而病。"说明肺胀的病因病机与痰浊及瘀血相关。同时,因患者合并肺结节,而肺结节在中医属于"肺积"范畴。肺积的病机多种多样,多为"虚、痰、瘀"。《景岳全书·积聚》曰:"凡脾肾不足及虚弱失调之人,多有积聚之病",《杂病源流犀烛》:"邪积胸中,阻塞气道,气不宣通,为痰为食为血,皆得与正相搏,邪既胜,正不得而制之,遂结成形而有块"。说明肺结节形成是由于正气不足,邪气袭肺,积于胸中,痰凝气滞瘀阻络脉而成。罗玲老师认为肺结节关键的病理环节为"痰""瘀",痰、瘀既是病理产物,又可作为病因,阻于肺络,导致肺中气血不能交接,临证之时,当软坚散结、活血化瘀、理气消痰,使痰瘀所化之结节随气而散,随血而消。同时本病又是本虚标实,治标之时不忘固本,故补肺纳肾,益气养阴结合化痰、解毒、散结的方法以求标本同治,亦取得良效。

罗玲主任中医师亦根据临床症状,将慢阻肺合并肺结节归于"肺胀"范畴。"正气存内,邪不可干;邪之所凑,其气必虚",肺结节发生乃正气亏虚,感受外邪所致。正虚,主要为气虚、阴虚,复感热毒等邪气导致痰和瘀形成,从而凝结成块。本患者早期虚证不显,主要表现为痰瘀互结之证,因而给予陈皮、法半夏燥湿化痰,三棱、莪术、炮山甲活血化瘀,山慈菇、半枝莲清热散结,浙贝、蜂房化痰散结,蛤壳清热化痰,加用山药、太子参益气,百药煎润肺化痰,排风藤、玄参养阴散结,沉香补肾纳气平喘,五味子敛肺止咳平喘,炒葶苈子泻肺平喘,厚朴降气平喘,云芝增强免疫。后期则表现为上盛下虚证,痰涎上壅于上,痰阻气逆,而肾元亏虚于下,故表现为喘累为主,治疗上以降气化痰平喘、补肾纳气为主。故以苏子降气汤治疗上盛下虚证,方中苏子、厚朴降气平喘,化橘红、法半夏宗二陈汤之义燥湿化痰,肉桂引火归元,地龙通络平喘,蛤壳清肺化痰平喘,加用莱菔子化痰消食,合用葶苈大枣泻肺汤泻肺平喘,黄芩清肺散结,泽兰活血化瘀。久病必虚,患者后期虚证明显,故给予太子参、山药益气,百合润肺养阴散结。总之,从虚痰瘀论治慢阻肺合并肺结节,可取得较为满意的疗效,中医药在慢阻肺合并肺结节的治疗中发挥了重要作用。

案例三

患者姓名:王某　　　　性别:男　　　　年龄:60 岁

就诊日期:2018 年 2 月 5 日初诊

主诉:反复咳嗽、咳痰、喘累 10 余年,发现左肺结节 1 年余。

现病史:喘累、气紧、胸闷,动则加重,时咳嗽,痰少,口干舌燥,时手脚出汗。舌红,苔白,脉细。

既往史:既往慢性阻塞性肺疾病病史 10 年余。

过敏史:否认食物、药物过敏史。

体格检查:桶状胸,肋间隙增宽,双肺可闻及散在湿啰音。

辅助检查:胸片示左肺下叶肺大泡,左上肺小结节,右肺中叶少许炎症。

西医诊断:慢性阻塞性肺疾病;肺结节。

中医诊断:喘证。

辨证:肺脾肾虚。

治法:补肺,健脾,补肾。

处方:苏子降气汤加减。

当归 15g	紫苏子 12g	厚朴 10g	玉竹 30g
法半夏 10g	蛤蚧 10g	前胡 10g	沉香^{后下}5g
莱菔子 12g	海蛤壳 12g	茯苓 30g	泽兰 15
太子参 30g	山药 30g	百合 12g	黄芩 15g
补骨脂 15g	菟丝子 30g	葶苈子 12g	大枣 10g

加水 2 000 ml,煎取 900 ml,分 6 次服,2 日 1 剂,共 10 剂。

按:根据患者症状,主要表现为喘累,气紧,胸闷,故属中医学之“肺胀”范畴。患者久病耗伤气阴,肺气阴两虚,气虚则不能主气司呼吸,肺气上逆,故出现喘息。阴虚则失濡润,故出现咳嗽,痰少。阴虚生内热,热邪迫津外泄,故出现手脚出汗。气虚推动乏力,气不能行津,则出现津停气滞,故出现胸闷气紧。因而治疗上宜益气养阴,降气平喘。故给予太子参益气养阴,山药补肺、健脾、补肾,百合、玉竹润肺养阴。肾为气之根,故给予补骨脂、菟丝子、蛤蚧补肾气,合用苏子降气汤降气、化痰、平喘,葶苈大枣泻肺汤泻肺平喘。诸药合用,共奏益气养阴,降逆平喘之功。

中医认为,"气为血帅,气行则血行",气能行津,津液由脾胃化生后,经过肺、脾、肾、三焦等脏腑之气的推动和气化功能,使津液的代谢维持生理平衡。气虚则血液、津液运行障碍,导致血液瘀滞,津停湿阻,聚湿生痰,痰瘀互结,痹阻肺络。因此,罗玲主任中医师认为久病之患者需辅以益气养阴、豁痰化瘀散结为要,具体药物如下:益气散结:红芪、太子参、山药、灵芝、茯苓;养阴散结:太子参、玄参、百合、百药煎;理气散结:厚朴、陈皮、夏枯草;软坚散结:鳖甲、牡蛎;化痰散结:海蛤壳、浙贝、法半夏、瓜蒌、罗汉果;化瘀散结:三棱、莪术、红花、皂角刺、炮三甲;清热解毒散结:白花蛇舌草、半枝莲、蒲公英、山慈菇、蜂房;通络散结:地龙、僵蚕。

(付　玲)

第七节　慢性阻塞性肺疾病合并肺纤维化

案例一

患者姓名:周某　　　　性别:男　　　　年龄:61 岁

就诊日期:2018 年 3 月 25 日初诊

主诉:咳嗽、咳痰 10 年,活动后喘累 1 年,加重 1 周。

现病史:患者 10 年前开始出现咳嗽,咳少量白色黏液痰,晨起为主,受凉或季节交替时明显,曾于当地诊所诊断"慢性支气管炎",多服用诊所配药后好转。1 年前开始出现活动后喘累气促,进行性加重。半年前受凉后动则喘累气促明显,自觉呼吸困难,口唇发绀,咳较多白色泡沫样痰,于当地医院住院,完善胸部 CT 检查提示肺气肿征、双下肺广泛网格状磨玻璃影,肺功能提示中度阻塞性通气功能障碍,轻度限制性通气功能障碍,弥散功能中度受损,经抗感染、化痰解痉、抗纤维化等治疗后好转。1 周前受凉后加重,动辄气喘,胸闷气短,咳嗽,干咳为主,夜间明显,咳少量白黏痰,时有盗汗,大便偏干,小便黄赤,食欲尚可,睡眠差。舌紫黯,苔薄白腻,脉细。

既往史:近半年感上腹部不适,未予重视。余无特殊。吸烟史 40 年 ×20支 / 日,戒烟 1 年;偶有饮酒,以白酒为主,戒酒 1 年。

过敏史:否认食物、药物过敏史。

体格检查:轻度库欣面容,胸廓对称饱满,两肺呼吸音粗,双下肺 Velcro 啰音及少量湿啰音,双肺少量呼气相哮鸣音。

辅助检查:(2018 年 3 月 1 日外院)血气分析示 pH:7.350,PCO_2:36.6mmHg,PO_2:72.7mmHg,SaO_2:93.8%。 肺功能:FVC:2.20L(54%),FEV_1:2.00L(63%),MMV:60L(78%)。

西医诊断:慢性阻塞性肺疾病;间质性肺疾病。

中医诊断:肺胀、肺痿。

辨证:气阴两虚,痰瘀互结。

治法:益气养阴,化痰祛瘀。

处方:生脉散加减。

南沙参 30g	太子参 30g	全瓜蒌 15g	桑白皮 15g
苍术 12g	生白术 12g	猪苓 12g	茯苓 15g
苦杏仁 12g	燀桃仁 10g	枳壳 10g	郁金 12g

加水 2 000 ml,煎取 900 ml,分 6 次服,2 日 1 剂,共 5 剂。

2018 年 4 月 5 日二诊:服用上方 1 周后,喘累基本平稳,胸闷减轻,仍有气短,时有咳嗽,咳少量白色黏液痰,偶有盗汗,二便基本正常,纳食可,睡眠转佳。舌微紫,苔白稍腻,脉细。双肺湿啰音减少,哮鸣音消失。处方:生脉散加减。

南沙参 30g	生黄芪 40g	苍术 15g	生白术 15g
苦杏仁 12g	燀桃仁 10g	枳壳 15g	郁金 15g
丹参 15g	泽兰 15g	紫石英^{先煎}15g	

加水 2 000 ml,煎取 900 ml,分 6 次服,2 日 1 剂,共 14 剂。

2018 年 5 月 10 日三诊:续服上方 1 月,喘累未再加重,活动耐量较前有所改善,平路慢步可行走 500m 无明显喘累气促,胸闷气短减轻,偶有咳嗽,咳痰较少,口干,仍稍有盗汗,夜间可安静入睡,饮食、二便佳。舌微紫,苔薄白少津,脉细。处方:生脉散加减。

南沙参 30g	生黄芪 20g	麦冬 10g	白术 15g
苦杏仁 12g	燀桃仁 10g	枳壳 15g	郁金 15g
丹参 15g	泽兰 15g	紫石英^{先煎}15g	牡蛎^{先煎}30g

加水 2 000 ml,煎取 900 ml,分 6 次服,2 日 1 剂,共 14 剂。

按:慢性阻塞性肺疾病合并肺间质纤维化是在慢阻肺发展过程中的一种常见的病理改变。慢阻肺属于中医"肺胀"范畴,久病肺虚是肺胀的主要成因,痰浊与瘀血交阻是肺胀病机的中心环节,本虚与标实互患是肺胀病机的主要特点。肺间质纤维化属中医"肺痿""肺痹"范畴,《素问·痿论》曰"肺者,脏之长也,为心之盖也,有所失亡,所求不得,则发肺鸣,鸣则肺热叶焦。"指出肺为娇脏、居上焦,易感受外邪致病。《金匮要略·肺痿肺痈咳嗽上气病脉证治》载:"热在上焦者,因咳而为肺痿,肺痿之病,从何得之?师曰:或从汗出,或从呕吐,或从消渴,小便利数,或从便难,又被快药下利,重亡津液,故得之。"指出肺痿成因。《素问·痹论》曰:"五脏皆有合,病久而不去者,内舍于其合也……皮痹不已,复感于邪,内舍于肺。所谓痹者,各以其时重感于风寒湿之气也。"指出了五脏痹是由体痹发展而成,五脏精气损伤,加之复感风寒湿气,则体痹内传相应之脏而成五脏痹。《素问·痹论》曰:"痹……其入脏者死"指出肺痹预后差。明代张景岳在《类经》中指出:"其因醉以入房……肾虚子盗母气。"对肺痹的病因病机做了进一步的探讨。提出了房劳伤肾,子盗母气,导致肺虚易感外邪而成肺痹。秦景明在《症因脉治》中云:"肺痹之因,或形寒饮冷,或形热饮热,肺为华盖,恶热恶寒,或悲哀动中,肺气受损,而肺痹之症作矣。"认识到饮食冷热不节、情志悲哀过度皆是肺痹的病因。现代中医多认为,特发性肺间质纤维化可归属"肺痿"范畴,免疫相关性间质性肺病可归属"肺痹"范畴。综上可以看出,肺胀、肺痿、肺痹其病位均在肺、脾、肾三脏,后期可累及肝心,病因病机多由先天禀赋不足,加之后天失养,导致肺气不足,脾失健运,肾失温煦,痰瘀内生,阻滞于肺而形成。治疗上以健脾益气、调补肺肾、化痰通络为法。

本例患者中年男性,长期吸烟饮酒史,烟草为热毒之邪,酒为燥热之品,燥热耗伤气阴,毒邪阻塞脉络,气机升降失司,痰浊内生,久则气阴两虚、痰瘀痹阻,故治以益气养阴、化痰祛瘀。方中南沙参、太子参益气养阴,全瓜蒌、桑白皮宽胸、理气化痰、泻肺平喘,生白术、茯苓健脾化湿,苍术、猪苓健脾燥湿,杏仁、枳壳降气平喘,桃仁活血化瘀,郁金通络化滞,全方共奏益气养阴、化痰祛瘀之功。初诊时患者因受凉急性加重,故在益气养阴、化痰活血药物基础上,予全瓜蒌、桑白皮宽胸、理气化痰、泻肺平喘,苦杏仁、枳壳降气平喘,重在治标。二诊时患者喘累缓解,故重用益气活血药治本为主。急性症状已缓解,仍有气短、盗汗等症,考虑久病气阴耗伤所致,故于生黄芪、南沙参补气养阴,生白术、炒苍术健脾化湿,炒枳壳行气化痰,苦杏仁、紫石英降气平喘,桃仁、郁金、丹参、泽兰活血、化瘀、通络。三诊时患者口干、盗汗为著,加用麦冬养阴生津、牡蛎收敛止汗。继服上方2月,活动后喘累较平稳,胸闷、气短、口干、盗汗等症均逐渐减轻,偶有咳嗽,少有咳痰,饮食睡眠改善,二便基本正常。复查胸部CT提示双下肺磨玻璃影明显减轻,双下肺以网格样病变为主,病变范围未见增加;肺功能提示通气功能、弥散功能较前有所好转,提示治疗取得一定疗效。

案例二

患者姓名:谢某　　　　性别:女　　　年龄:54 岁

就诊日期:2018 年 6 月 10 日初诊

主诉:反复咳嗽、气短 5 年。

现病史:患者 5 年前因劳累汗出受凉后出现咳嗽气短,伴胸闷喘息,此后上述症状反复因受凉加重,多自行于诊所服药或输液后好转。2 年前因急性加重于某教学医院完善胸部 CT 示双肺透光度增加,双肺广泛间质性改变,双下肺间质性肺炎;肺功能提示:混合性通气功能障碍,弥散功能重度下降;红细胞沉降率 46mm/h,类风湿因子 60IU/ml,免疫相关检查:ANA:阳性(1∶100),余阴性;诊断为"免疫相关性间质性肺病",予环磷酰胺 0.4g 每半月 1 次(累计 2.4g 后停药)、强的松 40mg 每日一次抗免疫治疗,症状略有好转,但时轻时重。近 2 年期间因病情反复多次调整激素用量,现 10mg 维持,因感激素副作用大,望寻求中医治疗来诊。现咳嗽频繁,咳痰量少质黏,不易咳出,稍动即感喘累明显,气短乏力,口干,情绪烦躁,饮食可,睡眠差,夜尿 2 次,大便正常。舌黯,舌下络脉迂曲,苔薄黄少津,脉细数。

个人史:久居农村,种植大棚蔬菜,长期生物燃料及化学肥料接触史。

体格检查:面色晦黯,口唇发绀,杵状指。桶状胸,肋间隙增宽,叩诊过清音,双肺呼吸音稍低,双肺广泛 Velcro 啰音。

辅助检查:(2016 年 8 月外院)胸部 CT:双肺下叶呈磨玻璃样改变,双肺下叶及双肺上叶可见网格样密度增高影,多位于胸膜下。肺功能:FVC1.92(56.0%),FEV_1:2.40L(68%),FEV_1/FVC:70%。红细胞沉降率 46mm/h,类风湿因子 60IU/ml;ANA、ENA 谱、ANCA、ACL、dsDNA、皮肌炎抗体谱:ANA 阳性(1∶100),余阴性。

西医诊断:慢性阻塞性肺疾病;免疫相关性间质性肺病。

中医诊断:肺胀、肺痹。

辨证:肺肾气阴两虚,痰热瘀毒。

治法:益气养阴,化痰通络,降逆平喘。

处方:益气活血通络方加减。

生黄芪 30g	太子参 20g	苦杏仁 15g	炙麻黄 9g
紫菀 15g	款冬花 15g	桔梗 12g	石斛 12g
天花粉 30g	浙贝母 15g	金银花 15g	紫石英[先煎]20g
川芎 15g	莪术 15g	沉香[后下]5g	

加水 2 000 ml,煎取 900 ml,分 6 次服,2 日 1 剂,共 7 剂。

2018 年 6 月 28 日二诊:服上方 1 周后,喘累气促有所缓解,痰较前易咳出,咳嗽减轻,仍诉乏力气短,舌黯,舌下脉络迂曲,苔薄白,少津,脉细。

处方:益气活血通络方加减。

生黄芪 40g	西洋参 20g	苦杏仁 15g	炙麻黄 9g
紫菀 15g	款冬花 15g	桔梗 12g	麦冬 12g
百合 20g	浙贝母 15g	紫石英[先煎]20g	莪术 12g
川芎 15g	核桃肉 15g	沉香[后下]5g	蛤蚧 10g

加水 2 000 ml,煎取 900 ml,分 6 次服,2 日 1 剂,共 14 剂。

2018 年 7 月 16 日三诊:服上方 2 周后,喘累气促、气短乏力、口干均有所改善,咳嗽减轻,痰较前易咳出,情绪、睡眠改善,纳食馨,二便调。舌黯,舌下脉络迂曲,苔薄白,脉细涩。激素已减量至 5mg。

处方:益气活血通络方加减。

生黄芪 40g	西洋参 20g	苦杏仁 15g	炙麻黄 9g
紫菀 15g	款冬花 15g	桔梗 12g	麦冬 12g
百合 20g	紫石英[先煎]20g	莪术 12g	黄精 15g
川芎 15g	全蝎 4g	地龙 10g	核桃肉 15g
沉香[后下]5g	蛤蚧 10g		

加水 2 000 ml,煎取 900 ml,分 6 次服,2 日 1 剂,共 14 剂。

2018 年 8 月 25 日四诊:服上方 2 周后,喘累气促、气短乏力进一步好转,偶有咳嗽,咳少量白色黏液痰,稍感畏寒,纳眠尚可,夜尿 2 次,大便偏稀。舌淡黯,舌下脉络稍迂曲,苔薄白,脉细。激素已停药。

处方:益气活血通络方加减。

生黄芪 40g	党参 20g	苦杏仁 10g	炙麻黄 6g
莪术 10g	桔梗 12g	麦冬 10g	百合 15g
紫石英[先煎]20g	全蝎 4g	川芎 15g	黄精 15g
核桃肉 15g	补骨脂 15g	巴戟天 15g	沉香[后下]5g

加水 2 000 ml,煎取 900 ml,分 6 次服,2 日 1 剂,共 28 剂。

2018 年 10 月 8 日五诊:服上方 1 月后,喘累气促平稳,气短乏力好转,稍有咳嗽,偶咳少量白痰,畏寒消失,纳眠可,二便正常。舌淡稍黯,苔薄白,脉细。

| 西洋参 200g | 红参 100g | 紫河车 100g | 蛤蚧 5 对 |

共研细粉,3g/ 次,每日 2 次,长期服用。

按:患者久居农村,长期生物燃料、化学肥料接触史,损伤肺气,且长期种植大棚蔬菜,多劳累汗出,易感受风寒湿邪,肺为虚脏,外邪内传,导致肺气阻滞、肺络瘀阻,久而发为肺痹。前期已使用较长时间免疫抑制药物,来诊时咳嗽频繁,咳痰量少质黏,不易咳出,稍动即感喘累明显,气短乏力,口干,情绪烦躁,睡眠差,夜尿2次,舌黯,舌下络脉迂曲,苔薄黄少津,脉细数,肺肾气阴两伤、痰热瘀毒阻肺,病机复杂,治疗上标本同治,益气养阴、化痰通络、降逆平喘。方中生黄芪、太子参益气养阴;石斛、天花粉以润肺生津;炙麻黄以宣肺平喘,杏仁降逆平喘,两药合用,一升一降以宣畅气机;紫石英重镇收敛、安神平喘;沉香纳气平喘;紫菀、款冬花化痰止咳;浙贝母、金银花以清热化痰;莪术、川芎活血化瘀。气为血之帅,生黄芪补气行血;血为气之母,莪术、川芎活血行气,三者合用补气血,通肺络。二诊时急性期症状已缓解,重在益气养阴、纳气平喘。考虑患者乏力气短明显,黄芪加量,西洋参易太子参加强益气之功,麦冬、百合入肺经,养阴润肺之功确,加核桃肉、蛤蚧补肾纳气以平喘息。三诊时脉络瘀阻之症仍较明显,故重用全蝎、地龙以加强通络化瘀之功,同时予黄精以防耗血之弊。四诊时肾虚较著,故加用补骨脂、巴戟天温补肾气。五诊时病情已趋平稳,故予散剂长期服用以调补肺肾。

　　总之,肺间质纤维化其病位在肺、脾、肾三脏,后期可累及肝、心,其病因病机多由先天禀赋不足,加之后天失养,阳气素虚,导致肺气不足,脾失健运,肾失温煦,痰瘀内生,阻滞于肺而形成。肺脾肾三脏不足为本病之本,瘀血、痰浊为发病之标,正气不足、外邪入侵造成病变反复难愈,久病入络,毒邪、瘀血、痰浊痹阻络脉,易形成络脉淤滞不通之证。其治疗法则以扶助正气为根本,而在本病发生发展中,总有瘀血、痰浊、毒邪作祟,故化瘀通络、祛除痰浊、清热解毒等应贯穿始终。

　　(1)清热解毒:本病初期或急性加重期,肺间质炎症渗出明显,辨证多为热毒炽盛,常用药物有黄芩、鱼腥草、金荞麦、银花、连翘、生石膏等。

　　(2)健脾利湿:湿阻中焦,恶心欲呕、身重乏力、大便溏薄,舌淡、苔薄白腻,脉滑,常用药物有藿香、佩兰、茯苓、苍术、生白术、陈皮等。

　　(3)祛除痰浊:在肺间质纤维化病程中存在"痰"的问题,尤应注重对痰浊的辨治,按痰的性质,痰热互结,痰黄而黏稠,则为"热痰",常用药物为桔梗、浙贝母、川贝母粉、瓜蒌、竹茹、天竺黄;寒痰凝结,痰白而清稀,则为"寒痰",常用药物:炙麻黄、紫菀、款冬花、白前、干姜、细辛;痰兼湿象,痰白量多,则为"湿痰",常用药物:法半夏、苏子、橘红、莱菔子、制白芥子、陈胆星、厚朴;湿兼燥象,痰质黏难咳或干咳无痰,则为"燥痰",常用药物:浙贝母、川贝母粉、炙枇杷叶、炙百部、紫菀、款冬花。

　　(4)益气养阴:病至中期,热伤津液,可见口干喜饮,大便干结,舌红,少苔,常用药有西洋参、太子参、玉竹、南北沙参、川石斛、麦冬、天花粉等。

　　(5)化瘀通络:病至后期,久病入络,治疗应在扶正祛邪的基础上,注重消除络脉中的邪毒、瘀血、痰浊等病邪,保持经脉气血运行通畅,常用药物:三棱、莪术、川芎、泽兰、红景天、蜈蚣、全蝎、炮穿山甲。

（6）温阳利水：本病后期，多出现阳气不振，则形寒怕冷，四肢不温，甚而水湿内停，见面浮肢肿，舌淡，苔薄白，脉沉细，常用药：制附片、桂枝、干姜、细辛、猪苓、茯苓、大腹皮、泽泻、商陆、葶苈子等。

（7）补肺益肾：病至后期，或病情较重时，病久及肾，多兼有肾虚见症，临床辨证为肾阳虚者，多用淫羊藿、巴戟天、补骨脂、芡实等；偏于肾阴虚者，则多用山萸肉、熟地黄、黄精、女贞子、旱莲草等。另可予西洋参200g、紫河车200g、蛤蚧5对、红参100g，共研细粉长期服用。

（丁　燕）

第八节　慢性阻塞性肺疾病合并支气管扩张

案例一

患者姓名：陈某　　　　性别：男　　　　年龄：73岁

就诊日期：2018年3月6日初诊

主诉：咳嗽、咯痰20年余，再发伴咳血1天。

现病史：20年来患者反复出现咳嗽咯痰，每年发作时间3-5个月不等，间断喘累，动则尤甚。1天前因受凉感冒出现咳嗽、咳痰，痰先为白色泡沫，自服"头孢呋辛""鲜竹沥"后无明显缓解，痰液颜色转黄，晨起出现痰中带血丝，随后痰中血液逐渐增多，就诊前吐鲜红色血痰，每次约3ml。刻下症见：患者间断咳嗽、咳痰，痰黄色、黏稠，痰中带血，伴头晕、气短，动则尤甚，无畏寒发热，精神疲惫，食欲欠佳，睡眠差，大便黏滞不爽，小便短赤，舌黯红，苔白厚腻，脉弦。

既往史：既往有高血压、冠心病、脑梗死后遗症病史。

过敏史：否认食物、药物过敏史。

体格检查：体温正常，呼吸27次/min，心率106次/min，血压145/90mmHg。球结膜充血水肿，胸廓呈桶状，双肺呼吸音低，可闻及细湿啰音，呼气延长。心律齐，心音低钝遥远。

辅助检查：血常规：白细胞计数（WBC）：12.3×10^9/L，中性粒细胞百分比（NEU）：84.7%，血红蛋白（HGB）：127g/L。胸部CT：双肺纹理增多，透亮度增高，双中肺及肺底可见卷发状阴影，提示支气管扩张伴感染。

西医诊断：慢性阻塞性肺疾病急性加重期；支气管扩张伴咯血；高血压；冠心病。

中医诊断:血证(咳血)。

辨证:痰瘀互结,肺脾肾虚。

治法:清热化痰,化瘀止血,补肺脾肾。

处方:膏苓二陈汤加味。

陈皮 15g	法半夏 15g	款冬花 15g	桔梗 15g
茯苓 20g	白术 20g	冬瓜仁 20g	石膏^{先煎}20g
蒲黄 20g	茜草 20g	炙甘草 10g	薏苡仁 50g
黄芪 50g	太子参 50g	桑白皮 30g	熟地黄 30g
补骨脂 12g	黄芩 12g	枳壳 12g	三七粉^{冲服}12g
白茅根 40g	川芎 6g		

加水 1 500 ml,煎取 600 ml,分 3 次服,1 日 1 剂,共 3 剂。

2018 年 3 月 10 日二诊:患者服药后,咯血已止,咳嗽、咳痰、头晕症状明显减轻,痰量较前减少;上方去石膏、黄芩、桑白皮,加丹参 10g,仙鹤草 30g。

处方:

陈皮 15g	法半夏 15g	款冬花 15g	桔梗 15g
茯苓 20g	白术 20g	冬瓜仁 20g	丹参 10g
蒲黄 20g	茜草 20g	炙甘草 10g	薏苡仁 50g
黄芪 50g	太子参 50g	仙鹤草 30g	熟地黄 30g
补骨脂 12g	川芎 6g	枳壳 12g	三七粉^{冲服}10g
白茅根 40g			

加水 1 500 ml,煎取 600 ml,分 3 次服,1 日 1 剂,共 4 剂。

连服 1 周后,患者自觉喘累若失,头晕亦缓解,咳嗽已止。

按:患者长期咳嗽,本次再发,通过 CT 检查提示支气管扩张伴感染,咳血、咳黄稠痰、舌黯红、苔白厚腻、脉弦,证属痰热蕴肺,主因热灼肺络而咳血;正如《景岳全书》云:"大抵咳嗽见血,多是肺受热邪,气得热而变为火,火盛而阴血不宁"。慢阻肺合并支气管扩张症的急性发作阶段,多为痰热壅肺。又因肺与大肠为表里,腑气不通,胃肠之热熏蒸于上,痰热壅肺不解,肺失宣肃,而致咳嗽不止,热伤肺络而致咯血,故治重在清肺,必要时通腑。而久病之人,脉络郁滞,不离气虚血瘀,既往冠心病史亦是表现。患者经西医止血,出现头晕、疲乏等症状,舌黯,脉弦,舌下络脉迂曲,皆为气虚血瘀之象,在治疗中有冠心病发作的风险,治疗以清热化痰、化瘀止血、补肺脾肾气为法。罗玲主任医师用二陈汤豁痰化湿,薏苡仁、冬瓜仁、桑白皮清热化痰,且桑白皮 30g 不仅泻肺热,还可降肺气,予桔梗 15g 宣肺、枳壳 12g 降肺组合,共同调理肺之升降(肃降大于宣散)改善咳嗽;外加清肺热之专药黄芩、石膏;款冬花止咳化痰。三七、蒲黄、茜草化瘀止血,有双向调节作用,为出血性血瘀性疾病首选药物;止血不留瘀,活血不伤正。患者头晕、乏力等血瘀阻络之证,在大量止血药白茅根 40g 的基础上,外加少量上清脑窍之瘀药川芎 6g,使止血不留瘀。黄芪、太子参、白术、茯苓、炙甘草升清健脾益气,加大气之推动,气行则血行,还可补肺气,朝百脉,助心行血,改善肺结核、反复肺部感染引起的肺气虚损。熟地黄、补骨脂补肾之气,双补阴阳,助肾纳气、金水相生充肺气,所谓"虚则补其母"。二诊时,患者肺热痰热症状已不明显,故去石膏、黄芩、桑白皮,出血症状已控制,故加大化瘀生新的力度:加丹参 10g,三七 10g 仍恐再次咳血,加仙鹤草 30g。

综上,慢阻肺合并支气管扩张,咳血急性期以止血为主,首选三七、蒲黄、茜草等止血化瘀双向作用的中药;外加白茅根、仙鹤草、侧柏炭、血余炭、藕节等单向止血之品使方剂止血功效突出。缓解期在止血的基础上,可稍加大活血通络力度,首选川芎、丹参等可上行头窍,活血力度又平和的化瘀药,但仍需做到止血力度大于活血力度,故二诊时加丹参的同时,也加仙鹤草 30g。该药苦、涩、平,归心、肝经,有收敛止血、截疟、止痢、解毒、消积、补虚的功效,用于咯血,吐血,崩漏下血,疟疾,血痢,痈肿疮毒,阴痒带下,脱力劳伤,既有收敛之功,又有消积之力,可止血而不留瘀,乃罗玲主任医师常用之药。针对咯血患者大胆使用活血化瘀药物,是罗玲主任医师一大用药特色。研究发现,部分中药有双向调节作用,如人参既能够使中枢兴奋,也能使中枢抑制,故人参不仅可用于疲乏津亏之虚证,还可用于发热、失眠等以兴奋为表现的虚阳外越之证。又如大黄里面含有番泻苷 A,它是大黄泻下作用的最强的有效成分,可是它另外还含有鞣质,鞣质就具有收敛止泻的作用,这样同一个大黄里面就含有作用效果相反的两种成分,一个是泻下,一个是止泻,所以治疗痢疾的芍药汤中有大黄。对有冠心病、脑梗死基础病的咯血患者使用活血不动血,止血不留瘀的药物,既能使咯血止,亦不犯其痼疾,实为两全也。

案例二

患者姓名:张某　　　　性别:女　　　　年龄:80 岁

就诊日期:2019 年 1 月 19 日初诊

主诉:反复咳嗽喘累 30 年余,再发 1 周。

现病史:患者诉既往有"慢性阻塞性肺疾病"病史,长期吸入沙丁胺醇、布地奈德、沙美特罗替卡松气雾剂等药物,但仍在受凉或劳累后发作咳嗽喘累。一周前患者不慎劳累后上述症状再次发作,行胸部 CT 提示双肺散在炎性病灶,伴支气管扩张。刻下表现:形体消瘦,颧红,少气懒言,口干舌燥,间断咳嗽,痰少难咯,动则气促,纳差,大便不畅,不成形,小便正常。舌边尖红,苔黄腻,脉沉细数。

　　既往史:无。

　　过敏史:否认食物、药物过敏史。

　　体格检查:体温 36.5℃,呼吸 23 次 /min,心率 112 次 /min,血压 138/88mmHg。球结膜充血水肿,胸廓呈桶状,双肺呼吸音低,可闻及细湿啰音,呼气延长。心律齐,心音低钝遥远。

　　辅助检查:暂缺。

　　西医诊断:慢性阻塞性肺疾病急性加重期;支气管扩张。

　　中医诊断:肺胀。

　　辨证:痰浊内蕴,肺脾肾虚。

　　治疗:补肾健脾,化痰降气。

　　处方:四君子汤合涤痰汤加减。

生晒参 20g	炒白术 15g	茯苓 20g	炙甘草 10g
生黄芪 30g	栀子 10g	白芥子 15g	陈皮 10g
胆星 10g	半夏 10g	竹茹 10g	枳实 10g
菖蒲 15g			

　　加水 2 000 ml,煎取 900 ml,分 6 次服,2 日 1 剂,共 7 剂。

　　服药后患者咳嗽喘累减轻,咯痰较前容易,呈白色泡沫样痰,咽喉干燥,食欲有改善,前方去胆南星、白芥子,加桃仁 10g、杏仁 10g、薏苡仁 30g、冬瓜仁 15g、桔梗 15g 善后。

　　按:支气管扩张日久长年不愈,咯痰色黄或白,结成顽块,咳吐不爽,仍用清肺化痰之法,往往事与愿违,不能取效,中医辨证则属气虚不能推送,痰滞郁肺,所谓气虚老痰之证。治从益气补虚,托毒排痰之法,常用四君子汤加味,药用生晒参、炒白术、茯苓、甘草、生黄芪、栀子、白芥子等。其中,生晒参大补元气,乃补肺气之良药,治久病喘咳,"补五脏六腑,保中守神,消胸中痰",若肺虚而脉细,多汗,舌质多淡者,宜用之。若肺受火邪喘满吐血,或阴虚火动,午后发热兼嗽,舌红少津者,切宜忌之,以免气有余便生火也。黄芪甘温益气,托毒排痰,内可大补脾肺之气,外可固表止汗,《珍珠囊》谓:"黄芪甘温纯阳,其用有五:补诸虚不足,一也;益元气,二也;壮脾胃,三也;去肌热,四也;排脓止痛,活血生血,内托阴疮,为疮家圣药,五也。"白术、茯苓、甘草健运中焦枢机,白芥子利气豁痰,栀子清三焦及气分血分郁热毒邪,兼能制约前药燥性。诸药相配健脾益气治其本、逐痰排痰治其标。正如叶天士《临证指南医案》中所说"善治者,治其所以生痰之源,则不消痰而痰自无矣"。

　　外邪侵肺,痰湿阻肺,痰热壅肺是支气管扩张的主要病理因素。"肺为华盖",外邪最易犯肺,肺宣发肃降和通调水道功能失调,气不布津,津凝为痰,同时"脾为生痰之源,肺为贮痰之器",子病及母,脾失健运,津液输布失司,痰湿内生。外邪经久不愈,积于肺中,郁久化热,煎熬津液,化为痰热,虚火内生,灼伤肺络,血溢脉外,则发为咳吐大量浓稠痰,甚者反复咳血。肾为五脏六腑之根本,久病及肾,"肺为气之主,肾为气之根",肾虚不纳气,因此支气管扩张患者久咳不愈,与肾气虚密切相关。"肾者,主蛰,封藏之本,精之处也",若肺肾阴虚,水亏火旺,灼伤肺络,也可见干咳,咯血,且血色黯红。慢阻肺合并支气管扩张患者肺虚日久,子盗母气,累及于脾,脾失健运,痰浊源源不绝,形成脾虚痰热之证,症见晨起痰多黏白或黄,食后胃胀,胃痞不舒,纳谷不馨,大便易溏,舌苔多腻。治从健脾清肺,肺脾两顾。拟方千金苇茎汤、六君子汤、加味桔梗汤加减,故复诊患者咳嗽有痰,而芥子、胆南星恐有毒不宜久服,故去之而合用苇茎汤。

案例三

患者姓名:杨某　　　　性别:男　　　　年龄:55 岁

就诊日期:2018 年 11 月 25 日初诊

主诉:咳喘反复 10 余年,再发 3 天。

现病史:10 余年来患者反复出现咳嗽咯痰伴喘累,多在秋冬季节发作或加重,每年发作时间 4~6 个月不等,咳嗽时常伴喘累,动则尤甚。3 天前因受凉感冒出现咳嗽、咳痰,痰先为白色泡沫,自服"头孢克肟胶囊""甘草片""强力枇杷露"等药物后无明显缓解,并出现痰中带血,颜色鲜红,带少量血凝块,喘累逐渐加重就诊。刻下症见:咳喘明显,阵咳,气喘,张口点头样呼吸,双目微睁,神识昏蒙,偶有痰鸣,痰黄量多,偶有痰中带血,胸闷不舒,口干,纳尚可,大便干。舌红、苔薄黄,脉细弦滑略数。

查体:体温 37.8℃,呼吸 32 次 /min,心率 118 次 /min,血压 150/95mmHg。球结膜充血水肿,胸廓呈桶状,双肺呼吸音低,可闻及细湿啰音,呼气延长。心律不齐,频发早搏 8 次 /min,心浊音界缩小,心音低钝遥远。

辅助检查:血常规:白细胞计数(WBC):16.3×10^9/L,中性粒细胞百分比(NEU):85.9%,血红蛋白(HGB):130g/L。胸部 CT:双肺气肿征,双肺纹理增多,透亮度增高,双中肺及下肺可见卷发状阴影,提示支气管扩张伴感染。

既往史:否认其他疾病病史。

过敏史:否认食物、药物过敏史。

西医诊断:慢性阻塞性肺疾病急性加重期;支气管扩张伴感染。

中医诊断:肺胀。

辨证:痰热壅肺。

治法:清热化痰,肃肺平喘。

处方:定喘汤合千金苇茎汤加减。

桑白皮 10g	炙麻黄 5g	黄芩 10g	生薏仁 15g
冬瓜仁 15g	款冬花 10g	苏子 10g	法半夏 10g
鱼腥草 30g	浙贝母 10g	金荞麦 15g	炙百部 10g
白及 10g	芦根 20g	蒲公英 15g	连翘 10g
甘草 5g			

加水 1 500 ml,煎取 600 ml,分 3 次服,1 日 1 剂,共 5 剂。

2018 年 11 月 30 日二诊:患者咳喘稍减,痰色变淡黄白相间,痰量仍多,痰中偶有带血,舌苔薄黄微腻,脉细弦滑。上方加胆星10g。处方:

桑白皮 10g	炙麻黄 5g	黄芩 10g	生薏仁 15g
冬瓜仁 15g	款冬花 10g	苏子 10g	法半夏 10g
鱼腥草 30g	大贝母 10g	金荞麦 15g	炙百部 10g
白及 10g	芦根 20g	蒲公英 15g	连翘 10g
甘草 5g	胆南星 10g		

加水 1 500 ml,煎取 600 ml,分 3 次服,1 日 1 剂,共 7 剂。

2018 年 12 月 7 日三诊:服上方后,咳喘减轻,咳血已止,仍咳少量黄痰,舌偏红、苔薄黄,脉弦滑。前方加桃仁10g、杏仁10g。7剂。

桑白皮 10g	炙麻黄 5g	黄芩 10g	生薏仁 15g
冬瓜仁 15g	款冬花 10g	苏子 10g	法半夏 10g
鱼腥草 30g	大贝母 10g	金荞麦 15g	炙百部 10g
白及 10g	芦根 20g	蒲公英 15g	连翘 10g
甘草 5g	胆南星 10g	桃仁 10g	杏仁 10g

加水 1 500 ml,煎取 600 ml,分 3 次服,1 日 1 剂,共 7 剂。

2018 年 12 月 14 日四诊:近期出现咯血,偶咳,痰少色黄,口干,纳可,便调。舌偏红、苔薄黄,脉细弦。辨证属阴虚痰火肺热。治从清热、泻火、润肺,凉血止血。拟泻白散及黛蛤散加减。处方:

桑白皮 10g	地骨皮 10g	青黛 12g	海蛤粉 12g
知母 10g	浙贝母 6g	栀子 6g	生地 12g
白及 10g	白茅根 30g	芦根 30g	黄芩炭 6g
炙甘草 5g	三七粉[冲服] 2.5g	川贝粉[冲服] 2g	麦冬 12g
蒲公英 15g			

加水 1 500 ml,煎取 600 ml,分 3 次服,1 日 1 剂,共 7 剂。

2018 年 12 月 21 日五诊:服上方后咯血遂止,偶咳,少痰,气喘不显,舌红、苔薄,脉细弦。治从清润肃肺,养阴生津,健脾化痰,拟方沙参麦冬汤、千金苇茎汤、定喘汤、六君子汤等方出入，每次复诊患者均精神良好，无明显咳嗽及喘累。

按：慢阻肺合并支气管扩张咯血患者多因在咳嗽期未得以规范诊治，进一步发展至咯血为主要临床症状（稳定期多以少量咳血为主），所咳之血为离经之血，或因火热迫血妄行，或因痰浊气滞而血瘀，血溢脉外，或因气虚血无所统而离经。唐容川曰："经隧之中，既有瘀血踞住，则新血不能安行无恙，终必妄走而吐溢也……故以祛瘀为治血要法。"故皆因血液在局部的聚集而最终导致血出脉外，此观念正和西医学中支气管扩张症的咳血机制不谋而合。因此首先应针对各类病因治疗，陈修园认为凡治血证，以治火为先，火热迫血妄行者，治以清热凉血，如犀角（现已禁用，以水牛角代）、生地、金银花、连翘、玄参等；痰浊气滞者以化痰行气，如胆南星、青皮、枳实、厚朴之类；气虚者则投之黄芪、人参、白术、甘草、山药之品。瘀血内结，新血不生，行于脉外，当推陈致新，去菀陈莝，此期当以大黄重用为主，柴胡轻用为辅，并加上当归、三七调畅气机，既补所失之血，又止所出之血，同时行所瘀之血。咯血止后，慢性期患者多以肺叶的痿弱不用为其表现，常见症状有气短乏力、咳唾胸痛、消瘦、低热等一派慢性病症。西医学认为长期的炎症以及排痰不畅使支气管结构改变，再进一步则形成局部的纤维化，正常的肺组织进一步减少，正乃"久病入络"之兆。《金匮要略》言："热在上焦者，因咳为肺痿。"长期外感久必化热，虚热内扰，伤及真阴，脉络瘀阻，痿证自现。所以此期的患者需要两手抓，首抓先后天之本，"火与元气不两立，一胜则一负"。邪热内扰，火热炽盛，伤及元气。人身之元气来源有二，一者先天肾精所藏，二者后天脾胃所化。故而当以人参、西洋参、黄芪、白术、甘草、黄精、山药、山萸肉等调补脾肾，使元气充足，是为立足之本。另外，罗玲主任医师还常配引经药使药性直达病所，如丝瓜络、桔梗之类，再配伍小剂量的地龙、葱白、三七、桃仁、红花通络散瘀。

本案咳喘反复多年，近期咳喘，痰黄显系痰热壅肺，肺失清肃；久咳伤肺，肺络受损，故痰中带血。急则治其标，治当清热化痰、肃肺平喘，方选定喘汤合千金苇茎汤加减。二诊时，咳喘稍减，痰色变淡，痰量仍多，原方加胆南星以增化痰之力，治顽痰久咳。三诊时，患者症状改善明显，守法再进，加桃仁、杏仁，加强祛痰化瘀之功。四诊时，咳嗽咳痰减少，又见咯血，辨为阴虚痰火。治从清热泻火养阴润肺、凉血止血，效如桴鼓。之后咳喘稳定，治从标本兼顾，清润肃肺，养阴生津，益气健脾化痰，扶正固本治疗。

（杜　磊）

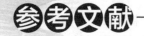

[1] 周仲瑛.中医内科学[M].第2版.北京:中国中医药出版社,2007.

[2] 葛均波,徐永健.内科学[M].第8版.北京:人民卫生出版社,2013.

[3] 中华医学会呼吸病学分会哮喘学组.支气管哮喘防治指南(支气管哮喘的定义、诊断、治疗和管理方案)[J].中华结核和呼吸杂志,2008,31(3):177-185.

[4] 中华医学会呼吸病学分会慢性阻塞性肺疾病学组.慢性阻塞性肺疾病诊治指南(2007年修订版)[J].中华内科杂志,2007,46(3):254-261.

[5] 王波.支气管舒张试验诊断标准的临床研究[J].中国医药导报,2010,7(7):29-31.

[6] 黄晖.血清降钙素原水平的检测在慢性阻塞性肺疾病急性加重期中的应用进展[J].临床合理用药杂志,2014(23):180-181.

[7] 孙志佳.中医防治慢性阻塞性肺疾病的理论探讨[J].浙江中医杂志,2004,39(12):507-509.

[8] 刘晓静,沈婷婷.固本养脏汤对慢阻肺急性加重期患者血中CRP、TNF-α、IL-8的影响[J].辽宁中医杂志,2016,43(7):1419-1421.

[9] 汪海东,冯强,楼旭丹,等.中医学"火"的现代理解概说[J].中医杂志,2016,57(23):2052-2056.

[10] 王祥麒,宁真真.从升降平衡法论久咳[J].中国中医基础医学杂志,2011,17(8):879-880.

[11] 伍绍星.培土生金法肺康复治疗重度和极重度慢阻肺急性加重期患者的疗效评价[D].广州:广州中医药大学,2016.

[12] 郭昉.清金化痰汤治疗慢阻肺急性加重期痰热壅肺证的调节性免疫机制探讨[D].北京:北京中医药大学,2018.

[13] 张国松,易法银.论相火为病的证治规律[J].中医杂志,2019,60(16):1431-1433.

[14] 张开宇,吴同利,刘欣欣,等.六味补气方联合常规治疗对慢性阻塞性肺疾病急性加重期的疗效研究[J].中国中医急症,2016,25(11):2115-2117.

[15] 王莉.定喘汤合清气化痰丸加减治疗慢阻肺急性加重期痰热蕴肺证疗效评价[J].临床医药文献电子杂志,2018,5(18):149,151.

[16] 刘雄飞,范权锋,黄志晓.探讨三子养亲汤联合中药穴位贴敷治疗咳嗽变异性哮喘(CVA)的临床疗效[J].内蒙古中医药,2017,36(21):38-39.

［17］Buist AS,McBurnie MA,Vollmer WM,et al. International variation in the prevalence of COPD(the BOLD Study):a population-based prevalence study［J］. Lancet,2007,370: 741-750.

［18］Bhatt SP,Sieren JC,Dransfield MT,et al. Comparison of spirometric thresholds in diagnosing smoking related airflow obstruction［J］. Thorax,2014,69(5):409-414.

［19］Stallberg B,Selroos O,Vogelmeier C. Budesonide/formolerol as effective as prednisolone plus formoterol in acute exacerbations of COPD. A double-blind,randomised,non-inferiority,parallel-group,multicentre study［J］. Resp Res,2009(11):166-169.

［20］Zuo L,He F,Sergakis G G,et al. Interrelated role of cigarette smoking,oxidative stress,and immune response in COPD and corresponding treatments［J］. Am J Physiol Lung Cell Mol Physiol,2014,307:L205-L218.